JN226242

赤ちゃんからお年寄りまで

地域の健康によりそう 済生会吹田病院の医療

大阪府済生会吹田病院 編著

済生のこころを礎に 地域医療のさらなる充実に向けて

急性期から在宅まで、切れ目のない
医療・福祉サービスの提供に努めます。

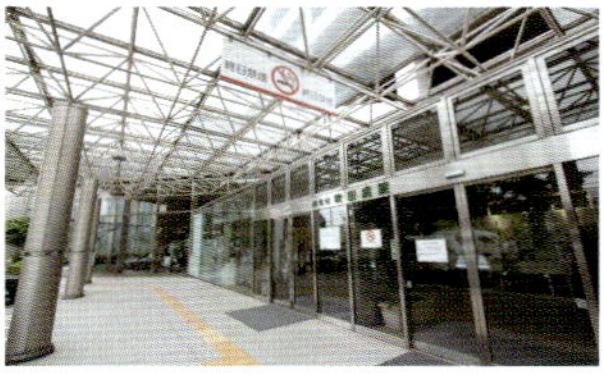
病院正面入り口

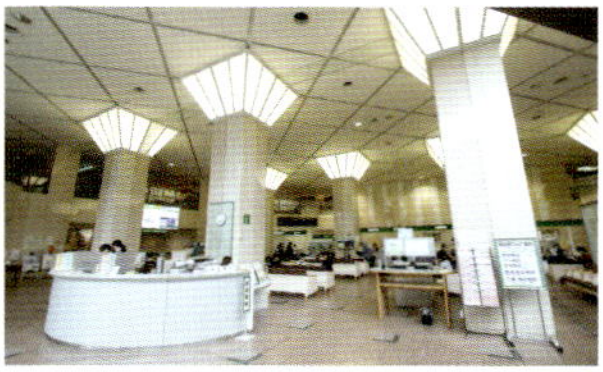
1階受付

がん医療
病院全体でがん医療の質の向上に取り組む

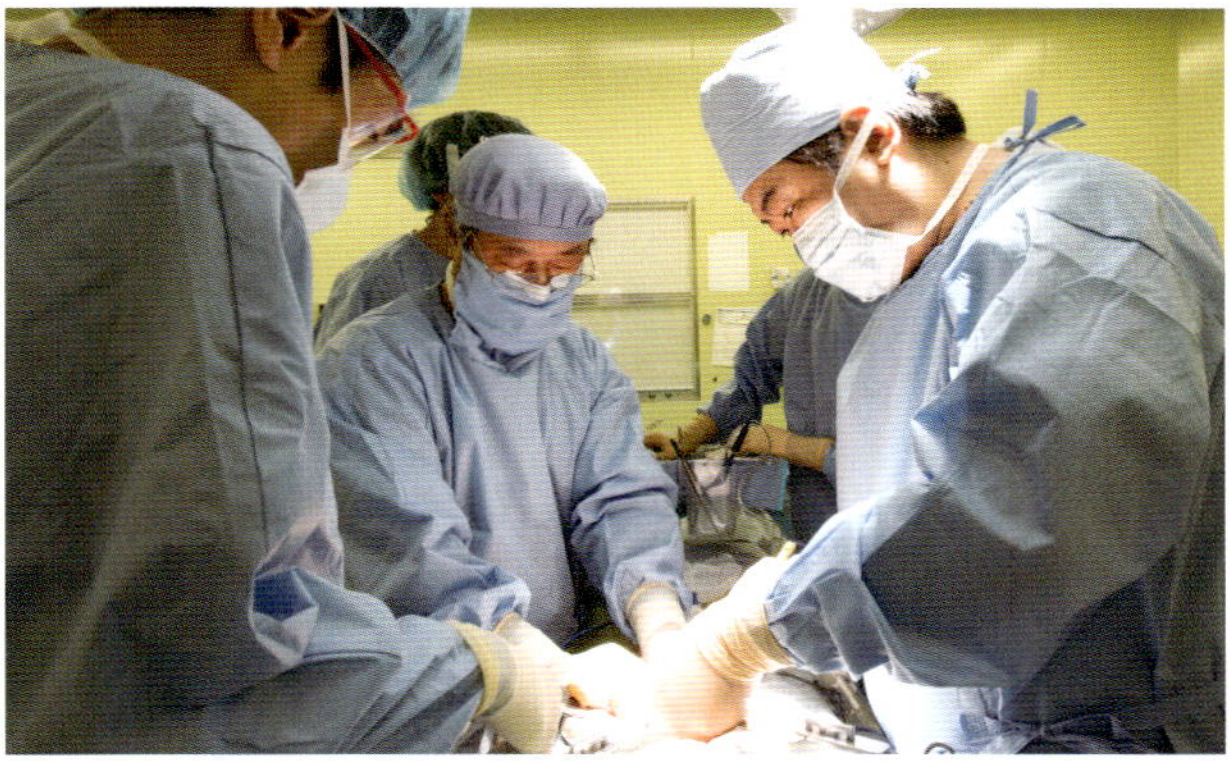
外科手術

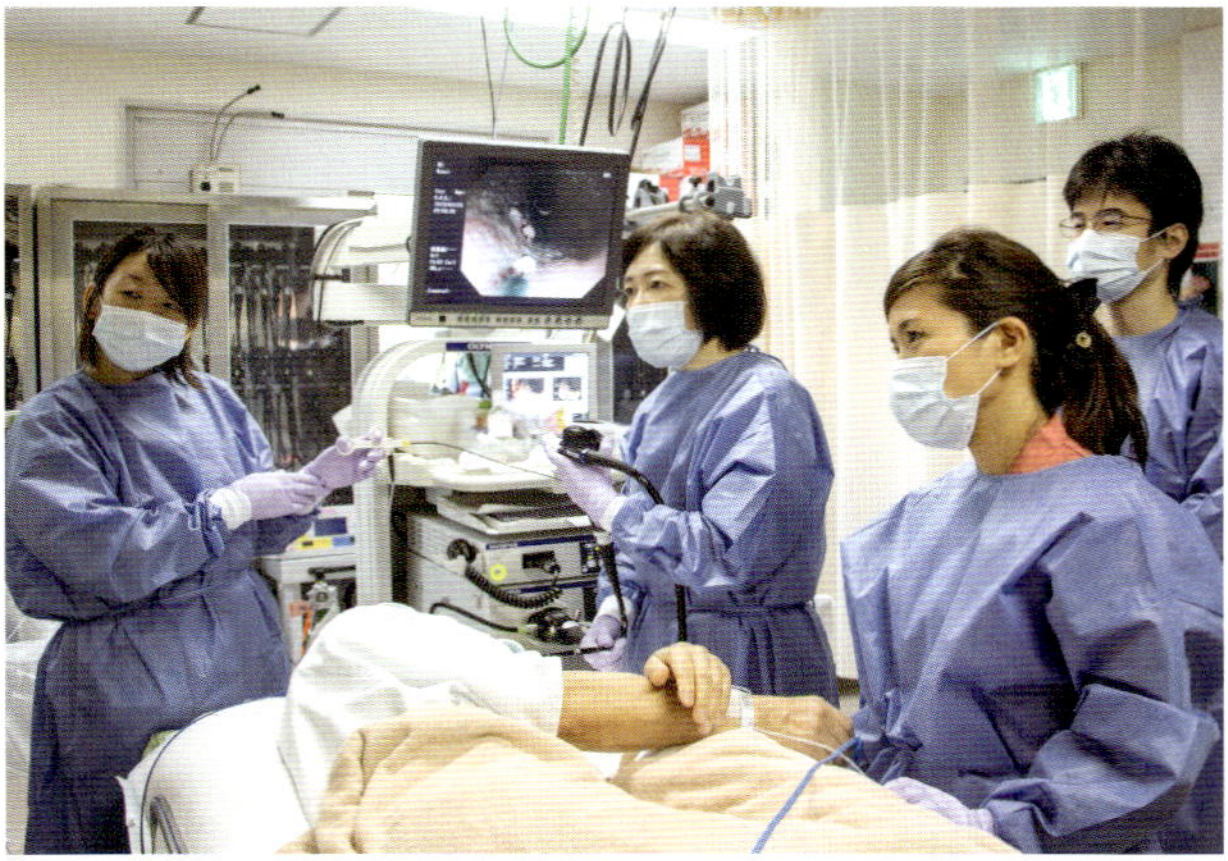
内視鏡によるがん治療

周産期医療
チーム医療で新しい命の誕生を見守る

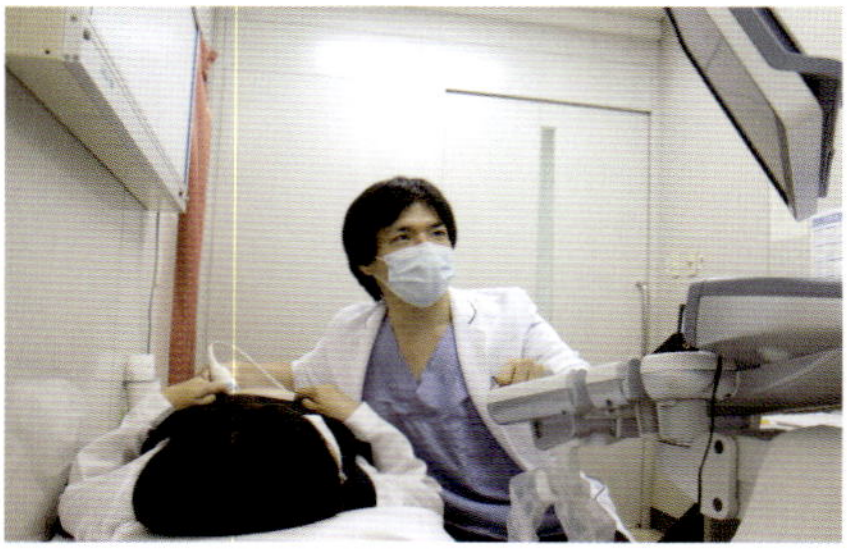

産婦人科外来

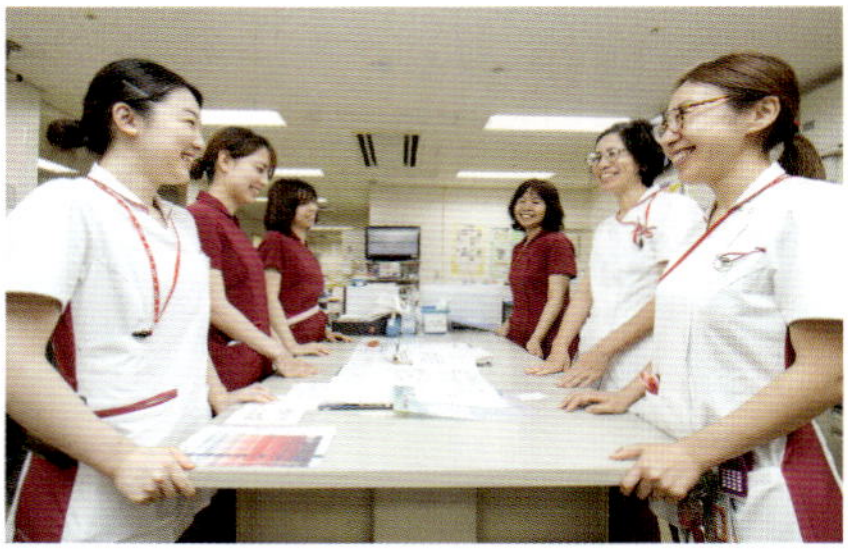

助産師が産前・産後をサポート

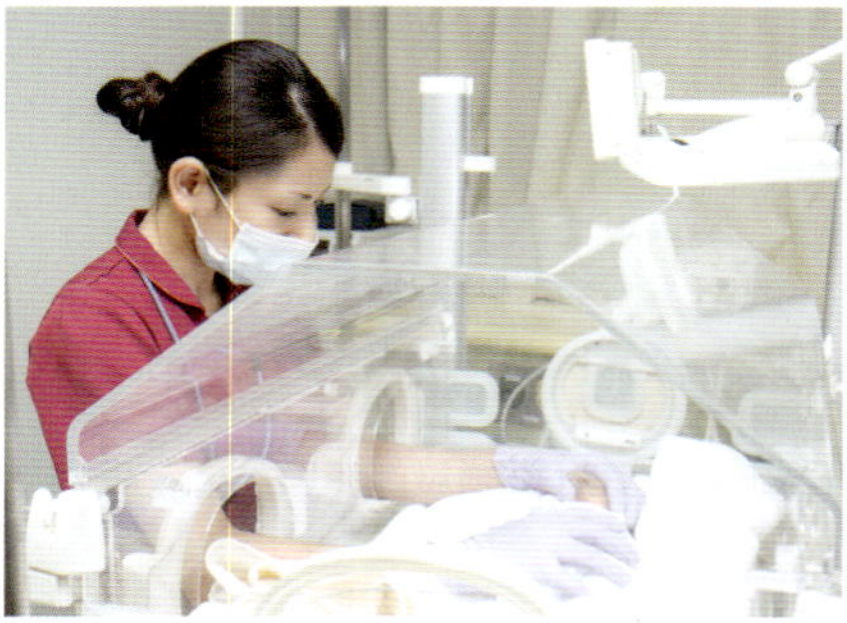

NICU

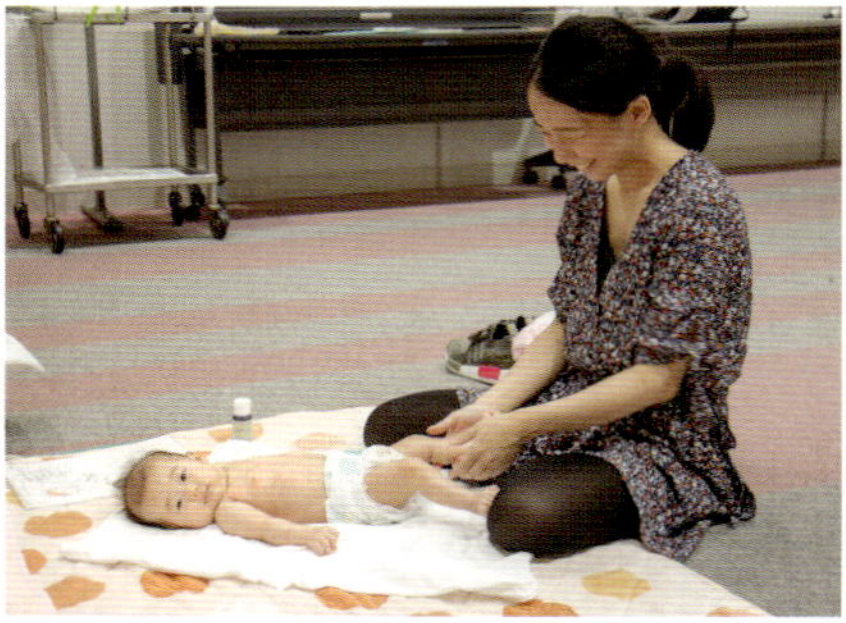

ベビーマッサージ

救急医療
大阪府二次救急医療施設として緊急を要する病気やけがに対応

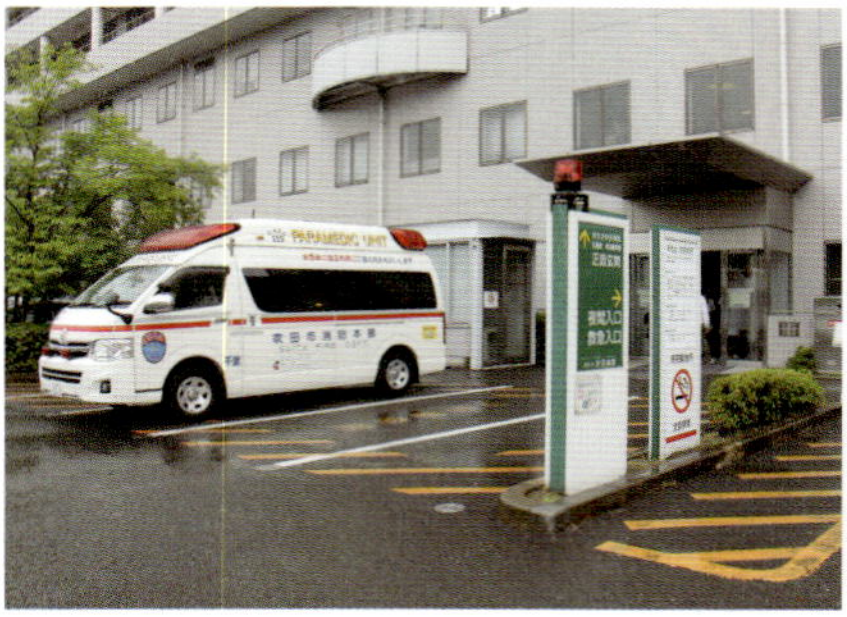

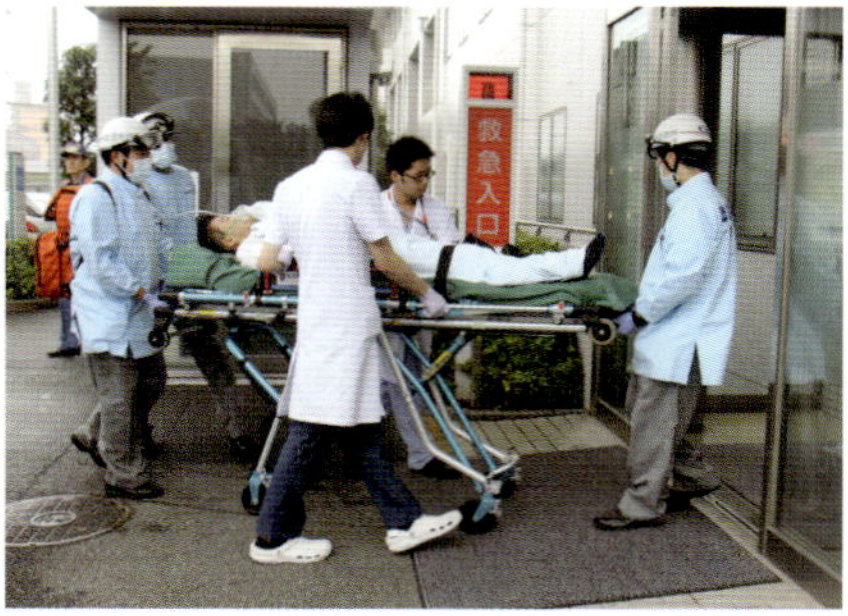

救急外来

在宅療養を支える

急性期から在宅まで切れ目のない医療福祉サービス

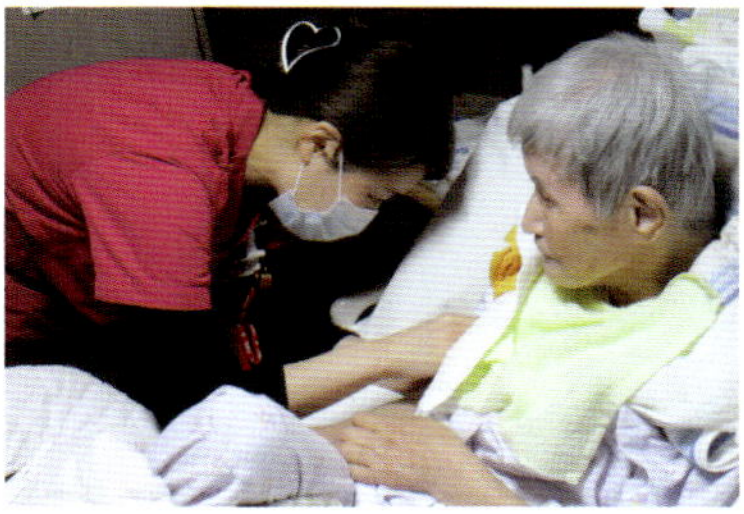

訪問栄養食事指導

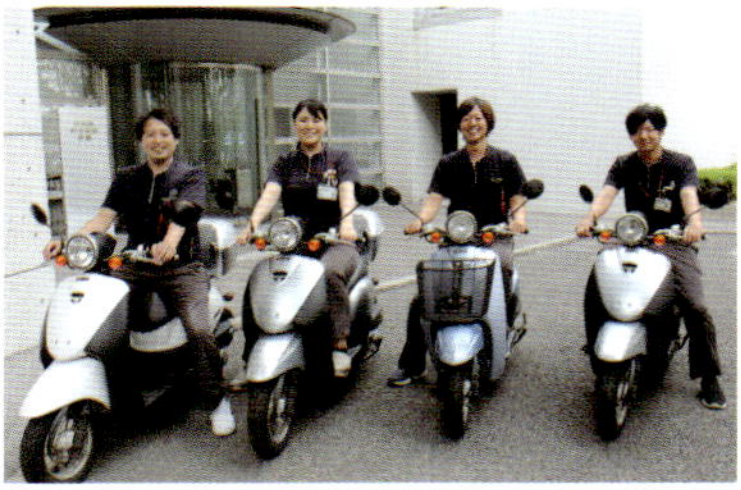

訪問リハビリのスタッフ

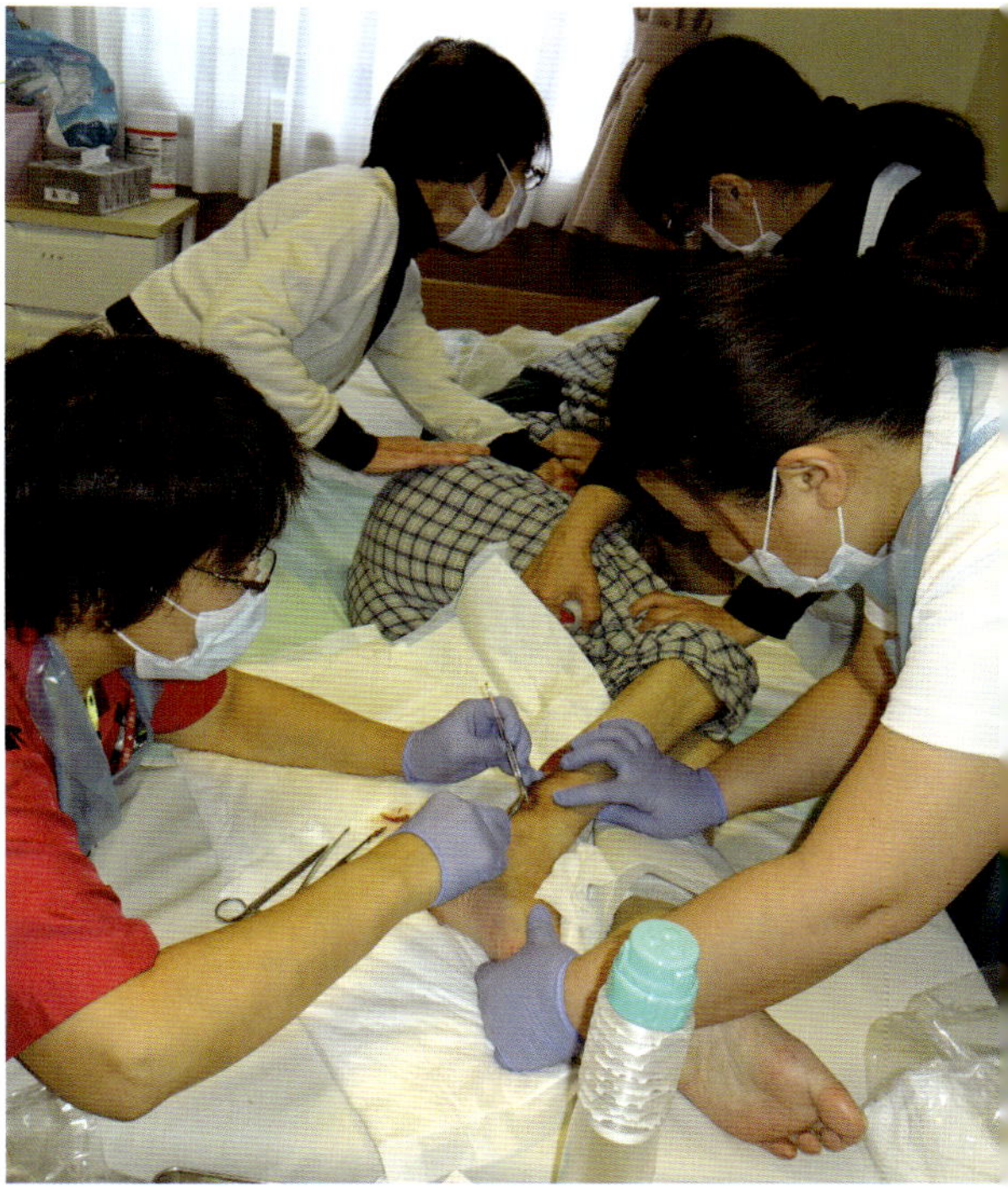

特定行為研修を修了した看護師と訪問看護師による在宅ケア

医療機関等との連携・済生のこころの実践

地域での継続した医療と暮らしをサポートする

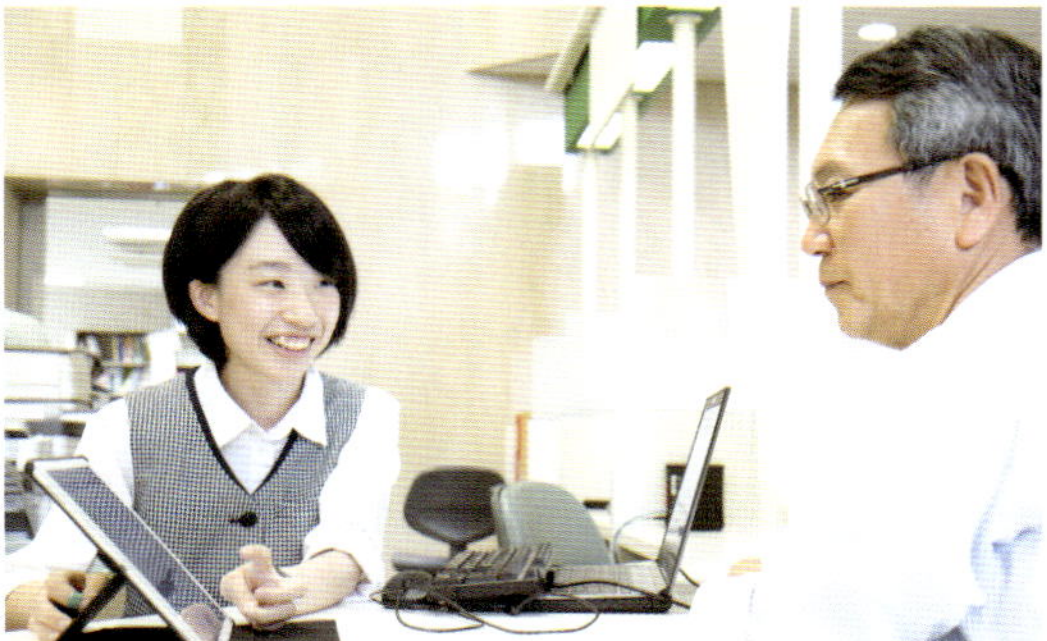

ICTを活用した地域連携

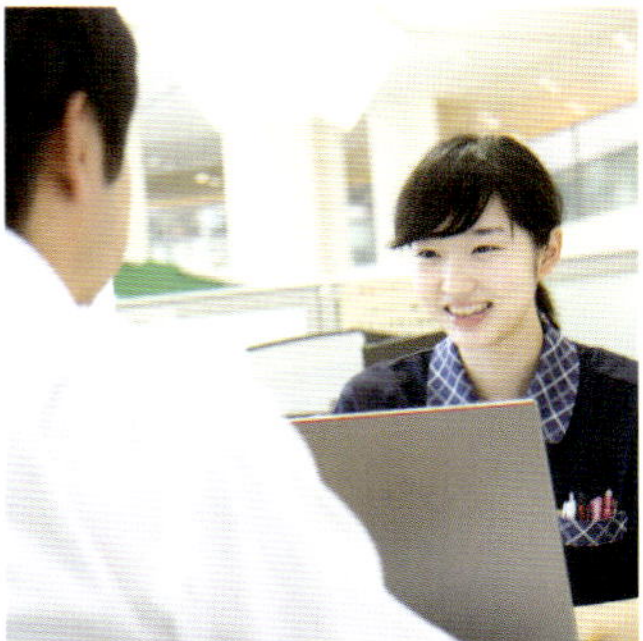

MSWによる相談

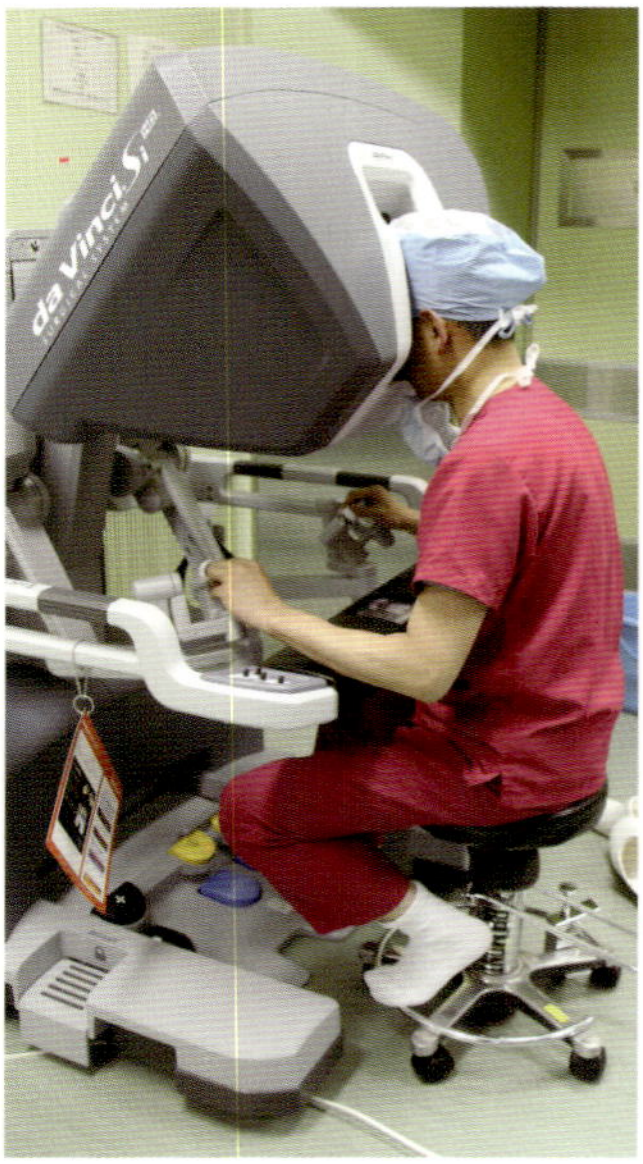

手術支援ロボットによる手術

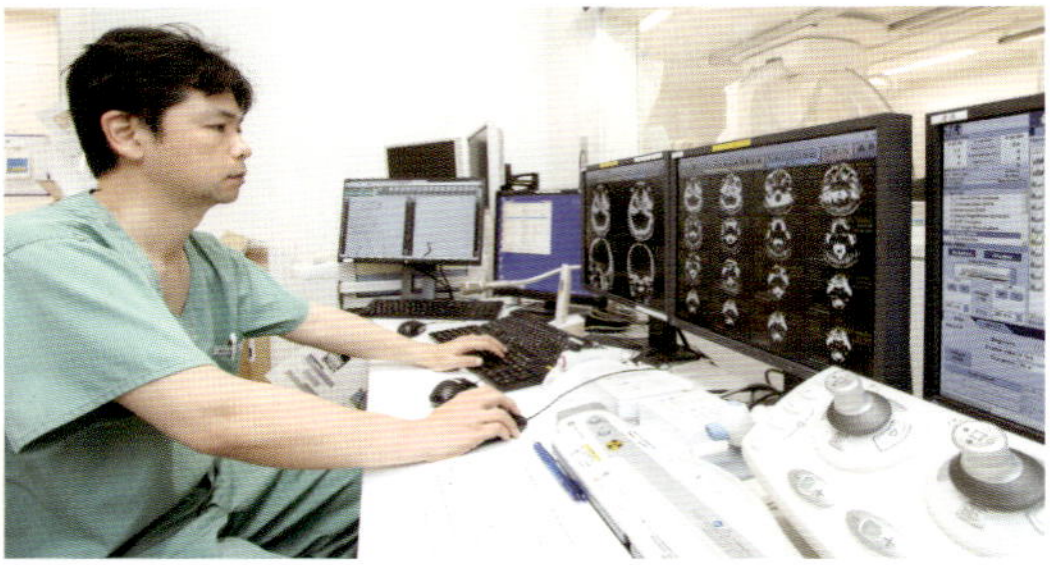

血管造影室

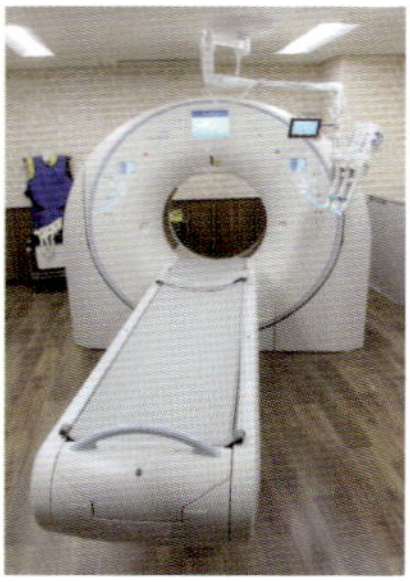

320 列のCT

高度医療の推進

患者さんの信頼に応える充実した医療機器

地域とのコミュニケーション

健康と医療をもっと身近に

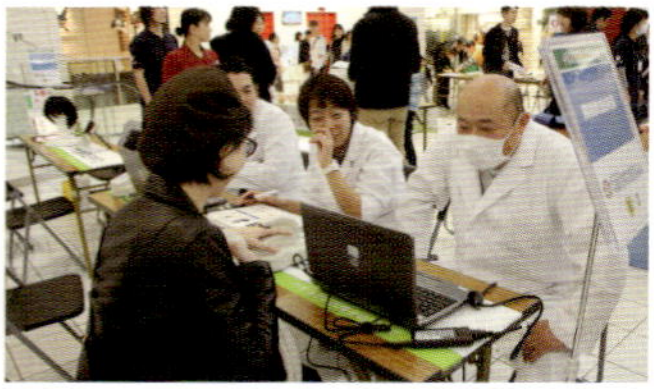

地域のイベント出展

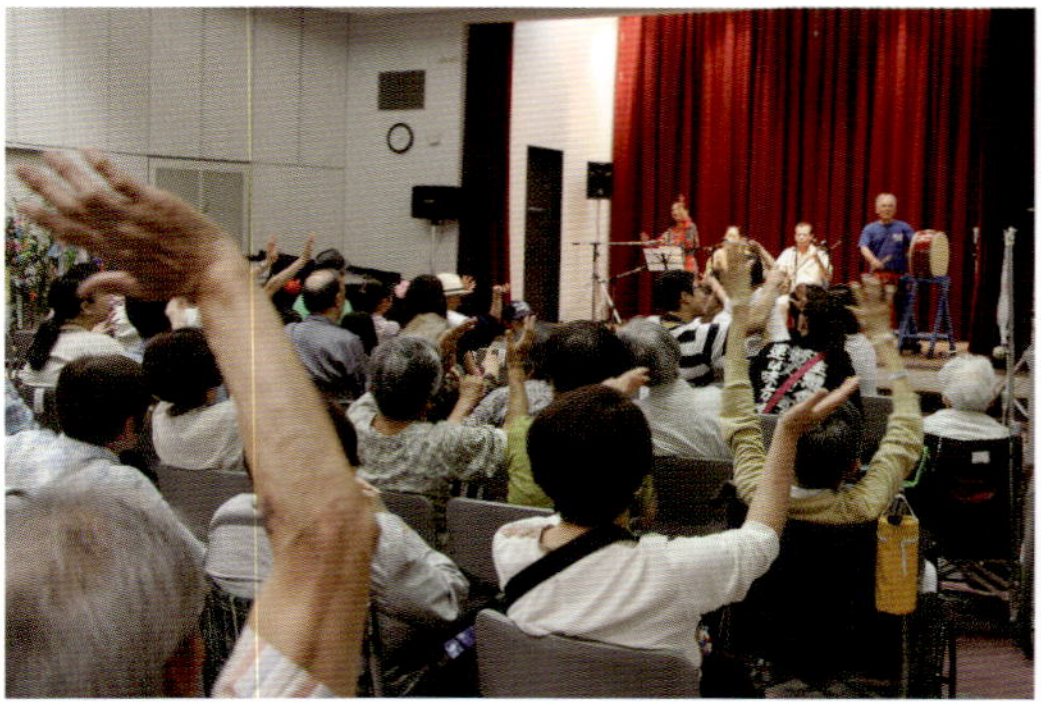

院内コンサート

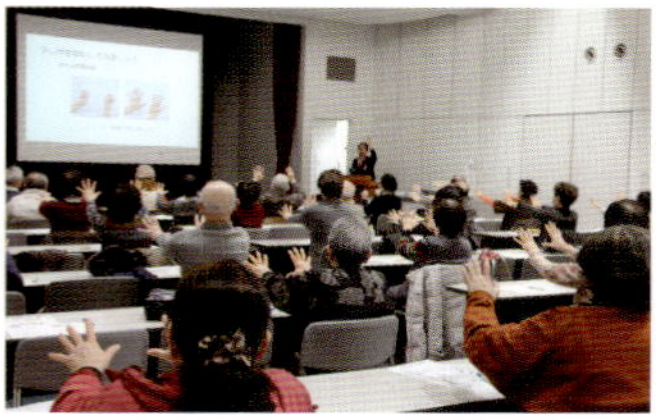

市民健康講座

赤ちゃんからお年寄りまで
地域の健康によりそう　済生会吹田病院の医療

赤ちゃんからお年寄りまで
地域の健康によりそう済生会吹田病院の医療

もくじ

刊行にあたって
心やすらぐ医療をめざして　大阪府済生会吹田病院 院長　黒川 正夫……15

済生会吹田病院について
地域で暮らす、地域で生きる——地域のヘルスケアをリードする……16
病院への上手なかかり方……20

第1章　がん医療の進歩……23

死因第1位のがんに注意、しかし多くは予防、早期発見が可能
名誉院長　消化器内科　岡上 武……24
がんの診断——腫瘍マーカー　臨床検査科 科長　酒井 恭子……26
がんを見つける——画像診断　放射線科 科長　廣橋 里奈……29

がんは遺伝子の病気ですが、遺伝子がすべてではありません………… 32

名誉院長　消化器内科　岡上 武

がんの早期発見………… 34

健康管理センター長　水野 雅之

腹腔鏡手術がさらに発展して外科手術の中心に

安全性と根治性をめざした、体にやさしい低侵襲手術………… 37

消化器外科　宮本 好晴

早期がん（食道・胃・大腸）を内視鏡で治す………… 40

消化器内科 科長　消化器内視鏡センター科長　水野 智恵美

がん治療——薬による治療について………… 43

呼吸器内科　化学療法センター科長補佐　岡田 あすか

さまざまな放射線治療でがんに立ち向かう！………… 46

放射線科 科長　廣橋 里奈

胃がんについて………… 49

消化器外科　米田 浩二（2018年4月30日まで所属）

食道がんについて………… 52

消化器外科　宮本 好晴　消化器外科　米田 浩二（2018年4月30日まで所属）

大腸がんについて………… 54

消化器外科　宮本 好晴　消化器外科　大浦 康宏

赤ちゃんからお年寄りまで

地域の健康によりそう済生会吹田病院の医療

もくじ

肝臓がんについて　副院長　消化器・肝臓病センター長　寒原 芳浩……57
CT／MRIやエコーの画像データを用いた
Fusion image technologyによる肝臓がんのラジオ波療法
――肝臓がんを早く見つけて確実に治す　消化器内科 科長補佐　光本 保英……60
胆管がんについて　副院長　消化器・肝臓病センター長　寒原 芳浩
肝臓・胆のう・膵臓外科　岡﨑 太郎（2018年3月31日まで所属）……62
膵臓がんの治療・成績――さまざまな膵臓がん患者さんの経過も含めて
副院長　消化器・肝臓病センター長　寒原 芳浩……64
がんを取り除ければよい、それだけではありません。
”やすらぎの手術“で患者さんに寄り添う　呼吸器外科 科長　西村 元宏……67
肺がん――薬による治療を中心に　呼吸器内科　化学療法センター科長補佐　岡田 あすか……70
働く世代に増えている病気、「乳がん」について考えてみませんか……73
乳腺外科 科長　岩本 伸二
正確な進行期診断と標準治療指針にもとづいた
子宮がんの集学的治療　産婦人科 産科科長　加藤 俊……76

卵巣腫瘍について　産婦人科 婦人科科長　伊藤 雅之……78
泌尿器がん――前立腺がんの診断と治療　泌尿器科 科長　前立腺がんセンター科長　中村 晃和……80
泌尿器がん――精巣がんの診断と治療　泌尿器科 科長　前立腺がんセンター科長　中村 晃和……84
泌尿器がん――腎がんの診断と治療　泌尿器科 科長　前立腺がんセンター科長　中村 晃和……86
泌尿器がん――尿路上皮がん(腎盂、尿管、膀胱)の診断と治療　泌尿器科 科長　前立腺がんセンター科長　中村 晃和……88
脳腫瘍について　脳神経外科 科長　中川 享……92
増加する皮膚がん　形成外科 科長　當内 竜馬……95
頭頸部腫瘍――上咽頭がん、喉頭がんの治療　耳鼻いんこう科 科長　西川 周治　耳鼻いんこう科 前科長　川上 理郎（2018年3月31日まで所属）……98
頭頸部腫瘍――甲状腺腫瘍の治療　耳鼻いんこう科 科長　西川 周治　耳鼻いんこう科 前科長　川上 理郎（2018年3月31日まで所属）……100
頭頸部腫瘍――唾液腺腫瘍の治療　耳鼻いんこう科 科長　西川 周治　耳鼻いんこう科 前科長　川上 理郎（2018年3月31日まで所属）……102

赤ちゃんからお年寄りまで
地域の健康によりそう済生会吹田病院の医療
もくじ

口の中の前がん病変から口腔がんについて　歯科口腔外科 科長　松岡 裕大……104
緩和ケアの今　緩和ケアチーム医師　西村 元宏　緩和ケア認定看護師　是澤 広美
緩和ケア内科 前科長　藤田 和子（2018年3月31日まで所属）……106

第2章　本当は怖い生活習慣病　109

高血圧症について　循環器内科　杉本 雅史……110
初期から侮れない糖尿病　糖尿病内科 科長　最上 伸一……113
糖尿病性足病変とフットケア　心臓血管外科 科長　川田 雅俊……116
脂肪肝、NASH 脂肪肝炎NASHの診断・治療　副院長　消化器内科　島 俊英……119
アルコール性肝障害
初期は脂肪肝、進行すると肝硬変・肝臓がん　副院長　消化器内科　島 俊英……122
肥満に注意！ 肥満はがんや炎症など万病のもと　名誉院長　消化器内科　岡上 武……124

第3章 増加する整形外科の病気 127
肩・膝・腰の手術治療 院長 整形外科 黒川 正夫 128
大腿骨近位部骨折を予防して健康寿命を延ばそう 整形外科 科長 リウマチ科 科長 藤井 敏之 132
超高齢化における人工関節手術 リハビリテーション科 科長 整形外科 高宮 尚武 134
関節の痛み、関節リウマチの早期治療の重要性 整形外科 科長 リウマチ科 科長 藤井 敏之 137
求められるリハビリテーションの多様性 リハビリテーション科 科長 整形外科 高宮 尚武 141
第4章 地域を守る——救急医療 145
救急受診の注意点について 救急科 科長 平山 博 146

赤ちゃんからお年寄りまで
地域の健康によりそう済生会吹田病院の医療
もくじ

内視鏡治療を中心とした救急医療
――消化管出血、異物除去、腸閉塞（イレウス）、急性胆道感染症など
消化器内科　天野 一郎 …… 150

第5章　いろいろな病気の治療　153

消化器・肝臓病センターの役割
副院長　消化器・肝臓病センター長　寒原 芳浩 …… 154

胆嚢結石による胆嚢炎と胆嚢がんの外科治療
副院長　消化器・肝臓病センター長　寒原 芳浩　肝臓・胆のう・膵臓外科　岡﨑 太郎（2018年3月31日まで所属） …… 156

鼠径（大腿）ヘルニアについて
副院長　消化器・肝臓病センター長　寒原 芳浩　肝臓・胆のう・膵臓外科　岡﨑 太郎（2018年3月31日まで所属） …… 158

虫垂はどこにある？ 急性虫垂炎の症状は？
消化器外科　大浦 康宏 …… 160

ウイルス肝炎
名誉院長　消化器内科　岡上 武 …… 162

薬剤性肝障害
健康管理センター長　水野 雅之 …… 165

消化器内科　副院長　消化器内科　島　俊英 …………168

潰瘍性大腸炎、クローン病の治療最前線

消化器内科　化学療法センター科長　澤井　直樹 …………170

ピロリ菌除菌で胃がん予防！

消化器内科　松本　淳子 …………174

胆道・膵疾患の診断と治療

消化器内科　大矢　寛久 …………176

慢性腎臓病に気をつけましょう

腎臓内科 科長　孤杉　公啓　腎臓内科 前科長　岡本　恵介（2018年6月30日まで所属）…………179

"腎代替療法"って何ですか？

腎臓内科 科長　孤杉　公啓　腎臓内科 前科長　岡本　恵介（2018年6月30日まで所属）…………182

透析療法とは

腎臓内科 科長　孤杉　公啓　腎臓内科 前科長　岡本　恵介（2018年6月30日まで所属）…………184

前透析センター科長　上原　彰允（2018年1月31日まで所属）

安心安全で快適なお産を！

周産期センター長　亀谷　英輝 …………187

生まれてくれてありがとう

小児科 科長　新生児集中治療室・GCU科長　小川　哲 …………190

9

赤ちゃんからお年寄りまで

地域の健康によりそう済生会吹田病院の医療

もくじ

呼吸器病センターについて　副院長　呼吸器病センター長　長　澄人……192
肺に穴が開いて呼吸が苦しくなる！――気胸について　呼吸器外科 科長　西村 元宏……194
縦隔腫瘍って何ですか？　呼吸器外科 科長　西村 元宏……196
肺炎――診断・治療と予防について　副院長　呼吸器病センター長　長　澄人……198
慢性閉塞性肺疾患（COPD）の診断と治療　呼吸器内科 科長　竹中 英昭……201
気管支喘息の診断・治療　呼吸器内科 科長　竹中 英昭……204
虚血性心疾患（狭心症・心筋梗塞）について　循環器内科 科長　石神 賢一……207
心不全について　循環器内科 科長　石神 賢一……212
ホルモンの異常による病気――内分泌疾患　内分泌内科 科長　稲葉 聡……215
脳梗塞などの一般的な疾患から神経難病に至る病態に対応　神経内科 科長　田上 宗芳……218
頚部内頚動脈狭窄症に対する治療　脳神経外科 科長　中川 享……222
脳動脈瘤の治療について　脳神経外科 科長　中川 享……224
せん妄について　精神科 科長　戸川 啓史……226

認知症について　精神科　科長　戸川　啓史 ……228

うつ病について　精神科　科長　戸川　啓史 ……230

最近の小児科事情　小児科　科長　新生児集中治療室・GUC科長　小川　哲 ……232

背が低い子どもたち　小児科　科長　新生児集中治療室・GUC科長　小川　哲 ……234

小児の在宅医療　小児科　科長　新生児集中治療室・GUC科長　小川　哲 ……236

当院の婦人科疾患治療　産婦人科　統括部長　亀谷　英輝 ……238

先進の骨盤臓器脱治療　産婦人科　産科科長　加藤　俊 ……240

女性の排尿機能を考慮した病気タイプ別の手術 ……243

その症状……眼瞼下垂かも？　眼科　科長　山崎　慈久　眼科　形成外科　科長　當内　竜馬 ……250

形成外科分野での小児先天異常　形成外科　科長　當内　竜馬

11

赤ちゃんからお年寄りまで
地域の健康によりそう済生会吹田病院の医療

もくじ

口腔がん早期発見のための口腔がん検診の必要性と重要性　歯科口腔外科 科長　松岡 裕大 …… 254
下肢の循環障害とフットケア　心臓血管外科 科長　川田 雅俊 …… 257
褥瘡(床ずれ)の基礎知識　皮膚科 科長　村上 克彦 …… 260
帯状疱疹とは　皮膚科 科長　村上 克彦 …… 262
白癬(水虫)の基礎知識──正しく知って治したい　皮膚科 科長　村上 克彦 …… 264
緩和ケアと地域連携　緩和ケアチーム医師　西村 元宏　緩和ケア認定看護師　是澤 広美　緩和ケア内科 前科長　藤田 和子(2018年3月31日まで所属) …… 266
チーム医療と麻酔科　麻酔科 科長　梁 勉 …… 268

第6章　病気を予防する …… 271

予防医療　健康管理センター長　水野 雅之 …… 272

健診での尿検査について……278
腎臓内科 科長 孤杉 公啓 腎臓内科 前科長 岡本 恵介（2018年6月30日まで所属）
予防医療――骨粗しょう症とロコモティブシンドローム……280
院長 整形外科 黒川 正夫

第7章 チーム医療の要 283

あらゆる診療科からの依頼に応え
質の高い画像提供をめざすスペシャリスト集団
中央技術部 中央放射線科技師長 後藤 健次……284
診療を確かに支える臨床検査
臨床検査科 科長 酒井 恭子……287
臨床検査科／輸血管理室の業務……290
中央技術部 臨床検査科技師長 野田 昌志 輸血管理室 奥田 久美子
健康でより良い生活を送るために、リハビリテーションでできること……293
中央技術部 リハビリテーション科技士長 入江 保雄
病院を支える栄養科
中央技術部 栄養科科長 山中 美緒……297

赤ちゃんからお年寄りまで
地域の健康によりそう済生会吹田病院の医療
もくじ

医療機器の管理と操作で安全な環境づくりをめざす
中央技術部 臨床工学科技士長 木村 雄一……300
安心・安全な薬物療法を提供します！
薬剤部 部長 中林 真紀……302
看護部の活動や取り組み
看護部 専門副看護部長 間宮 直子……305
安全な医療を提供するための取り組み
安全管理室 室長 寺岡 雅恵……312
地域医療連携におけるサービス提供と
情報システムを活用した医療の質向上について
地域医療センター 係長 田中 護……314

第8章 済生のこころ 317

「済生のこころ」を大切に
――無料低額診療事業 済生会生活困窮者支援事業（なでしこプラン）……318
福祉医療支援室 室長 八木 和栄

索引（巻末）

刊行にあたって

心やすらぐ医療をめざして

大阪府済生会吹田病院 院長　黒川《くろかわ》 正夫《まさお》

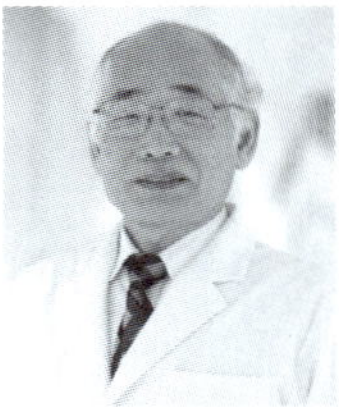

済生会の創立は明治にさかのぼります。その頃、日本は欧米の大国と並ぶために富国強兵策を進め、日清・日露戦争で勝利しました。しかし、国民の間では戦争で傷ついたり家の大黒柱を失ったり、失業した人など数多くが貧困にあえいでいました。明治44年、明治天皇は桂太郎総理大臣を召され、頼るすべもなく医療を受けられず、長生きできない人々に心を痛められ「済生」の活動を広めるように託されました。この命を受け、官民からの寄付金を集め、明治44年5月30日に創設されたのが済生会です。「済生」には「生（いのち）を済（すく）う」という意味があります。済生会が果たすべき使命の三本柱は、生活困窮者への積極的支援としての無料低額診療事業や生活困窮者支援事業（なでしこプラン）、地域医療への貢献、総合的な医療・福祉サービスの提供です。現在、秋篠宮文仁親王殿下を総裁に仰いでいます。

インターネットやメディアにあふれている医学・医療に関する情報の中には、極めて信頼性が低いものや誤った情報もあります。本書の目的は、病気や治療の正しい情報を提供するとともに、医療、看護、疾病予防、福祉や在宅医療など、済生会吹田病院の幅広い取り組みを知っていただくことです。

超高齢社会において安全安心の地域医療を実現する仕組みづくりを、患者さんやご家族、地域住民の皆さん、読者の皆さんと一緒に創っていきたいと思います。本書がその一助となることを心より願っています。

２０１８年８月

地域で暮らす、
地域で生きる
――地域のヘルスケアをリードする

●済生会吹田病院のあゆみ

第二次世界大戦後まもない1945（昭和20）年10月21日、吹田市民有志の方々の寄付により、旧吹田町役場跡に診療所を開設したのが済生会吹田病院のはじまりです。医師1人、看護師3人、事務員2人で診療を開始し、医療器具・薬品等の物資も事欠く状態でしたが、積極的に地域医療に取り組みました。わずか10床からの出発でしたが、患者数の増加により数度の増改築を経て、1977（昭和52）年には現在と同じ500床の急性期病院に発展しました。

1998（平成10）年5月1日に現在の地、吹田市川園町へ新築移転し、医師の卒後教育・臨床研修、電子カルテの導入などIT化の推進、第三者評価への取り組みなど、新しい活動を活発に行いました。2001（平成13）年3月には、職員の研修・教育設備や各種イベントを開催するホールを備えた東館が竣工し、同年4月には吹田医療福祉センターを設立しました。

1945（昭和20）年の開設より、地域に根差した医療と福祉に一貫して取り組んできたのは「済生勅語」の発露であり、その済生会精神は病院理念「やすらぎの医療」に強く受け継がれています。「医療者側の心が患者さんに伝わり、患者さん自身がやすらぎを感じられるような医療」の実現をめざしています。

病院理念「やすらぎの医療」

1 窮境にある患者さんの医療を積極的に支援する
2 患者さん自身がやすらぎを実感する病院
3 高度の医療レベルと総合医療機能を持ち、地域に貢献する病院
4 社会の構造変化、医療ニーズに的確に対応する病院
5 職員が常に切磋琢磨し、信頼と協調、人の和の築かれた病院

病気の予防、診断・治療、済生会吹田病院の役割

◆32診療科、チーム医療を実践する診療体制

患者さんに適切でより専門的な治療を提供するために32の診療科を有し、消化器・肝臓病センター、消化器内視鏡センター、呼吸器病センター、化学療法センター、周産期センター、透析センター、前立腺がんセンターなどが稼働しています。センター化することで、診療科間での情報共有を円滑にし、医療の質の向上と効率化を図っています。

◆がん診療

当院は大阪府がん診療拠点病院の指定を受け、手術・化学療法（抗がん剤治療）・放射線治療・緩和ケア・リンパ浮腫ケア・リハビリテーション・がん相談など、がんの種類や進行度に合わせてさまざまな専門家が協力し、治療にあたります。

◆小児・周産期医療

大阪府から認定された地域周産期母子医療センター、大阪府の母体救急搬送システム準基幹病院、新生児診療相互援助システム（NMCS）参加病院として、妊娠・出産期の高度な医療を提供しています。NICU・GCUを備え、助産師は40名以上、周産期専門医は8名在籍し、妊娠24週以降のすべての妊婦と新生児に対応しています。

◆救急医療

大阪府二次救急医療施設として、24時間体制で多様な救急患者を受け入れています。

◆医療連携

地域医療支援病院として地域の診療所の医師との密接な連携を図り、役割の分担を明確にしています。

◆医療機器・設備

放射線治療機器リニアックやCT・MRIの更新、血管造影室の増設、手術支援ロボットの導入など、高性能で新しい医療機器や設備を整備しています。

◆健康管理センター

より便利に、より気軽に健診を受けられるよう、2018(平成30)年秋にJR岸辺駅前へ移転します。病気の予防、早期発見のお手伝いをすることで、地域の皆さんの健康を支えます。

◆第三者評価

継続的な医療の質の改善、地域社会への貢献活動を目的として、病院機能評価認定、国際規格ISO9001認証、地球環境保全の第三者評価「エコアクション21」認証、卒後臨床研修評価機構認定を受けています。

◆行事やイベント

参加型市民健康講座、中高生を対象とした外科医体験「ブラック・ジャックセミナー」や小学生を対象とした「こども体験講座」、6月の院外講座、10月の創立記念日に合わせ実施する笑いと医療をテーマにした「さいすいフェア」に、年2回の院内コンサートなど、院内・院外で多くのイベントを開催しています。また、地域のイベントにも出展し、健康と医療について情報発信をしています。

在宅、介護まで、地域で暮らす

当院は急性期疾患の診療を充実させ、2018年、高寿園と松風園の2つの特別養護老人ホーム、吹田と東淀川の2つの訪問看護ステーション、障害児通所支援事業である医療型児童発達支援センター吹田療育園に、JR岸辺駅前に移転する健康管理センターを加えて、最新の疾病予防から診断・治療、在宅へシームレスにつなぐ済生会吹田医療福祉センターの中核病院として生まれ変わります。高齢者、障がい者、生活困窮者、病気を抱えて生活する人たち、子ども、働く世代など、地域の人々の健康的で心豊かな生活をサポートできるよう、当院が地域の核となって保健・医療・福祉・介護の最善最良の在り方を追求していきます。

病院への上手なかかり方

1. 紹介状を持参すると患者さんに多くの特典があります

当院はベッド数500床の急性期病院で、130人以上の医師が在籍し、種々の医療機器を備え、安心・安全の医療を提供し、皆さまの健康を守るように心がけています。よくある比較的軽い病気(common disease)の治療は地域のかかりつけの医師が担当し、急性期病院は原則、詳しい検査や入院治療の必要な患者さんの診療を担当しています。地域の開業医さんや小中規模病院とは病診連携、病病連携を行い、それらとの間に登録医制度を構築しています。吹田市、東淀川区、摂津市を中心に、茨木市、高槻市、豊中市などの医療機関から約350人の医師が当院に登録されています。

登録医が診療し、詳しい検査や入院が必要と判断した場合、登録医から当院に紹介していただくシステムを採っています。もちろん紹介状のない患者さんも診察していますが、初めて病院を受診する場合は紹介状があると初診時選定療養費がかからず、かつ待ち時間も短く、検査を計画的にスムースに進められるため、紹介受診をお勧めします。次ページに病院への上手なかかり方を記載します。

2. 実例を提示しながら、経過の重要性をお知らせします

65歳男性から当院に電話があり、次のような相談がありました。5日程前の朝、心窩部《しんかぶ》(胃の部分)に疼痛《とうつう》を覚え、夜になっても改善せず某病院を

病院への上手なかかり方

- 初めて受診する場合は原則紹介状を持参する
- 当日検査（血液検査の多くは一時間前後で結果がでる）を受ける可能性が高い場合は、なるべく10時までに来院する
- すぐに血液検査や画像検査、内視鏡検査などが受けられるよう、朝食はとらず受診する
- お薬手帳がある場合は持参する
- 人間ドックなど受診歴のある方や他施設で過去に検査を受けている場合、その結果を持参する
- 健康食品や市販薬などを服用している場合はその内容をメモして持参し、診察に際しては、医師の質問に要領よく答えられるよう、複雑な経過の場合には自覚症状の経過をメモしておく（本文「2」参照）
- 既往歴（輸血歴、手術歴、飲酒歴、喫煙歴、アレルギー歴）や家族歴などが重要な場合があり、正しく説明できるようにしておく
- 受診時に医師から既往歴、現病歴などいろいろ質問されるので、要領よく答えられるようにしておく
- 夜間や早朝の救急受診では、救急担当の医師しかいなく（当院救急は常時内科系、外科系、小児科、産婦人科の各医師が当直）、検査も十分にできないことが多いため、我慢せず診療時間内に病院を受診するのが得策

救急受診し、当直医に急性胃炎と言われ胃薬処方で帰宅しました。その数日後から下腹部に鈍痛が持続しているが食欲良好、便通は普通でほかに症状はないので放置して良いのでしょうか、ということでした。翌日、自覚症状が改善しなければ必ず病院に行くよう指示したところ、症状が改善しなかったため、再度同じ病院を受診しました。採血と腹部CT検査で急性虫垂炎が穿孔《せんこう》(穴があくこと)し、限局性の腹膜炎を起こしていると診断され、緊急入院となりました。後で患者さんに詳しく話を聞くと、最初心窩部痛(胃のあたりの痛み)があり、翌日には右下腹部(回盲部)に腹痛が移動し、微熱もあったとのことで、典型的な急性虫垂炎の経過を示しています。

高齢者では自覚症状(この場合腹痛、発熱)が乏しく病気を見逃しやすいため、誤診がよくあります。最初に診察した医師が、血液検査で白血球やCRPの検査を行い、回盲部をきちんと診察していれば、急性虫垂炎を見逃すことなく、治療(手術)は簡単で数日で退院できたはずです。この患者さんは抗生物質を10日間点滴投与され、炎症が治まってから手術を受けましたが、入院は3週間にも及びました。患者さんが自覚症状の変化を詳細に医師に伝えていれば、経験の浅い医師でも急性虫垂炎を疑い、早期診断、早期治療ができたと思われます。

急性の疾患では自覚症状は時間の経過とともに変化し、また高齢者では症状が出にくく、病気の進行も遅いことを、医師も患者も心すべきです。

第1章

がん医療の進歩

死因第1位のがんに注意、しかし多くは予防、早期発見が可能

名誉院長　消化器内科　岡上《おかのうえ》 武《たけし》

●進歩が目覚ましい、がん治療

日本人は一生のうち2人に1人はがん（癌）にかかり、3人に1人はがんで死亡しています。以前、がんは不治の病と思われていましたが、現在は早期に発見し治療すれば多くのがんは完治します。一口にがんといっても、極めて進行が遅いものから、わずか1か月で体積が倍になる（doubling time／倍化時間）極めて進行の早いがんまでさまざまです。がんが小さい時期は発育も遅く、転移しにくい（高分化型がん）ですが、大きくなるにつれ転移しやすくなり（未分化型がん）、手術や根治的《こんちてき》治療ができなくなります。ただ、抗がん剤の進歩は目覚ましく、放射線治療も大変進歩しています。

例えば食道、胃、大腸などのがんは早期に発見すると、多くは入院することなく、内視鏡で切除できるため、早期発見・早期治療が重要です。

わが国で多い臓器別死因（表1）と発生頻度《ひんど》（表2）を記載しました。日本人に多かった胃がんはピロリ菌の除菌で、肝臓がんはウイルス肝炎の治療の進歩で、ここ数年確実に減少傾向にありますが、前立腺がん、乳がん、肺がん、大腸がん、膵臓《すいぞう》がんなどは増加しています。

喫煙、肥満、大量飲酒などは、肺がん、食道がん、肝臓がん、膵臓がんなどの誘因になり、肥満や糖尿病患者さんからは種々のがんが発生しやすいため、このような方は十分な注意が必要です。

「表2」から分かるように、男性は胃がん、肺がん、大腸がん、前立腺がん、

表1　2016年の死亡数が多い部位順に

	1位	2位	3位	4位	5位	
男性	肺	胃	大腸	肝臓	膵臓	大腸を結腸と直腸に分けた場合、結腸4位、直腸7位
女性	大腸	肺	膵臓	胃	乳房	大腸を結腸と直腸に分けた場合、結腸2位、直腸9位
合計	肺	大腸	胃	膵臓	肝臓	大腸を結腸と直腸に分けた場合、結腸3位、直腸7位

表2　2013年の罹患率（全国推計値）が多い部位順に

	1位	2位	3位	4位	5位	
男性	胃	肺	大腸	前立腺	肝臓	大腸を結腸と直腸に分けた場合、結腸4位、直腸5位
女性	乳房	大腸	胃	肺	子宮	大腸を結腸と直腸に分けた場合、結腸3位、直腸7位
合計	胃	大腸	肺	乳房	前立腺	大腸を結腸と直腸に分けた場合、結腸3位、直腸6位

（表1、2／出典：国立がん研究センターがん情報サービス「がん登録・統計」）

肝臓がんが多くを占めますが、これらのがんの多くは早期発見が可能です。例えば、前立腺がんは血液検査で前立腺がんのマーカーであるＰＳＡを測定し、大腸がんや胃がんは便潜血反応を調べ、陽性なら胃・大腸内視鏡検査を受け、肺がんは胸部Ｘ線検査や胸部ＣＴ検査で、肝臓がんは血液検査（ＡＦＰ、ＰＩＶＫＡⅡ）や腹部超音波検査を行えば、いずれも早期発見が可能です。内視鏡的治療など内科的治療で多くのがんは治療ができ、手術を受けても体にやさしい小手術で完治します。

女性のがんの大半は乳がん、大腸がん、胃がん、肺がん、子宮がんが占めるため、40歳を過ぎたら乳がんや子宮がんの検診を受け、ほかのがんは前述しました男性と同様の検査を受ければ、いずれも早期に発見でき、ほとんどの場合、命を落とすことはなくなります。乳がんや子宮がんの検査は、恥ずかしがらずに、ぜひ受けることをお勧めします。当院では女性医師が診療を担当します。なお、最近増加している膵臓がんは残念ながら早期発見も比較的難しく、かつ有効な治療薬がありません。また肝臓がんの多くは、慢性のウイルス肝炎を背景に発生しますので、早期にウイルス肝炎を治療すれば、肝臓がんの多くは発生を防止できます。

我慢せずに受診し、適切な検査を受けることが大切で、内視鏡検査も鎮静剤を使用すれば、患者さんが眠っている間に簡単に検査は終了します。

がんの診断
——腫瘍マーカー

臨床検査科 科長　酒井《さかい》 恭子《きょうこ》

●腫瘍マーカーとは

がんの中には、特定の物質を産生するものがあります。このような物質で、血液検査で測定できるものを、腫瘍《しゅよう》マーカーと呼びます。腫瘍マーカーは、血液以外に胸水や腹水で測定することもあります。診療によく用いられる腫瘍マーカーを「表」に示します。

腫瘍マーカーは、ある程度がんが成長して初めて高値を示す場合がほとんどです。そのため、必ずしも早期発見に役立つものではありませんが、健康診断の際、がんの診断のきっかけになることもあります。また、診断がついて、治療中・治療後のがんの病状の指標として有効に利用されています。

腫瘍マーカーが高値（陽性）となった場合、必ずその領域の専門医を受診し、そのほかの血液検査や画像検査を受けることが重要です。

●検査結果の考え方

腫瘍マーカーの中には、がんがなくても上昇するものがたくさんあります。例えば、肝臓がんのマーカーとして有名なAFPは炎症の場合でも高値を示し、胃がん、膵臓《すいぞう》がん、大腸がん、肺がんなどで上昇するCEAは喫煙者や高齢者の場合、しばしば高値を示します。また前立腺がんのマーカーであるPSAは前立腺肥大でも高値を示すことがしばしばあります。

がんが存在するとき腫瘍マーカーが上昇する割合は、そのマーカーに

部位	腫瘍マーカー名
食道	SCC、CEA
肺	SCC、ProGRP、CEA
消化管	CEA、CA19-9
肝臓	AFP、PIVKA-II
胆道	CA19-9
前立腺	PSA
乳腺	CA125、CA15-3
膵臓	CA19-9、CEA

表　代表的な腫瘍マーカー

よって異なります。例えばすべての胃がんでCEAが上昇するわけではありません。腫瘍マーカーが陰性だからといって、がんがないとは言えず、他検査も含めて総合的に判断が必要です。逆に、腫瘍マーカーが少し基準範囲を超えている場合、がんが存在するのはその中の一部です。したがって、腫瘍マーカーが少し高いと言われたら心配になりますが、過度な心配をする前に、主治医とよく話して、必ず次の検査や経過観察を行うことが重要です。

●当院の特徴

当院では20種類を超える腫瘍マーカーを測定していて、そのうち7種は院内で測定しています。結果が分かるまで、外部委託では数日から数週間かかりますが、院内検査ではほとんどの項目は当日に分かります。それにより、主治医は患者さんの病状を速やかに把握し、次の検査や治療の方針を決められるため、診察回数も少なくてすみます。臨床検査科は1つでも多くの腫瘍マーカーを院内検査で迅速に報告するよう努めています。また、腫瘍マーカーは臨床検査項目の中で、検査法や施設による変動が大きいとされています。当院は、臨床検査精度管理施設認定を取得し、外部評価でも毎年高評価(平成29年度日本臨床検査技師会審査で100%の評価)を得るなど、測定精度の向上に研さんしています。

現在、新たな腫瘍マーカーが開発されています。当院も新しい検査の開発研究に携わっています。特に非アルコール性脂肪性肝疾患（NAFLD）、非アルコール性脂肪肝炎（NASH）については、厚生労働省の研究班を主導していたこともあり、多くの患者さんが通院しておられ、関連する腫瘍マーカーや線維化マーカーを開発し特許を取得するなど、最先端の診療を行っています。

腫瘍マーカーは、診療の大切なサポーターです。当科は、迅速で正確な結果報告と新たなマーカーの開発に、これからも努力していきます。

がんを見つける
――画像診断

放射線科 科長　廣橋《ひろはし》 里奈《りな》

●あの手、この手でがんに迫ります！

がんの診断といえば、血液検査から始まって、レントゲン検査やエコー検査などがまず行われていました。しかし、最近ではすぐにCT検査を行うことも多くなりました。1回の検査に30分以上もかかっていた時代から、機械の目覚ましい進歩を経て、現在では一度にたくさんの画像を撮影できるMDCT（Multi-detector row CT）が普及し、通常撮影のみなら10分弱で検査ができるようになっています。

当院では、16列と64列のMDCTを用いて1日に100件近い検査を行っていましたが、2018年5月より16列CTにかわって320列のCTが導入され（図1）、単純に計算すると20倍の早さで検査ができることになります。今までよりも早く、広い範囲の撮影、さらに精密な（細かな）画像が提供できるようになりました。

●CT検査

CTは、頭のてっぺんから足の先までどの部位でも撮影でき、さまざまながんの発見に役立ちます。特に肺や肝臓、腎臓《じんぞう》などといった臓器のがんの発見に役立ち、撮影範囲にもほぼ制限はありません。造影剤という特殊な薬を用いると、さらに詳しい情報が得られます。血管に近い部位や、ほかの臓器と重なって分かりにくい部位のがん、正常の組織に埋もれている

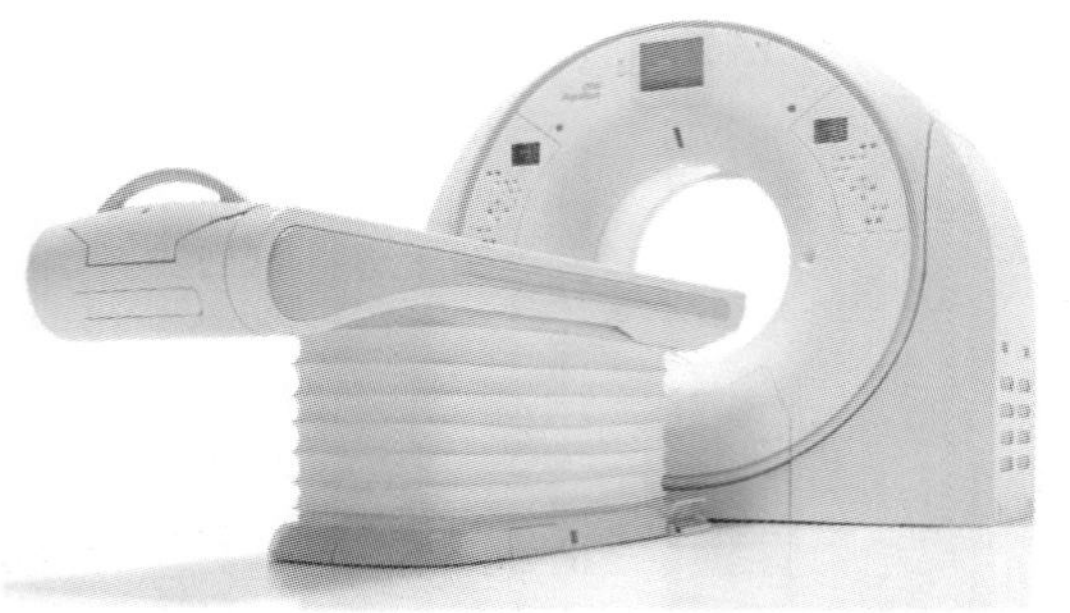

図1　320列CT

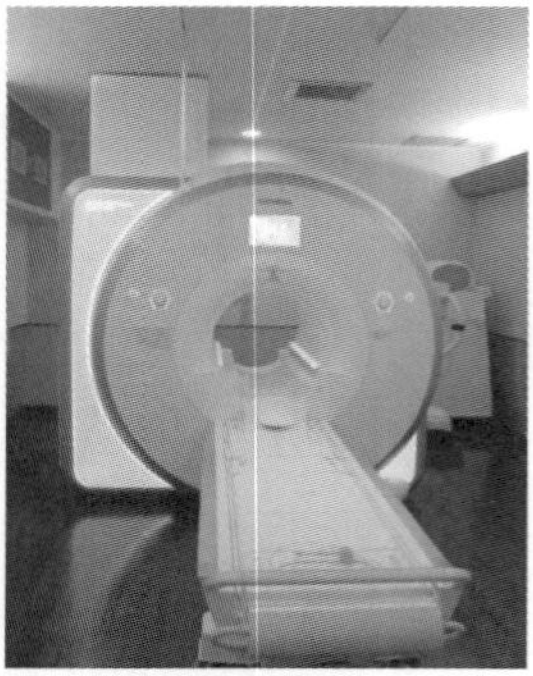

図2　MRI（3T）

小さながんも見つけやすくなります。また転移リンパ節の発見や、がん自身の性質（血の流れが多い、少ないなど）の診断もできることがあります。このことから、がんを見つけるための検査として、さらに、がんと診断されてから今後の治療方針を立てる上でも大事な検査となります。

●MRI検査

CTと並んでがんの診断に役立つのがMRIです。X線ではなく磁力を使います。CTより少し検査に時間がかかったり、検査を受けるのに制限のある場合がありますが、部位によってはCTより詳しい情報を得ることができたり、CTでは見つけられないがんを発見することができます。

特に、脳や脊髄《せきずい》といった骨に囲まれた部位のがん、あるいは骨自身のがんの発見に威力を発揮します。また液体成分の検出にも優れており、膵管《すいかん》の変化で小さな膵臓がんを見つけたり、胆管の中の小さな腫瘍《しゅよう》を見つけたりすることなども得意とします。さらに、CTよりも組織のわずかな違いに敏感ですので、子宮や卵巣などの婦人科系のがんや前立腺がんなどの診断にも有用です。このわずかな違いを検出する力は、まだがんになる前の組織（前がん病変）などの検出にも役立ちます。

MRIにも造影剤があります。CTとは少し異なる種類の造影剤で、使用することにより詳しい情報を得られるのはもちろんですが、肝細胞だけに集まる造影剤、細網内《さいもうない》皮系《ひけい》という特殊な細胞だけに集まる造影剤なども

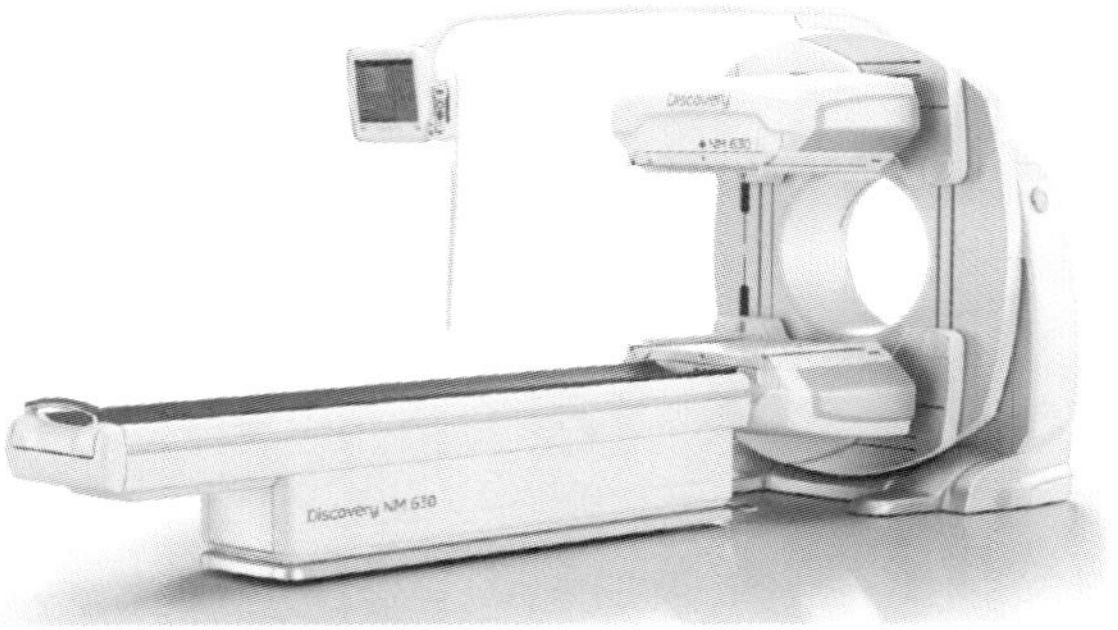
図3　核医学診断装置

あり、これらを組み合わせることでさらに高い診断能力を発揮します。当院では、1.5Tと3Tの2台の機械をそろえ、病気や患者さんの状態に応じて使い分けています（図2）。

●核医学検査

CTやMRIほど知られていませんが、ほかにもがんの診断に役立つ画像診断装置があります。それが核医学診断装置です（図3）。核医学検査は、ごく微量の放射性薬物を注射して、それを体外から撮影して診断する検査です。

最近では認知症の診断に威力を発揮していますが、がんの診断、特に骨のがんや、さまざまながんの骨への転移の診断などにも役立っています。そのほか特定の臓器だけに集まる薬を用いて、見つけたがんがどこから転移したものかを診断できることがあります。また、この診断方法を応用して、骨に転移したがんを治療することもできるようになってきています。これについては放射線治療の項（「さまざまな放射線治療でがんに立ち向かう！」46ページ）で述べます。

このようにさまざまな画像診断装置を組み合わせて、がんの診断、そして治療方針の決定へとつなげていくのが画像診断の役割です。もちろん、がんを治療した後の過程を観察するのも画像診断の役目で、診断から治療までずっと画像診断が活用されています。

がんは遺伝子の病気ですが、遺伝子がすべてではありません

名誉院長　消化器内科　岡上《おかのうえ》 武《たけし》

●がん遺伝子について

がんの多くは持続する炎症、生活習慣、環境などが誘因・原因になり発症しますが、その発症・進展に遺伝子（gene）・ゲノムが関係しています。ヒトのゲノム中には約2万5000種類の遺伝子が存在し、種々の機能を発揮しています。ほぼすべてのがんは遺伝要因と環境要因とが合わさって発症します。

ヒトの疾患は、遺伝の面からMendel遺伝病（先天性の疾患はこれに該当し、遺伝子異常のみで発症する）、多因子遺伝病（がん、糖尿病などの生活習慣病がこれに該当）と交通事故など遺伝子とは関係ない疾患の3種に分けられます。

ヒトの生命活動に必要な情報は、DNAあるいはRNAといわれる核酸に暗号として存在（アデニン（A）、シトシン（C）、グアニン（G）、チミン（T）という4種類の塩基）しています。このゲノムDNAは安定した存在ではなく、炎症や生活習慣などで簡単に傷がつきます。一般の集団で1％以上の頻度《ひんど》で存在するDNA配列の変化を多型（polymorphism）といい、一塩基多型（single nucleotide polymorphism／SNP）はその一種です。ヒトのゲノムには1000万か所以上のSNPがあり、種々の病気の発生や薬の効果を左右するSNPが存在しています。すなわち、ある種のがんにかかりやすい、ある種の薬に効きやすい、あるいは効きにくいということにSNPが関係しています。

表1　ヒトにおいてゲノム異常がみられる主ながん遺伝子

遺伝子	遺伝子異常	遺伝子異常のみられる腫瘍
ALK	染色体転座・逆位点変異	未分化リンパ腫、肺腺がん、神経芽腫
NMYC	遺伝子増幅	神経芽腫、小細胞がん
PIK3CA	点変異	乳がん、大腸がんなど
KIT	点変異	消化管の間質腫瘍
EGFR(HER1)	点変異／遺伝子内欠失	肺腺がん
MET	胚細胞変異	家族性乳頭状腎細胞がん
cMYC	遺伝子増幅	肺がんなど
HRAS	点変異	甲状腺腫、膀胱がん、前立腺がん
Cyclin D1	染色体増幅	乳がん、食道がん
KRAS	点変異	膵がん、肺がん、大腸がん
ERBB2(HER2)	遺伝子増幅／変異	乳がん、胃がん

表2　ヒトがんで失活変異のみられる主ながん抑制遺伝子

遺伝子	遺伝子性腫瘍	遺伝性でない腫瘍
TGFβ-RⅡ		大腸がん、胃がん、子宮内がん
APC	家族性大腸ポリポージス	
p16	家族性悪性黒色腫	肺がん、悪性黒色腫、神経膠腫など
PTEN		前立腺がん、肺がん、神経膠腫など
MT1	Wilms 腫瘍	Wilms 腫瘍、腎芽腫
RB	家族性網膜芽細胞腫	網膜芽細胞腫、乳がん、肺がん
E-cadherin	家族性胃がん	胃がん、乳がん
TP53		ほとんどの腫瘍
BRCA1	家族性乳がん	乳がん
SMAD4/DPC4	家族性若年性ポリポージス	大腸がん、膵がん、肺がん
LKB1/STK11	Peutz-Jeghers 症候群	肺がん
BAX		大腸がん、胃がん、子宮内膜がんなど

がん遺伝子の活性化にはゲノムのコピー数の増加する遺伝子増幅、染色体転座・逆位などによる遺伝子再構成、点変異などを含む遺伝子内変異などがあります。

1980年代から膵臓《すいぞう》がん、肺がん、大腸がんなどにおけるKRAS遺伝子の点突然変異、乳がんにおけるERBB2（HER2）遺伝子の増幅、白血病におけるABL遺伝子の染色体転座による再構成などが発見されましたが、最近は高速シークエンサーを用いた全ゲノム／エクソン／RNAシークエンシング解析により、新たながん遺伝子が次々と発見されています。「表1」にヒトがんでゲノム異常がみられる主ながん遺伝子を、「表2」にヒトがんで失活変異（遺伝子本来の働きを失うような変異）のみられる主ながん抑制遺伝子を記載しました。

私が専門とする肝臓の分野では、肝硬変《かんこうへん》からは高率に肝がんが発生しますが（特にC型肝硬変）、長年フォローしても肝がんが発生しない人もいます。生活習慣病に伴う肝疾患である非アルコール性脂肪肝炎（NASH）も肝硬変になると年率1～2％発がんしますが、これには「PNPLA3」と「DYSF」という遺伝子が関与しています。両者ともに危険なタイプの遺伝子（risk alleleという）を持っている人は、普通の遺伝子を持っている人に比べて40倍も高く肝がんが発生する危険性を有していることを、私たちは世界で初めて明らかにしました。

当院では希望すれば、この遺伝子（SNP）の検査を無料で行っています。

がんの早期発見

健康管理センター長　水野《みずの》 雅之《まさゆき》

がんの早期発見には

わが国のがん死亡者数は２０１５年では37万人（男性22万人、女性15万人）で、死亡原因の第1位を占めています（図１）。

部位別には、男性では１位肺がん、２位胃がん、３位大腸がん、女性では１位大腸がん、２位肺がん、３位膵臓《すいぞう》がんです（図２）。

がんは恐ろしい病気ですが診断と治療の進歩により、その多くは早期発見が可能となり、早期治療で完治するものも多くなっています。

では、がんを早期発見するにはどうしたらよいでしょうか。

まず、何らかの自覚症状がある人は医療機関を受診し、必要な検査を受けましょう。なんでも相談できる「かかりつけ医」をもつことも大切です。

次に自覚症状がない人は、がん検診などを受けましょう。

がんは私たちの体の中に、知らないうちに発生し徐々に増殖します。発生した初期は全く自覚症状がありません。ある一定の大きさになって初めて自覚症状が現れます。したがって、がんを早期発見して早期治療に結びつけるためには、自覚症状がないうちに検診などを受ける必要があります。

がん検診について

対策型検診

わが国のがん検診は、対策型検診と任意型検診に分けられます。

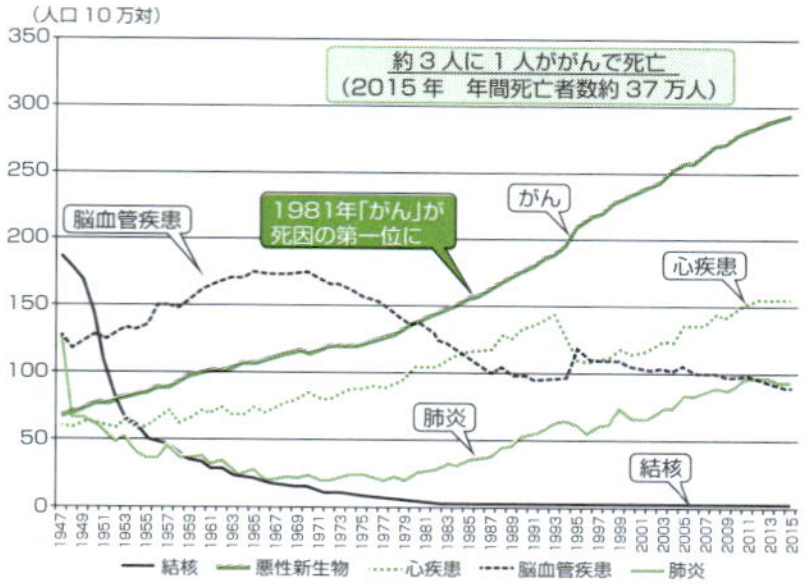

（公益財団法人 日本対がん協会のホームページより転載）

図1　わが国における粗死亡率の推移（主な死因別）

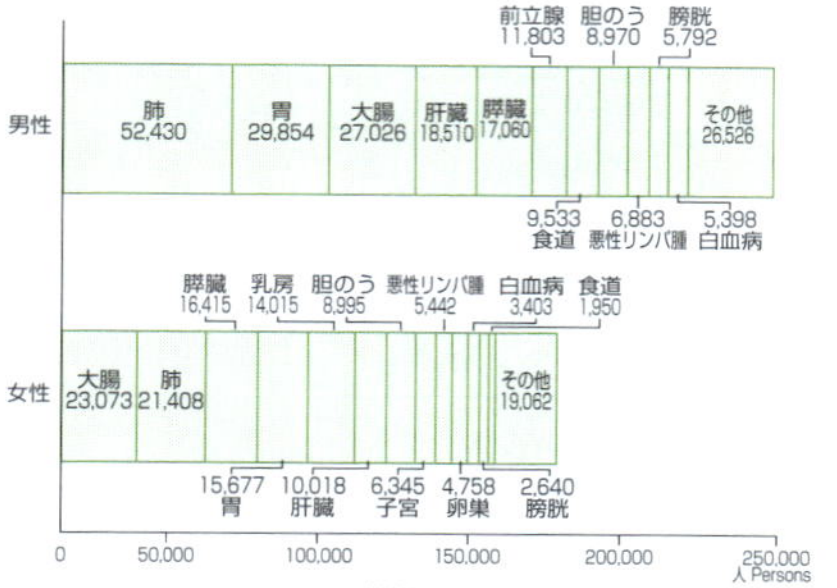

（公益財団法人 日本対がん協会のホームページより転載）

図2　主な部位別がん死亡数（2016年）

対策型検診は、ある集団全体の死亡率を下げるために行われるもので、市区町村が行っている集団検診（例えば住民検診や職域検診）が対策型検診にあたります。公共的な予防対策として行われ、公的な補助金が出るので自己負担は少額です。通常、科学的な方法で死亡率の減少効果が証明されている検診方法が選ばれます。厚生労働省の「がん予防重点健康教育及びがん検診実施のための指針（平成28年一部改正）」に定められた検診は、胃がん、大腸がん、肺がん、乳がん、子宮頸《けい》がんです（図3）。

●任意型検診

任意型検診は、個人が自分の死亡リスクを下げるために受けるもので、人間ドックなどがこれにあたります。基本的に自己負担のため、集団検診に比べて負担金額は多くなります。検診内容の種類や料金は、ドック施設・医療機関によって異なります。集団検診に比べて、希望に応じてさまざまな検査を受けることが可能です。

がん検診は一次検診、精密検査（二次検診）、がんの確定診断、治療という流れで進んでいきます（図4）。

一次検診は「スクリーニング（ふるい分け）」ともいいます。健康な人と、少しでもがんの可能性が疑われる人を検査でふるい分けます。この段階で陽性になっても、がんがあると確定したわけではありません。

一次検診で陽性となった人は、さらに詳しい検査、精密検査（二次検診）

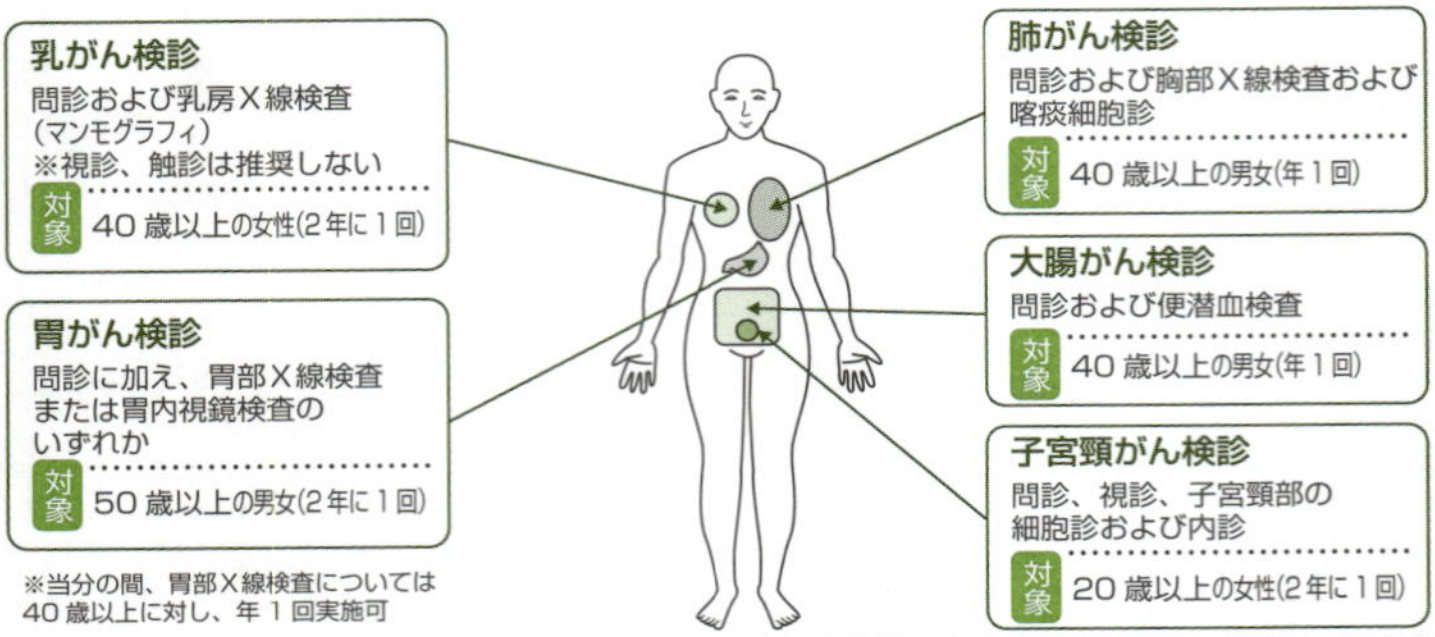

厚生労働省「がん予防重点健康教育及びがん検診実施のための指針（平成28年一部改正）」より作図

図3　厚生労働省が定めたがん検診の内容

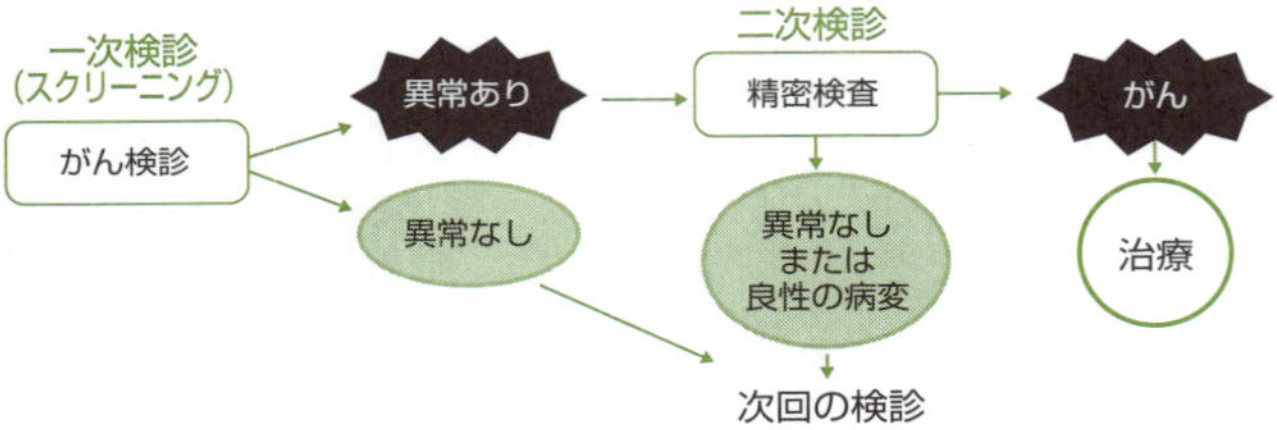

図4　がん検診の流れ

に進みます。精密検査でがんと診断（確定診断）された場合は、必要に応じて医療機関での治療へ進みます。

日本対がん協会の2014年度がん検診の追跡調査では、大腸がん検診（便潜血検査）を1万人受診すると、一次検診で異常ありと判定される人は636人で、そのうち精密検査（大腸内視鏡検査等）を受ける人は444人、実際に大腸がんと診断される人は18人と報告されています。

つまり、一次検診は大きくひろいあげる検査なので異常があると判定されても、がんであるとは限らないのです。一次検診で異常ありとされて心配しすぎることはありません。一方、一次検診で異常ありとされても、面倒なためか精密検査を受けない方もいますが、このような方の中に一定の割合でがんが潜んでいます。精密検査は必ず受けるようにしましょう。

また、1回の検診で異常が認められなくても、将来、がんができないというわけではありません。しかるべき間隔で繰り返し検診を受けるようにしてください。

腹腔鏡手術がさらに発展して外科手術の中心に

安全性と根治性をめざした、体にやさしい低侵襲手術

消化器外科　宮本《みやもと》 好晴《よしはる》

腹腔鏡手術《ふくくうきょうしゅじゅつ》や内視鏡外科手術という言葉を一度は耳にされたことがあるかもしれませんが、一体どのようなものでしょうか？　従来は、食道・胃・大腸・肝臓・胆嚢《たんのう》・膵臓《すいぞう》などの消化器の手術は、腹部に20㎝ほどの大きな切開が必要でした。また、安全性を確保する意味でも、外科手術においては大きな創《きず》（傷口）をあけてしっかり観察し、十分な視野を確保することが最も重要と考えられてきました。しかし近年、腹腔鏡というお腹《なか》の中を観察するカメラを用いることで、小さな創でも安全で細かな手術ができるようになっています。医療技術や機器の進歩に伴い、以前は胆嚢摘出術に限られていた腹腔鏡の手術が、現在では食道・胃・大腸・肝臓・膵臓・脾臓《ひぞう》といった、ほかの消化器の手術にまで応用されるようになってきました（図1）。

●腹腔鏡手術の長所と短所

腹腔鏡手術の長所は、①創が小さい（図2）、②術後の痛みが少ない、③術後、腸の動き始めるのが早いため、早期に食事を開始できる。また、それに伴い入院期間も短くなった、④腸の癒着による腸閉塞《ちょうへいそく》の発生率が低い、⑤カメラを臓器に近接することで、開腹手術のときに見落とされていた細かいところまで観察でき、より正確な手術が可能になった、などがあります。

短所としては、①通常の開腹手術に比べて手術難易度が高い分、手術時間がやや長くなることが多い、②かなり完成された技術となってはいるものの、開腹手術と比べると執刀医の技術の差が出やすい、③緊急を要する

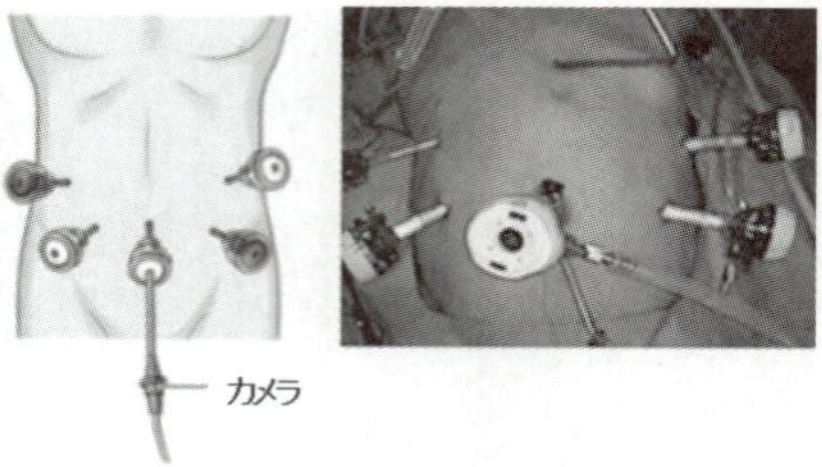

図1　腹腔鏡手術
左：イメージ図　右：腹腔鏡手術の術中写真

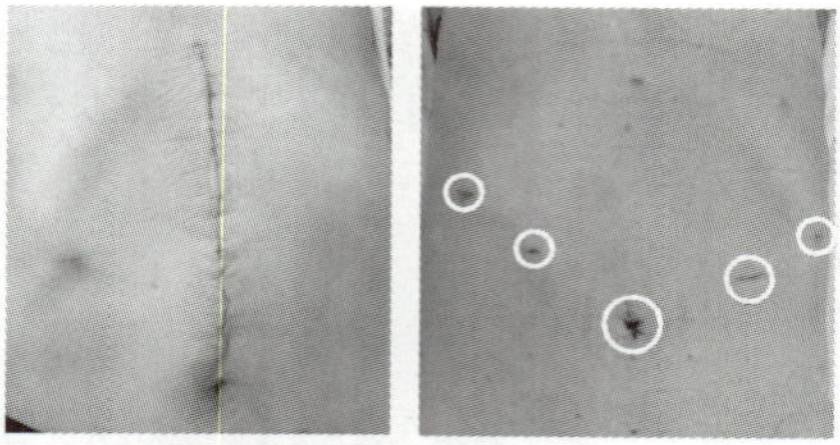
図2　胃がん患者さんの手術の創
左：開腹手術　右：腹腔鏡手術

場合や腹腔鏡での手術が困難であると判断した場合は、開腹手術に移行することがある、などです。

当院では、個々の患者さんに合わせた、根治性《こんちせい》と安全性と低侵襲性《ていしんしゅうせい》（体への負担が少ないこと）に最も優れた治療を提供するために、積極的に新しい治療法を導入しており、早くから腹腔鏡手術を胃がんや大腸がん治療に取り入れてきました。最近では、がん手術のうち、腹腔鏡手術の占める割合は胃がんで75％、大腸がんで90％です。原則として、腹腔鏡手術には内視鏡手術技術認定医か消化器外科専門医が執刀医、もしくは指導助手として手術に加わることにしており、安全性には特に注意しています。

●どんな病気に腹腔鏡手術ができるの？

当院の治療方針は、基本的に各学会の治療ガイドラインに則っており、次のような病気に腹腔鏡手術を行っています。

・食道がん／胸腔鏡と腹腔鏡を組み合わせて手術を行います。
・胃がん／内視鏡的切除不能の早期がんと一部の進行胃がんが対象です。
・大腸がん／内視鏡的切除不能の早期がんや進行大腸がんのほとんどが対象です。
・胆嚢／胆石、胆嚢炎、胆嚢ポリープなど。
・急性腹症／虫垂炎、胃潰瘍《いかいよう》、十二指腸潰瘍穿孔《じゅうにしちょうかいようせんこう》など。
・その他／胃粘膜下腫瘍《いねんまくかしゅよう》、膵臓腫瘍、脾臓摘出術、鼠径《そけい》ヘルニアなど。

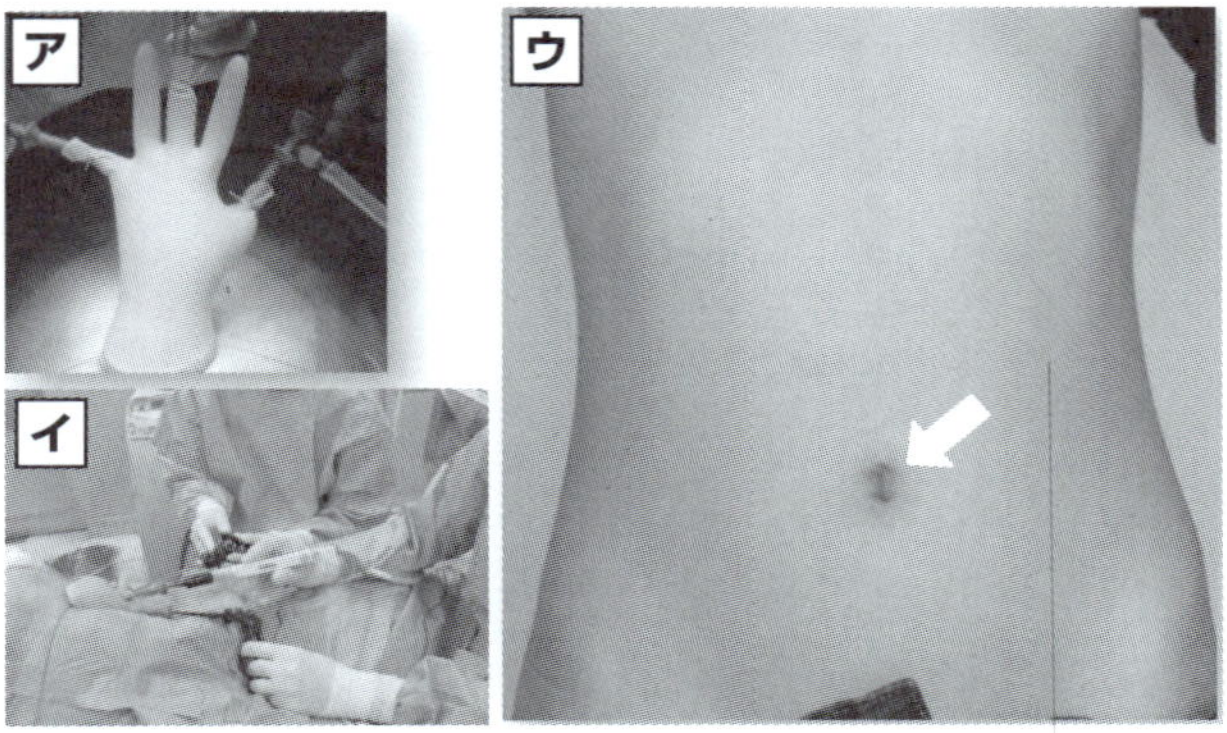

図3
ア：単孔式手術（手袋法）
イ：手術風景
ウ：単孔式胆嚢摘出術の手術の創

● 単孔式腹腔鏡手術って何だろう？ あれ？ 傷がない！

腹腔鏡手術の小さな創は、基本的に4～5か所必要とされてきました。近年では、より低侵襲な手術をめざす「創を小さくする研究」が盛んになり、1か所の創からカメラと複数の鉗子《かんし》（臓器をつかむ道具）を入れる単孔式の腹腔鏡手術が開発されました。単孔式腹腔鏡手術における最大の利点は、整容性に優れていることです。創をおへその中に作ると、傷あとは「図3」のように、ほとんど目立たなくなります。これまで私たちは、胆嚢摘出や虫垂炎の手術などに単孔式腹腔鏡手術を行ってきました。

ここで最近のトピックの1つ「膿瘍形成性虫垂炎《のうようけいせいせいちゅうすいえん》」という病気について紹介します。これは炎症によって虫垂の壁が破れてしまい、周囲に膿《うみ》が溜《た》まった状態です。この場合、従来は緊急手術となり、大きな開腹手術を行っていました。虫垂を切除するだけでなく、腸管を一緒に切除しなければならないケースがあるなど、侵襲（患者さんにとっての負担）の大きな手術でした。そこで現在では、いったん抗生剤治療で炎症を沈静化させた後、時間をあけて（多くは3～4か月程度）行う「待機的虫垂切除術」という手術が実施されるようになってきました。その場合には腹腔鏡手術が適用されることが多く、患者さんにとってメリットの多い治療法といえます。

当院では「待機的虫垂切除術」のほとんどを単孔式で行っており、患者さん（特に若い女性）に大変喜ばれています。

早期がん（食道・胃・大腸）を内視鏡で治す

消化器内科 科長　消化器内視鏡センター科長　水野《みずの》 智恵美《ちえみ》

●食道・胃がんに対する内視鏡治療（内視鏡的粘膜下層剥離術）

消化管のがんは、早期の段階で見つかれば内視鏡で完治することができます。内視《ないし》鏡的《きょうてき》粘膜《ねんまく》下《か》層《そう》剥離《はくり》術《じゅつ》（ＥＳＤ）という手技を使って、従来の粘膜切除術（ＥＭＲ）では切除が難しかった病変も、内視鏡で治癒切除できるようになりました。ここでは食道・胃・大腸がんの内視鏡治療について説明します。

内視鏡治療で完治するかは、がんの深さ（深達度）や大きさ、がんの種類などで決まります。治療の前に内視鏡で病変を詳しく観察します。色素拡大観察や、ＮＢＩやＢＬＩなどの画像強調拡大観察、超音波内視鏡などを施行し、内視鏡治療の適応かどうかを診断します。

食道がん、胃がんの内視鏡治療の多くは内視鏡的粘膜下層剥離術（ＥＳＤ）という手技で行います。ＥＳＤは病変周囲を切開し、さらに粘膜下層を剥離（剥《は》がしていく）して切除する方法です。がんの周囲に高周波でマーキング（図１ａ）をし、生理食塩水やヒアルロン酸を粘膜下層に注入、周囲をＩＴナイフなどの処置具を用いて切開（図１ｂ）、がんより深い層（粘膜下層）を丁寧に剥離します（図１ｃ）。切除した標本（図１ｄ）は、顕微鏡で検査をし、転移・再発の危険がないことを確認します。入院は約１週間ほどです。

食道がんでは、粘膜上皮（ＥＰ、ＬＰＭ）にとどまっている場合は、転移がほとんどないとされており、内視鏡で治すことができます。大きな病変でも口側をクリップでけん引するなど工夫をし、安全に内視鏡で切除する

図1　内視鏡的粘膜下層剥離術（ESD）・胃

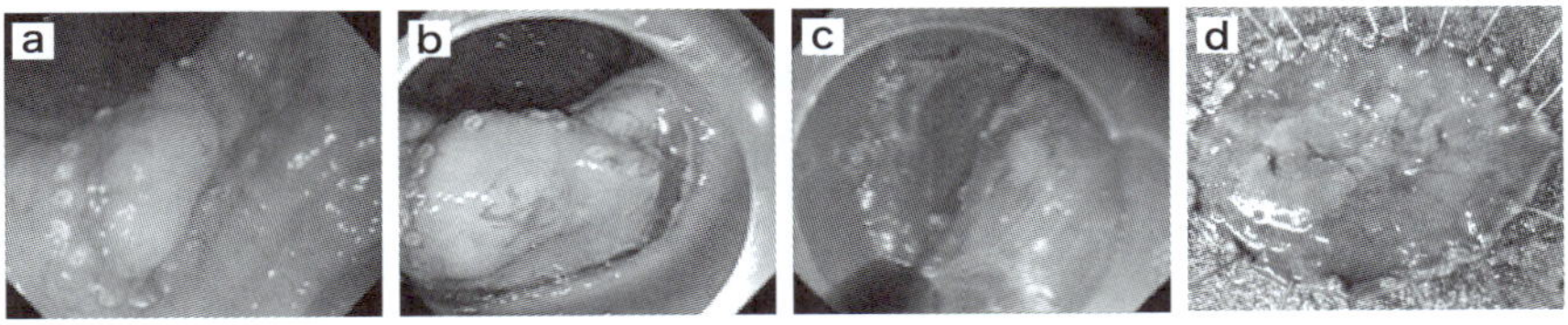

ことが可能になりました。

胃がんでは、内視鏡で一括切除できるものとして、これまでは2㎝以下の粘膜内がんと診断される分化型がんで、潰瘍《かいよう》のない病変を適応としていました。ESDの方法を用いると、大きいがんも技術的に切除できます。転移がほぼないとされている一定の基準を満たせば、2㎝以上の病変も内視鏡治療の適応になります（胃癌治療ガイドライン）。また2㎝以下の未分化型がんも内視鏡で切除しています（適応拡大病変）。適応拡大病変は、臨床研究段階ですが、転移の可能性がほぼないことが検証されています。これまで外科手術を行っていた病変も内視鏡治療で切除できる症例が増えました。当院では、適応拡大病変も治療をしており、良好な成績を得ています。内視鏡治療の治癒基準を満たしていなければ追加外科手術が必要です。

●大腸ポリープ・がんの内視鏡治療

大腸内視鏡で大腸ポリープやがんの診断、治療を行います。前日から下剤を飲み、当日は約2ℓの腸管洗浄液を飲んで大腸をきれいにする前処置が必要です。

大腸ポリープは、ほとんどが腺腫（良性の腫瘍《しゅよう》）や過形成性ポリープなどの良性のものですが、腺腫でも6㎜を超えるとポリープの一部ががん化する頻度《ひんど》が高くなり、がん化率は大きさと関連するといわれています（大腸ポリープ診療ガイドライン）。

内視鏡的粘膜切除術（EMR）は、生理食塩水をポリープの根元に注入

図2　内視鏡的粘膜切除術（EMR）・大腸

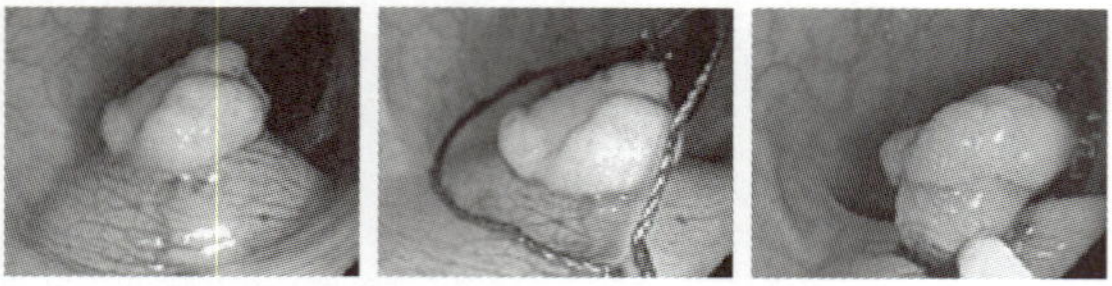

図3　内視鏡的粘膜下層剥離術（ESD）・大腸

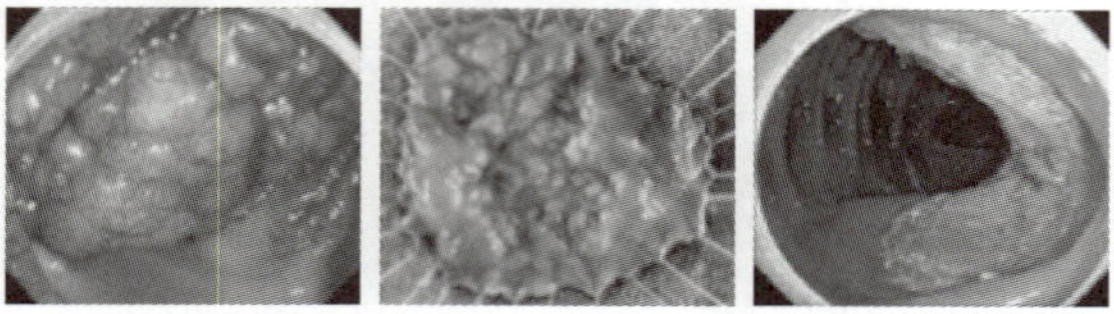

し、ワイヤー（スネア）でポリープを絞扼《こうやく》し、通電して切除する方法です（図2）。がんが疑われる側方発育型腫瘍（平坦で横に広がる腫瘍）や一括切除が望ましい腫瘍は、病変周囲を切開して粘膜下層を剥離する方法、内視鏡的粘膜下層剥離術（ESD）を行います（図3）。早期大腸がんの内視鏡治療の適応は、転移のほとんどない、粘膜がんと粘膜下層軽度浸潤《しんじゅん》がんです。内視鏡で色素や拡大観察を用いて詳しく観察し、粘膜下層に深く浸潤している所見がなければ、ＥＭＲやＥＳＤの手技で切除します。切除した標本は顕微鏡で検討し、転移のないがんの基準を満たしていることを確認します。当院では、外来で内視鏡検査と同時にポリープ切除（外来手術）をしています。大きいポリープや平坦な腫瘍は入院して治療します。

●内視鏡治療で治すためには早期発見が重要

がんが転移の可能性がある段階まで進んでしまうと、内視鏡切除で治すことはできません。内視鏡による早期発見が重要です。特に、がんのリスクのあると思われる人は内視鏡検査を受けてください。

食道がんでは喫煙や飲酒がリスクになります。胃がんでは、除菌後も含め、ピロリ菌感染がリスクになります。自治体によっては内視鏡による検診も検討されています。大腸がんでは、肥満、飲酒、大腸がんの家族歴などがリスクとされています。血便や腹痛などの症状がある人は内視鏡検査を、症状がなくても便潜血検査は毎年の受診をお勧めします。

がん治療
——薬による治療について

呼吸器内科　化学療法センター科長補佐　岡田《おかだ》 あすか

がんに対する薬物療法とは

がんの種類や進行の度合いにもよりますが、薬物治療は次のような目的で行われます。

- **がんを治癒させるため**
- **がんが転移・再発するのを防ぐため**
- **がんの成長を遅らせるため**
- **体のほかの部分へと転移しているかもしれないがん細胞を殺すため**
- **がんによって起こっている症状を和らげるため**

薬物治療は大きく分けて点滴の薬と飲み薬があり、がんの種類や患者さんの状態・希望などに合わせて外来通院や入院での治療を行っています。当院の化学療法センターは2018年1月現在、リクライニングチェア8台、ベッド4台の計12床で運用を行っており、がんの種類を問わず、点滴での薬物治療を行う患者さんにご利用いただいています。点滴の治療だけでも年間3000件以上（延べ件数）の薬物治療を行っており、より安全に、安心して治療を受けていただける環境づくりをめざしています。

化学療法ってどんなもの？

化学療法とは、点滴や飲み薬によりがん細胞を治療するもので、大きく分けると殺細胞性の抗がん剤（以下抗がん剤）と分子標的薬に分けられます。

図　抗がん剤の副作用について

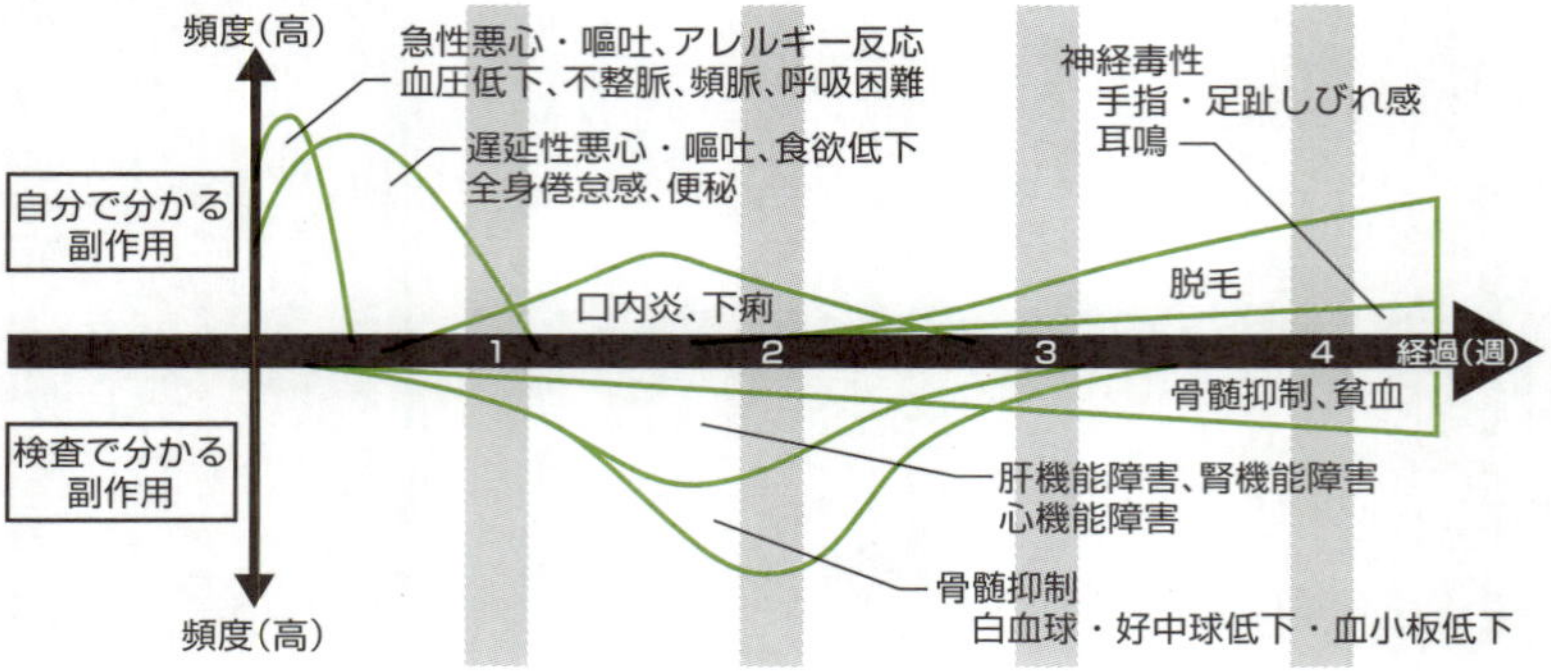

抗がん剤は、点滴や飲み薬などさまざまな種類があり、がんの種類や状態、個々の患者さんの状態によって1種類もしくは数種類を組み合わせて使用します。最も頻繁《ひんぱん》に現れる副作用は、①吐き気、②脱毛、③白血球減少の3つですが、種類や程度は薬の種類によって異なり、個人差もかなりあります。また、副作用の種類によって現れる時期にも差があります(図)。

分子標的薬は、がんの増殖にかかわっている特定の分子を標的にして、その働きを阻害する薬です。大きく分けて、がんへ栄養を供給する血管をターゲットにしたもの(血管新生阻害剤)と、がん自体に対するものの2種類があります。

がん自体に対するものはがんの種類によってさまざまですので、ここでは血管新生阻害剤について説明します。がんは自らが成長するために栄養や酸素が必要です。がんは新しい血管を形成することにより、これらの補給を行いますが、正常の血管と比べると不完全です。血管新生阻害剤は、このような血管形成を阻害するとともに、不完全な血管の壁を整え、治療薬がうまくがんへ届くようにすることで、がんの成長を抑制します。

副作用としては高血圧・タンパク尿・出血・傷が治りにくくなるなどがあり、がんの種類や患者さんの状況により、ほかの薬と併用して使われます。

●免疫療法ってどんなもの？

免疫療法とは、私たちの体の免疫本来の力を回復させてがんを治療する方法です。さまざまな治療法が報告されていますが、ここでは、「免疫チェックポイント阻害剤」という、ここ数年で新たに有効性が認められ、多くのがんに対して保険適用となった薬剤について説明します。

私たちの体には異物を排除するための免疫機能があり、がん細胞も本来この攻撃を受けます。しかし、がん細胞はこの働きにブレーキをかけて攻撃を阻止していることが分かってきました。がん細胞によるブレーキを解除することで、免疫細胞の働きを再び活発にして、がん細胞を攻撃できるようにする薬を「免疫チェックポイント阻害剤」と呼んでいます。

２０１８年1月現在、悪性黒色腫《あくせいこくしょくしゅ》、非小細胞肺がん、腎細胞《じんさいぼう》がん、ホジキンリンパ腫、頭頸部《とうけいぶ》がん、胃がん、メルケル細胞がんへの使用が承認されています。しかし、前記のがんでも患者さんのがんの種類や状態によって使用できないこともあり、詳細については主治医に相談してください。

これまでの化学療法に比べると、副作用は比較的軽いとはいわれています。しかし、免疫そのものの働きを強めるため、自分の体を攻撃する自己免疫反応が起こることがあります。この反応は全身のどこにでも起こる可能性があり、具体的には倦怠感《けんたいかん》・発熱・腹痛・下痢・動悸《どうき》・脱力感など多岐にわたります。出現する症状や強さ・時期についても個人差が大きいため、薬を使用中に体調が悪いと思ったら、診察日を待たずに相談することも大切です。

さまざまな放射線治療で がんに立ち向かう！

放射線科 科長 廣橋《ひろはし》 里奈《りな》

放射線治療って？

放射線治療は手術療法、化学療法（薬物療法）と並んでがん治療の３本柱といわれています。

病気の状態により、①腫瘍《しゅよう》細胞の根絶を目的とする根治《こんち》照射、②痛みや神経圧迫など、症状の軽減を目的とする緩和照射、③病気の再発を予防する予防照射などがあります。場合によっては手術療法、化学療法と組み合わせて治療を行うこともあります。

放射線治療の利点としては、①治療中の痛みがない、②手術や化学療法に比べて侵襲《しんしゅう》（体への負担）が少ない、③機能や形態を温存できることが多い、などが挙げられます。近年は高齢のがん患者さんも多く、手術や抗がん剤治療が体力的に難しい方でも、放射線治療なら受けられるという場合もあります。

放射線治療には体の外から放射線を当てる「外部照射」と、中から当てる「内部照射」とがあります。当院では主に「外部照射」と、内部照射のうちの「内用療法」を行っています。さらに外部照射の中には、「通常照射」や「強度変調放射線治療（いわゆるＩＭＲＴ）」、「定位放射線治療」といったさまざまな方法があります。ゆっくり、じっくりと治療するタイプや、手術に近い、短期間でピンポイントに治療するタイプなど、がんの種類や程度、患者さんの状態により治療方法を選択します。当院では高性能放射線治療

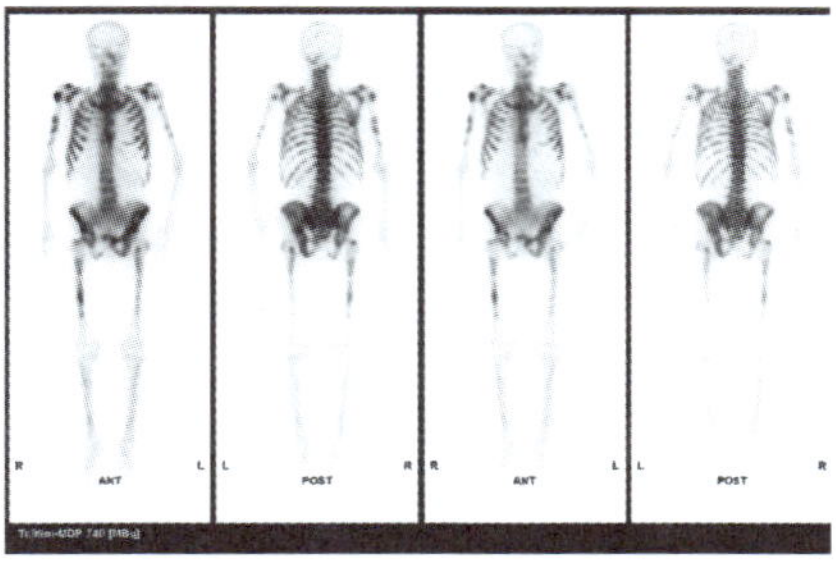

図2　骨シンチ

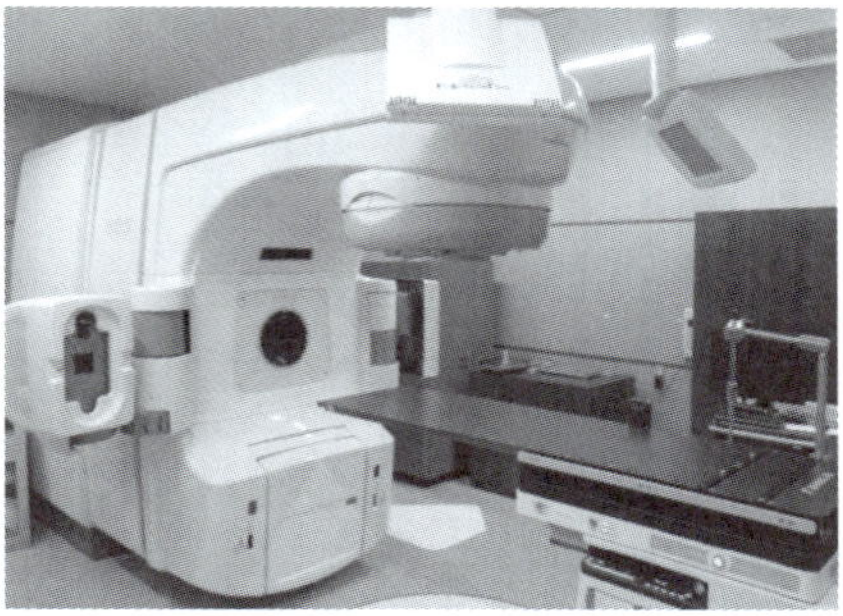

図1　高性能放射線治療機器

機器を導入しており（図1）、どのタイプの治療にも対応することができます。また画像誘導放射線治療（IGRT）システムを有していることから、正確でより侵襲の少ない治療を行うことが可能です。

定位放射線治療

放射線治療の中でも定位放射線治療は、たくさんの方向からがんの病巣に集中して放射線を当てることにより、短期間で、より高線量を、しかも周囲への影響を少なく当てることのできる治療方法です。

主に頭（頭頸部《とうけいぶ》）の腫瘍と、5cm以下の肺がん、肝臓がんに保険適用があります。1回で高線量を照射する定位放射線手術（SRS）と、数回に分けて照射する定位放射線治療（SRT）があります。ほかの病気がある患者さんや体力的に手術が難しい患者さん、あるいは手術は受けたくないといった患者さんをこの方法で治療しています。また肝臓がんに関しては、ラジオ波やマイクロ波など体の外から針を刺して行う治療と、インターベンション（血管内治療）による化学塞栓療法《かがくそくせんりょうほう》、定位放射線治療とを組み合わせて、まさに、あの手この手で最善のがん治療を行っています。

内用療法

放射線を体の中から当てる「内部照射」のうち、飲み薬や注射により放射線治療を行う方法を内用療法といいます。以前から甲状腺がんに対しては

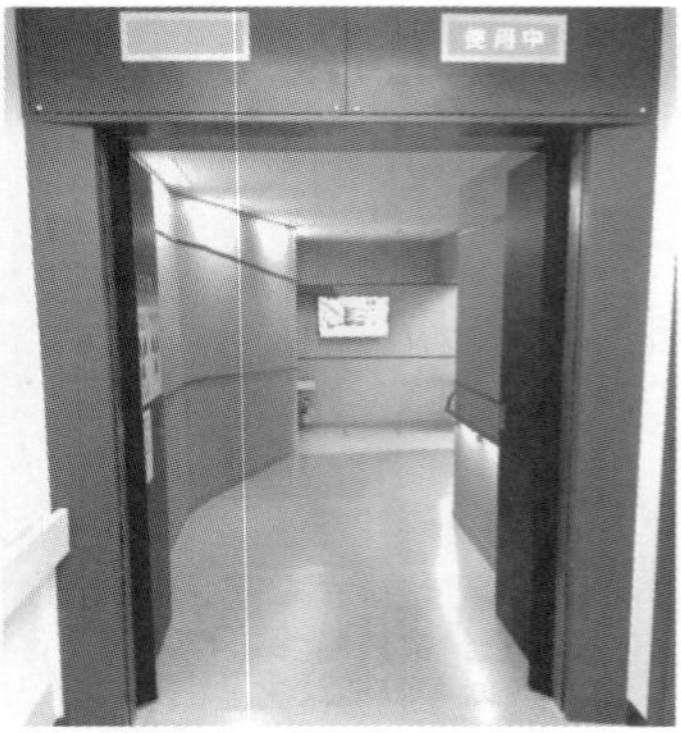

図3　放射線治療室の入り口

内用療法が行われてきましたが、比較的最近になって、悪性リンパ腫や転移性骨腫瘍にもこの内用療法が行えるようになってきました。

画像診断の項（「がんを見つける——画像診断」29ページ）で述べましたが、核医学検査では放射性薬剤を投与することでがんの転移などを調べることができます。骨へのがんの転移を調べる検査（骨シンチ）では、注射した放射性薬剤が転移した部分に集まり、黒い点となって現れます（図2）。この性質を利用して、治療効果を発揮する放射性薬剤を注射することにより、転移の部分に薬剤が集まり、体の中から骨転移を治療することができるようになりました。転移による痛みに関してはどんながんでも、またホルモン治療が効かなくなった前立腺の転移に関しては痛みのあるなしにかかわらず適応があります。

このように、放射線治療はほかの治療法と並んで、さまざまな形でがん治療をサポートしています。初めて放射線治療を受ける患者さんは、不安でいっぱいのことと思います。当科治療室の入り口は、まるでサロンか画廊のように柔らかく温かい雰囲気で、治療室内では患者さんにあわせた音楽が流れ、不安を少しでも解消できるように努めています。

私たちスタッフは毎日、患者さんと共に治療に向きあい、明るく、やさしく見守っています。

胃がんについて

消化器外科　宮本《みやもと》 好晴《よしはる》
消化器外科　米田《こめだ》 浩二《こうじ》（2018年4月30日まで所属）

●胃がんの症状と診断

胃がんは日本全体では、一昔前の同年代の人々と比べると、人口10万人当たりのかかる率（罹患率《りかんりつ》）は男女とも大きく減ってきていますが、高齢化による増加分があり、胃がんにかかる人の全体数は横ばいです。男性はおよそ9人に1人、女性はおよそ18人に1人が、一生のうちに胃がんと診断されています。胃がんは、早い段階では自覚症状がほとんどなく、検査をしなければ確定診断はできません。症状（胃の痛み、吐き気、食欲不振など）があればもちろんですが、症状がなくても胃カメラでの検査を受けることをお勧めします。診断や治療の進歩により、胃がんは治りやすいがんの1つとなっていますが、ある境界を超えるとまだまだ恐ろしい病気です。

胃がんは胃壁の内側にある粘膜に発生し、胃壁の中を徐々に深く進みます（図1）。がんが胃壁の外側に向かって深く進むにしたがって、転移することが多くなります。がん細胞は、リンパ液や血液の流れに乗ってほかの場所に移動し、そこで増殖することもあります。これを転移といいます。最も多い胃がんの転移は「リンパ節転移」で、リンパ液の流れの関所のような「リンパ節」で増殖します。

診断する上で重要な検査は、内視鏡検査です。小型のカメラを装着した細い管を口または鼻から挿入し、食道、胃、十二指腸を直接観察します。内視鏡を挿入する痛みを軽減するための麻酔薬も使用でき、また希望者には

図1　胃壁の構造と胃がんの深達度

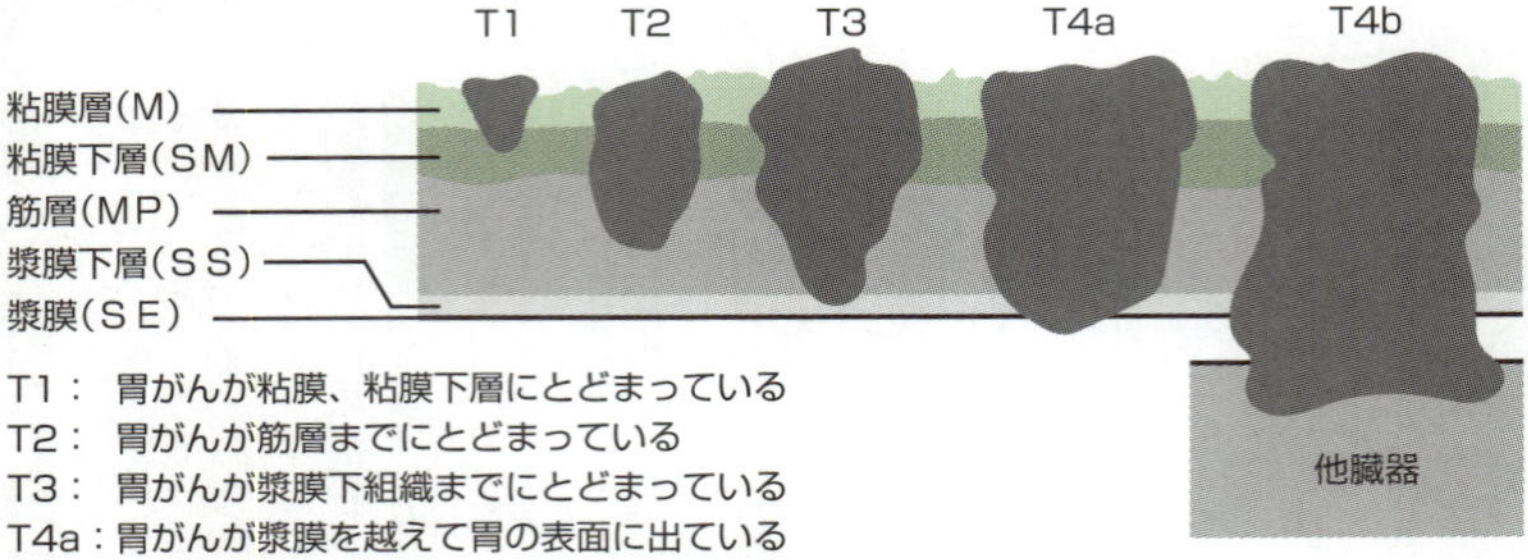

T1：　胃がんが粘膜、粘膜下層にとどまっている
T2：　胃がんが筋層までにとどまっている
T3：　胃がんが漿膜下組織までにとどまっている
T4a：胃がんが漿膜を越えて胃の表面に出ている
T4b：胃がんが胃の表面に出た上に、ほかの臓器にもがんが広がっている

（出典：「がんの冊子　各種がんシリーズ　胃がん」，独立行政法人国立がん研究センターがん対策情報センター，2015年）

鼻から挿入する経鼻内視鏡も行っています。

もう1つ重要な検査は、CT検査です。胸からお腹《なか》で、遠くの臓器（肺や肝臓など）に転移していないか全体的な状況を確認することができます。これらは、手術できるかどうかの判断材料になります。

●胃がん治療

胃がんの治療は、内視鏡治療、手術（外科治療）、薬物療法（化学療法）の3つが中心になり、胃癌ガイドラインに基づいて「病期（ステージ）」（図2）を決定し治療を行っています。

当院は消化器・肝臓病センターを設置し、内科、外科が協力し個々の患者さんに最適な治療を選択しています。

●内視鏡治療

おとなしいタイプのがん細胞の場合で、病変が浅く、リンパ節に転移している可能性が極めて小さいとき（早期がん）には、内視鏡を用いて胃がんを切除します。

●手術（外科治療）

内視鏡治療が困難な症例は、手術が最も有効で標準的な治療です。病変を中心として余裕を持った切除と、切除したあと食事の通路を再建すると同時に、決まった範囲（最も転移しやすい部分）のリンパ節を取り除きます。胃の切除の範囲は、胃の出口を切除する幽門側《ゆうもんがわ》胃切除《いせつじょ》、すべてを切除

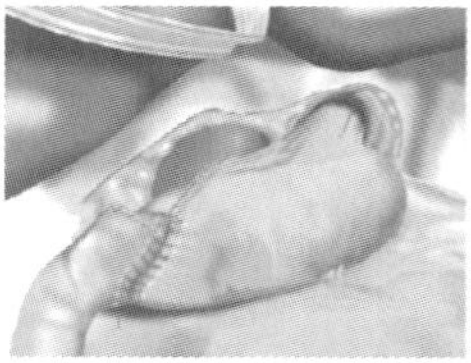

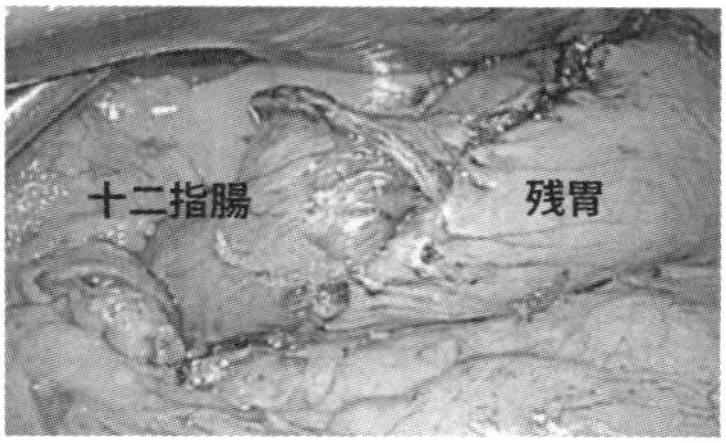

図3　腹腔鏡下での残胃ー十二指腸再建
（Lee et al. 2011 J Am Coll Surg）

図2　進行度分類

	転移リンパ節 0個	転移リンパ節（1～2個）	転移リンパ節（3～6個）	転移リンパ節（7個以上）
T1a(M) T1b(SM)	ⅠA	ⅠB	ⅡA	ⅡB
T2(MP)	ⅠB	ⅡA	ⅡB	ⅢA
T3(SS)	ⅡA	ⅡB	ⅢA	ⅢB
T4a(SE)	ⅡB	ⅢA	ⅢB	ⅢC
T4b(SI)	ⅢB	ⅢB	ⅢC	ⅢC
他臓器転移	Ⅳ			

（日本胃癌学会編『胃癌治療ガイドライン 医師用2014年5月改訂【第4版】』を改変）

する胃全摘が中心とされ、早期の病変の場合はオプションとして縮小手術も行います。がんのある場所や、病期（ステージ）の両面から切除する範囲を決定します。手術には、お腹を大きく開ける開腹手術と小さな傷で行える腹腔鏡手術《ふくくうきょうしゅじゅつ》があります。腹腔鏡下での胃切除は、早期がんから一部の進行がんを対象としています。

腹腔鏡手術とは、腹部に小さい穴を数か所開けて、専用のカメラや器具で行う方法です。通常の開腹手術に比べて、同等の切除、再建が行える上、手術直後の痛みの差は歴然で体への負担が少なく、手術後の回復が早いことが期待されているため、手術件数は増加しています。

当院では２００６年から開始しており、２０１７年には胃がん患者さんの75％に腹腔鏡手術を行いました。術後の平均入院期間は幽門側胃切除で９日、胃全摘で10日です（図３）。

●化学療法

胃がんの化学療法には、ステージによっては根治《こんち》手術と組み合わせて行われる補助化学療法（約1年）と、手術による治癒が難しい状況で延命や症状のコントロール目的で行われる化学療法があります。

これらの診断から治療までを、内科、外科、放射線科と合同でカンファレンスを行い、総合的に診断し治療方針を決定しています。

食道がんについて

消化器外科　宮本《みやもと》 好晴《よしはる》
消化器外科　米田《こめだ》 浩二《こうじ》（2018年4月30日まで所属）

●食道がんとは

食道は、のどと胃を結ぶ長さ約25㎝、太さ2～3㎝の管状の臓器です。食道の壁はいくつかの層からできていますが、胃や腸と違って外側に臓器を包む漿膜がありません。このため、食道がんは早期の段階で食道壁を破り、肺や大動脈などの周辺組織へ広がりやすく、早期発見が重視されるがんの1つです（図）。

50歳代以上の方に多く、男女比は6対1と男性に多い病気です。喫煙とお酒をたくさん飲む方は要注意です。食道がんは悪性度が高いがんですが、早期発見すれば治療成績は良好です。症状は、無症状のものから、食道がしみる感じ、食物のつかえ感、胸痛、声のかすれなどがあります。

●診断方法

最も重要な検査は内視鏡検査です。小型のカメラを装着した細い管を口または鼻から挿入し、病変の数や広がりにより進行度を判断することができます。CT検査では周囲臓器との関係、リンパ節、他の臓器への転移も調べることができます。進行がんには、進行度を判定するために最も重要な検査です。

●治療

大きく分けて4つの治療法があります。内視鏡治療、手術、放射線治療、抗がん剤治療で、食道癌診療ガイドラインに従い方針を決定します。

●内視鏡治療　ステージ0

内視鏡を使って食道の内側からがんを切除します。限られた病期だけで

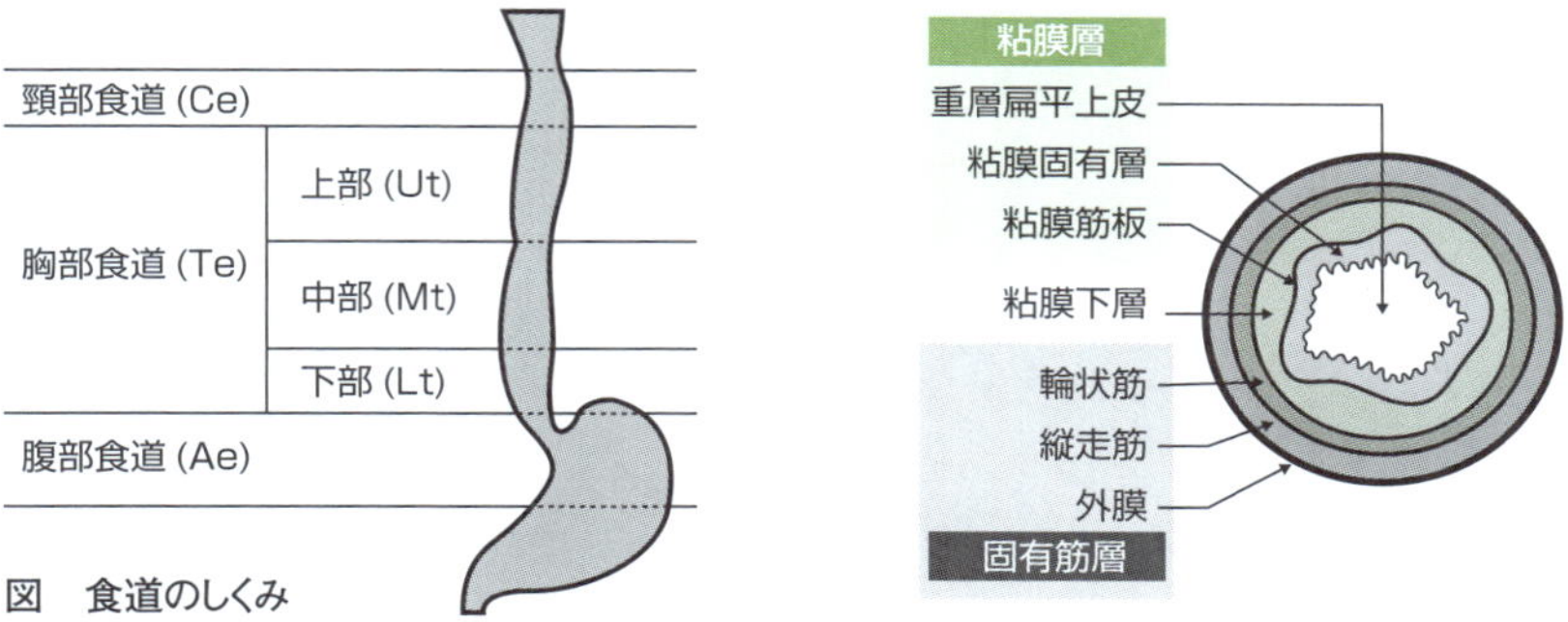

図　食道のしくみ

すが、治療後も治療前と同様の生活ができます。

●手術（ステージⅠ、Ⅱ、Ⅲ、Ⅳaの一部）

現在、食道がんに対する最も標準的な治療法です。胸からお腹《なか》にある食道を切除します。同時にリンパ節を含む周囲の組織も切除します。切除した後は、胃や腸を使って食物の通る新しい通路をつくる再建手術を行います。また、病期によっては、術前抗がん剤を行った上で手術をします。

従来は右胸部、腹部、くびに大きな切開で手術を行っていましたが、最近ではテレビモニターを用いた胸腔鏡《きょうくうきょう》・腹腔鏡《ふくくうきょう》で小さな創《きず》で手術をすることが可能となりました。鏡視下手術の利点としては、術後の痛みが軽く、術後肺合併症の軽減が期待されることが報告されており、当院でも施行しています。

●放射線治療

手術と同様に限られた範囲のみを治療できる局所治療ですが、機能や形態を温存することをめざした治療です。抗がん剤と組み合わせて、根治《こんち》治療を行う場合もあります。

●抗がん剤治療　（ステージⅣb）　全身治療

がん細胞を傷つけ縮小させる効果のある薬（抗がん剤）を体に投与し、治療を行う方法です。抗がん剤は血液の流れに乗って全身に行きわたるため、遠隔転移があり手術では切り取れないところや放射線を当てられないところにも、効果を期待することができます。

大腸がんについて

消化器外科　大浦《おおうら》 康宏《やすひろ》

大腸がんとは

大腸がんは日本人には比較的少ないがんでしたが、食生活の欧米化とともに近年増加しています。しかし、早期発見すれば根治率《こんちりつ》の高いがんの1つです。

大腸がんは、長さ約1・5～2mある大腸（結腸・直腸・肛門）の粘膜から発生します（図1、2）。大きくは盲腸からS状結腸までにできる「結腸がん」と、直腸から肛門までにできる「直腸がん」の2つに分けられます。その発生は、ポリープの一部ががん化する場合と、正常粘膜から直接がんができる場合があります。進行するにつれて大腸の壁に深く浸潤《しんじゅん》していき、やがてリンパ節やほかの臓器に転移します。

大腸がんの診断

大腸がんは通常、一番内側の粘膜にでき、次第に外側へと広がっていきます。大腸がんが粘膜、または粘膜下層までにとどまっているものを早期がんといいます。この早期がんの段階であれば、がん部分の切除によって非常に高い確率で根治します。

ただし、一般的に早期には自覚症状はほとんどないため、無症状のときに発見することが重要になります。

検診の代表的なものとして、便潜血検査があります。いぼ痔やポリープからの出血などでも陽性となるため、陽性であっても必ずしもがんがある

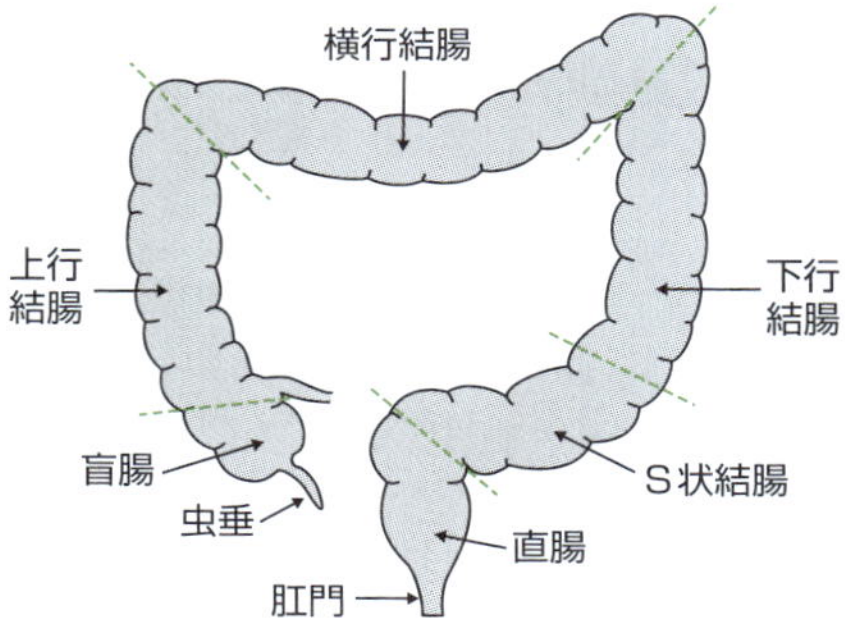

図1　大腸各部位の名称

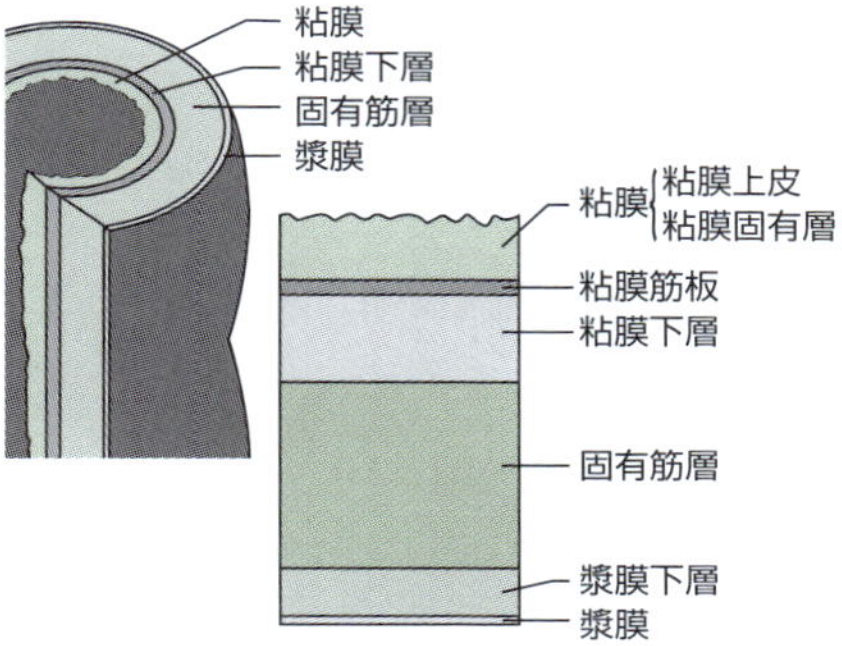

図2　大腸の壁断面

とはいえませんが、健康な集団の中から精密検査が必要な人を拾い上げるのには、最も有効な検査とされています。

診断の確定には大腸内視鏡検査が必須です。多少、体に負担のかかる検査ですが、技術や機器の向上により、苦痛を伴うことは少なくなりました。

大腸がんは、直系の親族に同じ病気の人がいるという家族歴が1つのリスク要因になります。生活習慣では、過体重と肥満がリスクを高めることも分かっています。該当する人は積極的に検査を受けることをお勧めします。

●大腸がんの病期(ステージ)と治療

治療計画を立てるためには、まず詳しい検査によって病期(ステージ)を把握することが欠かせません。病期とはがんの進行の程度を表す言葉です。病期は大腸の壁の中にがんがどの程度深く入り込んでいるか(壁深達度)、周囲組織への広がり(浸潤)の程度、さらには転移の有無と程度などによって判断します。

治療は病期に基づいて決まります。大まかな概念は「図3」のとおりですが、当院では大腸がん治療ガイドラインに沿いつつ、インフォームドコンセントによって患者さん一人ひとりに応じた治療を実践しています。

大腸がんは、粘膜内にとどまるような小さい早期がんの場合は内視鏡的治療の対象となりますが、それ以外の多くの場合は手術が最も有効で標準的な治療法となります。手術は大腸がんのある場所や病期によって、方法や切除範囲が変わりますが、基本的には大腸がんを含む腸管切除と周辺

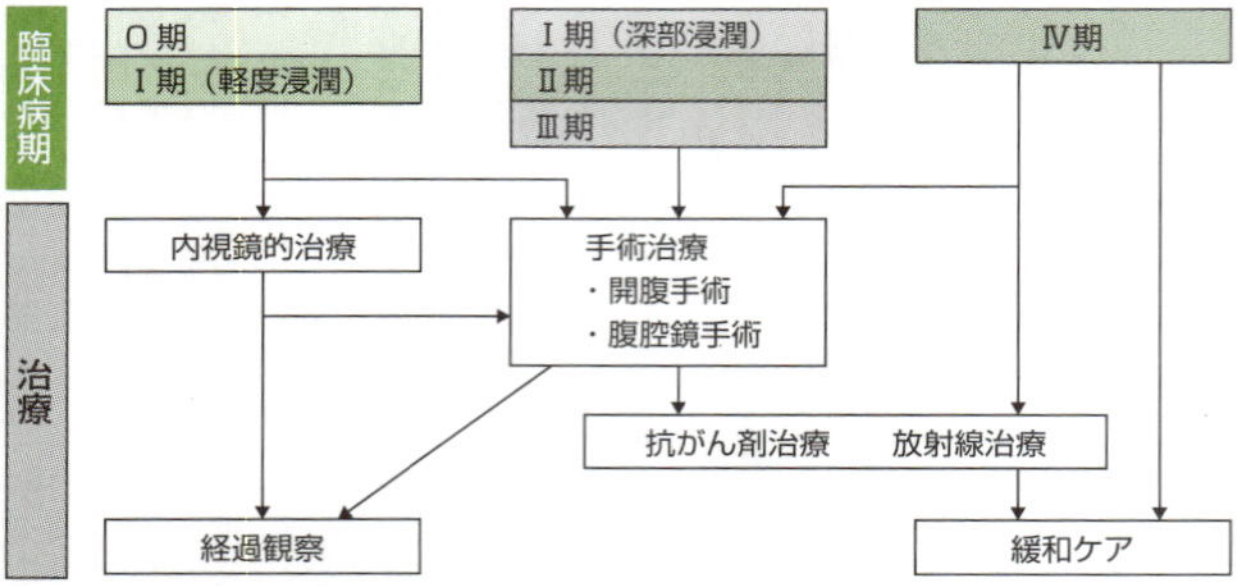

図3　大腸がんの臨床病期と治療

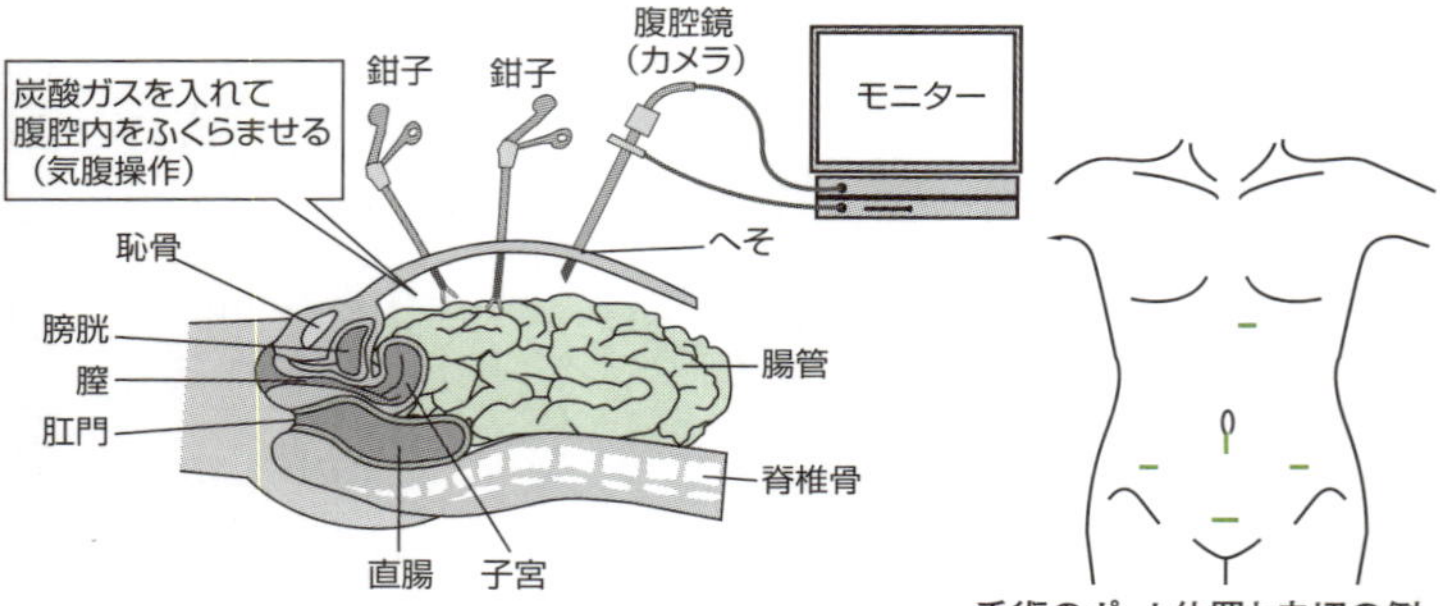

手術のポート位置と皮切の例
（腹部に数か所の穴を開けます）

図4　腹腔鏡補助下大腸切除術

のリンパ節の切除を行います。従来は大きくお腹《なか》を開けて行う開腹手術が実施されてきましたが、近年は腹部に数か所の穴を開けて、専用のカメラや器具を使って行う腹腔鏡下手術《ふくくうきょうかしゅじゅつ》が積極的に施行されています（図4）。創《きず》が小さいため術後の痛みが少なく、癒着も起こりにくいのが長所です。全国的には大腸手術のうち72％が腹腔鏡下手術で行われていますが、当院では90％以上を腹腔鏡下手術で実施しています。

そのほかの治療法として抗がん剤治療（化学療法）があり、根治手術後の再発を予防する目的や、手術前にがんを小さくして手術を行いやすくする目的があり、がんの転移や再発で手術の適応とならないときに行われます。抗がん剤のみでのがんの根治は不可能ですが、年々大腸がんに有効な抗がん剤治療が開発されつつあります。

また直腸がんの限られたケースで手術前の補助療法や、切除不可能な場合に症状緩和を目的として放射線治療が行われることもあります。

肝臓がんについて

副院長　消化器・肝臓病センター長　寒原《かんばら》 芳浩《よしひろ》

各種肝臓がんの外科治療と成績

肝臓にできるがんには、肝炎ウイルスや飲酒が原因となる肝細胞がんのほかに、大腸がんなどの消化器がんから肝臓に広がった転移性肝がん、そのほか肝内胆管がんがあります。

はじめに肝細胞がんについて説明します。この病気の7割の原因であったC型肝炎は、内服薬でほぼ治るようになり、肝細胞がんになる人は減少してきていますが、B型肝炎が原因の肝細胞がんは今までと同じ頻度《ひんど》でみられます。また、血液中に肝炎ウイルスがみられない非B非C型肝細胞がん（nBnC型）が増えてきています（図1）。

非B非C型肝細胞がんの中には、多飲酒や非アルコール性脂肪肝炎（NASH）の人、原因が不明の人（その中の半数の人は、B型肝炎に昔かかって自然に治癒したと考えられます）がいます。肝細胞がんの治療にはさまざまな選択肢があります。ここでは、当院の外科で行っている治療について説明します。

肝細胞がん

肝細胞がんの個数・大きさ・部位・肝臓の元気さなどを考慮して、治療法を決定します。単発で大きさ2㎝以下、血管の中にがんが広がっていないステージⅠと、もう少し進んだステージⅡの人に対して、肝切除もしくは

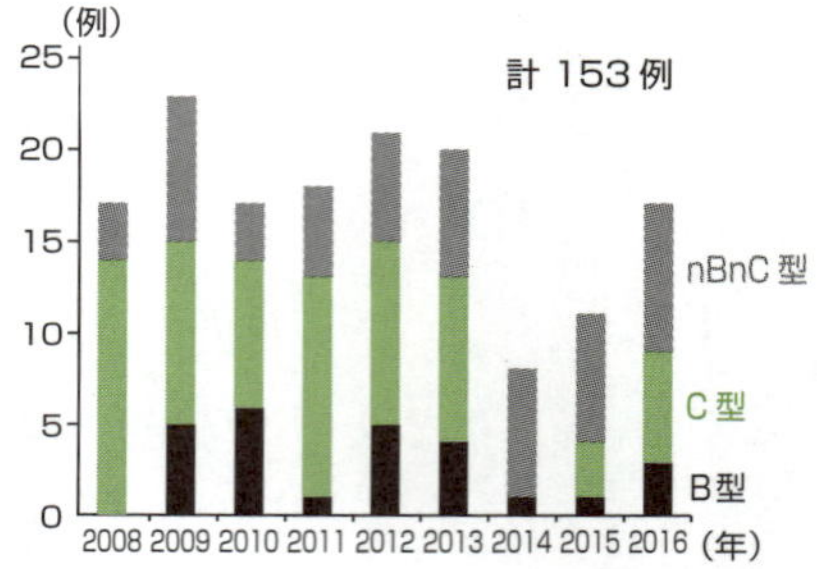

(済生会吹田病院)

図1　肝細胞がん肝切除症例の肝炎別年次推移
(2008 年4月～ 2016 年)

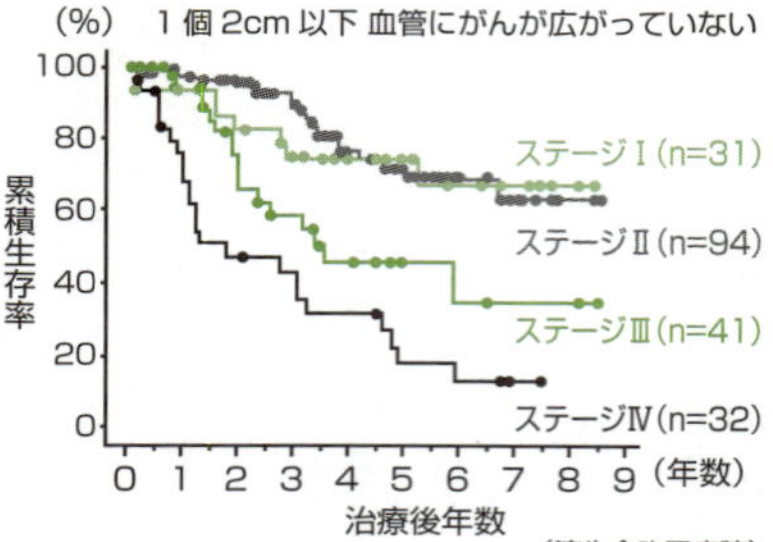

(済生会吹田病院)

図2　肝細胞がんのステージ別生存率
外科での治療症例（肝切除とラジオ波治療）
(2008 ～ 2016 年)

外科的ラジオ波《は》焼灼《しょうしゃく》治療《ちりょう》を行った成績は良好です（図2）。10㎝以上の大きな肝細胞がんは破裂して出血する可能性もあるので、多少のリスクがあっても肝切除をすることがあります。２００８年以後、10㎝以上で切除した人は21人で、８人が今も元気にされています。

肝細胞がんの部位によっては腹腔鏡《ふくくうきょう》を用いて、お腹《なか》に１㎝大の穴を４～５か所あけ、小さな創《きず》で肝臓の切除を行っています。また、広範囲に肝臓を切除するときでも、腹腔鏡で行うケースもあります。肝臓の表面にできた肝細胞がんは、内科でのラジオ波焼灼治療では、安全に根治《こんち》できないことがあります。そのときには、腹腔鏡を用いて安全・確実な焼灼治療を施行しています。お腹の中に癒着のある人は、開腹手術で行っています。

●大腸がん肝転移

大腸がん肝転移に対しては、がんが取り切れる症例の場合は安全第一で、限界まで切除をする方針で治療しています。肝転移が大きくて切除が困難な場合には、抗がん剤でがんを小さくする治療を行い、切除できる可能性を見いだします。肝転移個数が４個以下かつ最大径が５㎝以下のステージⅠの人の累積生存率は約75％と良好です（図３）。肝切除を受けた68人のうち、12人が２回以上の肝切除を行っていますが、経過は良好です。肺転移は２～３個までなら、切除を行うことにより、治癒が期待できます。

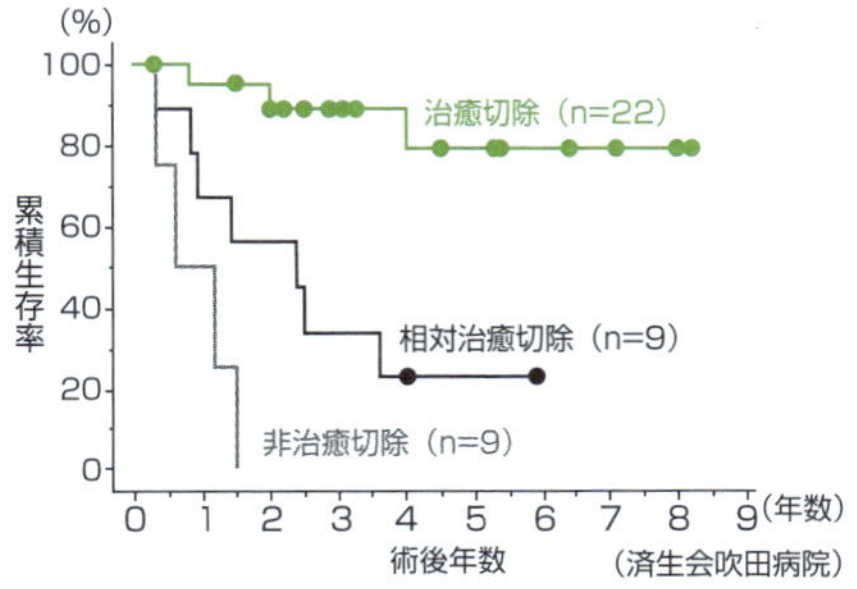

図4　肝内胆管がんの予後―治癒度別―
（2008～2018年）

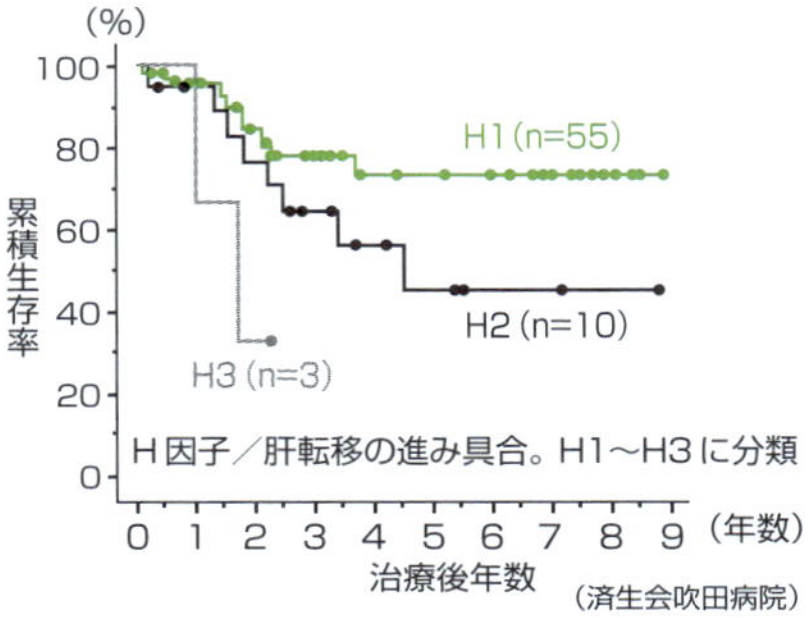

図3　大腸がん肝転移　肝切除術後生存率
―H因子―（2008～2016年）

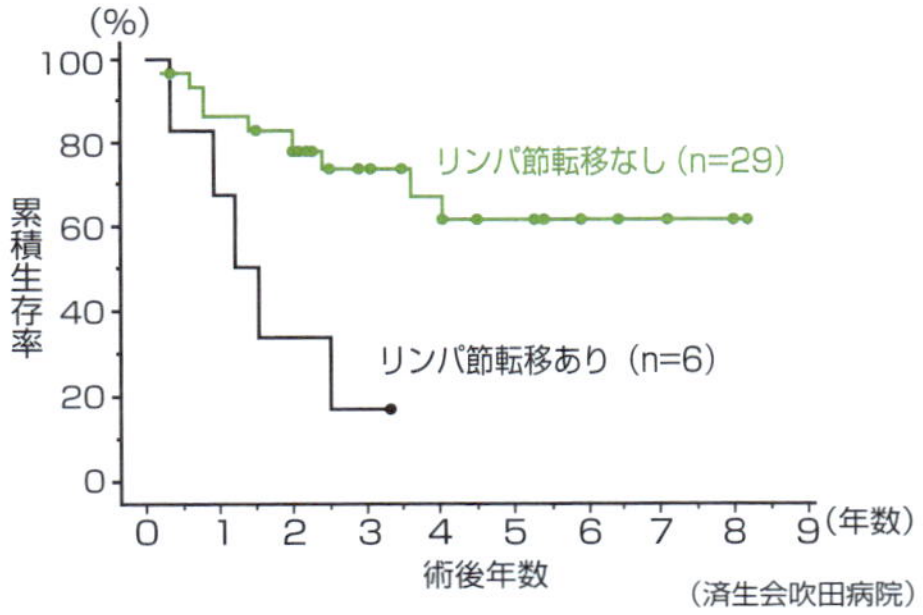

図5　肝内胆管がんの予後―リンパ節転移の有無―
（2008～2018年）

●肝内胆管がん

肝内胆管がんは、肝臓にできるがんの約5％と比較的少ないがんですが、吹田市はやや多い傾向です。このがんの特徴は、広がりやすくリンパ節に転移しやすく、20％位の人は肝炎ウイルスにかかっていることです。肝切除が唯一の根治治療です。リンパ節に転移をしている人は再発の可能性が高く、再発したときには抗がん剤治療を行っています。その効果は限定的なことが多いですが、期待できると考えています（図4）。

当院の肝内胆管がんの手術成績ですが、リンパ節に転移がなく完全に切除できた人の成績は良好です。この成績からも、機会があるごとに超音波検査などによる肝臓の検査を受けることが大切だと考えています（図5）。

専門性の高い疾患ですが、当院のがん治療は極めて良好な成績を収めています。

CT／MRIやエコーの画像データを用いた Fusion image technology による 肝臓がんのラジオ波療法
――肝臓がんを早く見つけて確実に治す

消化器内科 科長補佐 光本《みつもと》 保英《やすひで》

●早期肝臓がんに低侵襲なラジオ波焼灼療法

肝臓にできるがんのうちで最も多い肝細胞がんは、90％以上が、B型・C型慢性肝炎や肝硬変《かんこうへん》の状態から発生します。最近は、糖尿病や非アルコール性脂肪肝炎からも発生しやすいことが分かっています。がんをうまく治療できても、肝臓のほかの場所にがんが高率に再発しやすい、といった他の臓器のがんにみられない特徴があります。

肝臓がんは早期診断、早期治療により治癒率は高くなります。肝臓がんは治療後も高い再発率を呈しますが、それでもやはり早期に診断できたもの（進行度の低いもの）ほど、予後は良好です。早期例では治療法として切除のみならず、より侵襲《しんしゅう》（体への負担）の低いラジオ波焼灼療法《はしょうしゃくりょうほう》（radiofrequency ablation／RFA）といった内科的な治療法なども可能となります。皮膚や腹膜《ふくまく》に局所麻酔を十分にした後、電極針を肝臓がんにエコー画像下に誘導します。電極針が肝臓がんに到達すれば通電し、数分から数十分で治療を終了します。もちろん、静脈から鎮痛剤を投与して、疼《とう》痛《つう》をできるだけ少なくする工夫をしています。このような方法の利点としては、全身麻酔が不要で術後の負担が軽いことなどがあります。また、当院ではラジオ波の焼灼範囲を調節できる機器を早期に導入し、肝臓への負担をできるだけ少なくするような取り組みを行っています。

肝臓がんを早期発見するには超音波・CT・MRIといった画像検査や、

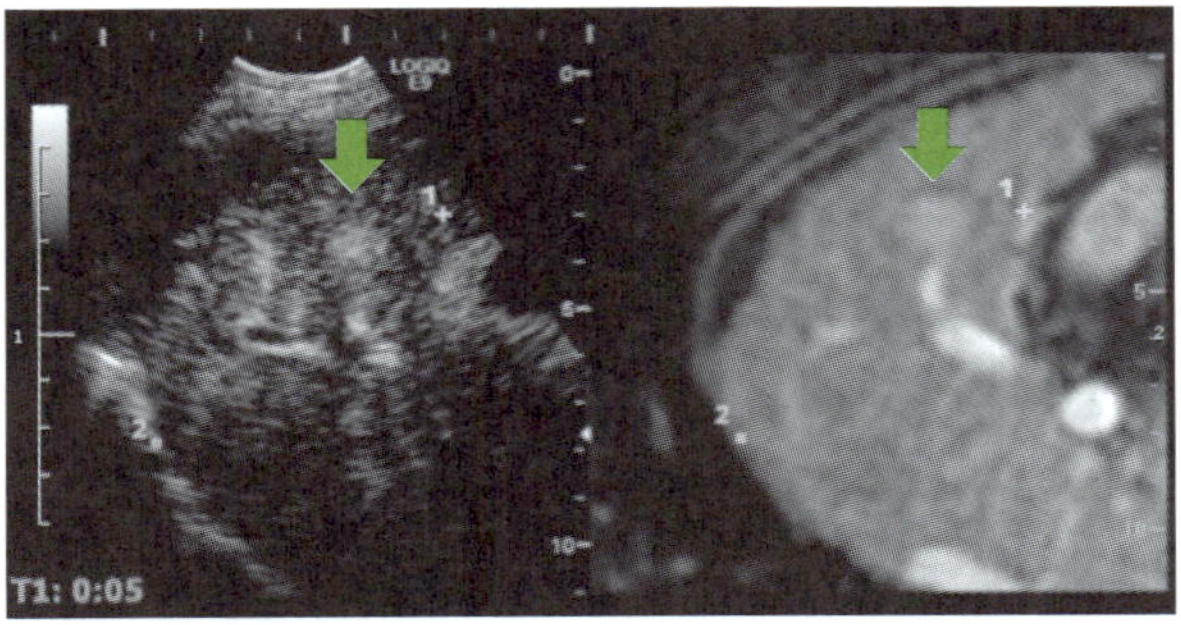

図　造影 MRI 検査で認められたエコー検査では描出できない肝臓がんを
Fusion marker two point method という当院オリジナルな方法を用いて、描出が可能になりました

AFP・PIVKAⅡなどの腫瘍《しゅよう》マーカーといった血液検査が用いられます。肝硬変の方や肝臓がん治療後の方は、肝臓がんのリスクが高く、2〜3か月ごとの超音波検査や腫瘍マーカーの測定、3〜6か月ごとの造影CT／MRIが必要です。このような方法で見つかった肝臓がんは2㎝より小さいことが多く、より侵襲の低いラジオ波焼灼療法が可能となります。

●当院オリジナルの方法で肝臓がんを描出

造影CT／MRIで見つかった小さな肝臓がんは、それらの画像データを超音波検査装置に取り込み、その画像データを超音波画像とリアルタイムに連動できる装置を用いて、ラジオ波療法などの治療を行います。そうすれば、より確実に肝臓がんを治療することが可能になります。さらに当院では、Fusion marker two point method というオリジナルな方法を用いて、超音波検査だけでは見つからない肝臓がんを描出し治療を行い（図）、積極的に肝臓がんの早期発見・治療に取り組んでいます。

2018年1月には新たに超音波検査装置を導入しました。機器の進歩により、より小さな肝臓がんを発見し、より確実に治療することがさらに可能となりました。また、ラジオ波焼灼療法より効果が期待されているマイクロ波凝固療法をいち早く導入し、より確実に治療を行い、再発を少なくするよう機器の更新や技術の探求を日々続けています。

胆管がんについて

副院長　消化器・肝臓病センター長　寒原《かんばら》 芳浩《よしひろ》
肝臓・胆のう・膵臓外科　岡﨑《おかざき》 太郎《たろう》　(2018年3月31日まで所属)

●黄疸が出たら病院で検査を

胆道は肝内から膵内《すいない》、十二指腸乳頭部に及び、発生部位から肝内胆管がん、胆嚢《たんのう》がん、胆管がん（肝門部胆管、遠位胆管）、十二指腸乳頭部がんの４つに分けられます。その解剖学的特徴により、適切な診断や治療を行うことが困難な場合や高難度手術が必要となる場合が多く認められます。今回は胆管がん（肝門部胆管、遠位胆管）、十二指腸乳頭部がんについてお話をします。

胆道（胆管、胆嚢および十二指腸乳頭）の主な役割は、肝臓で作られた胆汁を十二指腸へと分泌することです。肝臓で作られた胆汁は肝内胆管・肝門部胆管を通り、胆嚢内に一時的にプールされます。消化管の食物通過刺激により肝外胆管に排出され、十二指腸乳頭部から十二指腸内へと分泌されます。こうして分泌された胆汁は主に、脂質の消化吸収に働いています。

胆管がんや十二指腸乳頭部がんで初発症状として一番多くみられるのは、この胆汁の分泌が障害されることによって起こる黄疸《おうだん》（皮膚や白目が黄色くなる）です。

●外科的切除が唯一根治を期待できる治療

胆道がんの治療は、化学療法や放射線療法の進歩にもかかわらず、現在のところ根治的《こんちてき》外科切除のみが唯一治癒を期待できる治療方法です。切除

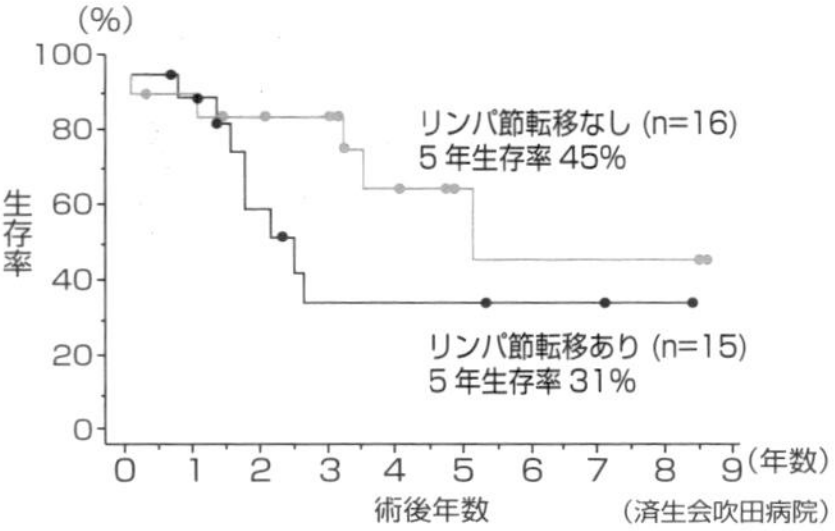

図1　遠位胆管がん切除症例の生存率
(2008 ～ 2018 年)

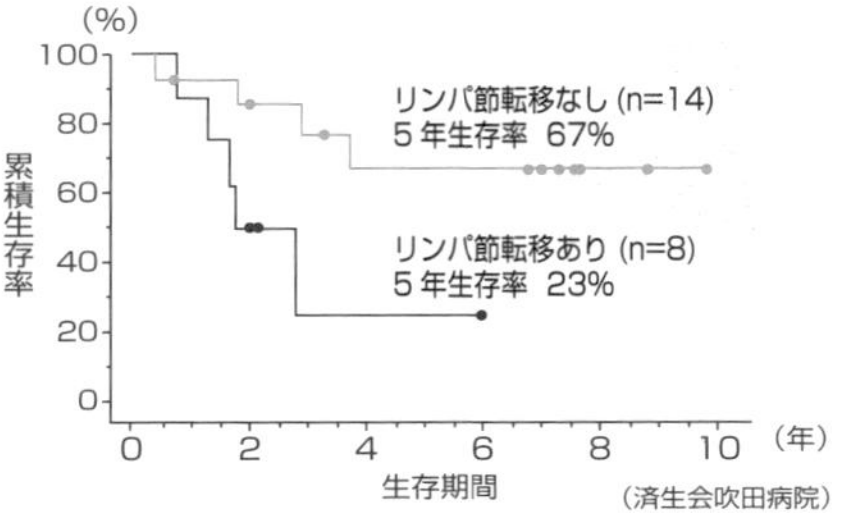

図2　十二指腸乳頭部がん切除症例の生存率
(2008 ～ 2018 年)

可能と判断した症例は手術を選択し、切除ができない例に対しては化学療法、放射線療法、緩和治療などが行われます。

　肝門部胆管がんは、肝門部という解剖学的に複雑な位置にあるため、手術が非常に困難な腫瘍《しゅよう》です。詳細な検査結果に基づき、右（左）肝切除＋肝外胆管切除＋リンパ節郭清《かくせい》など術式を決定します。遠位胆管がんに対する基本術式は膵頭十二指腸切除で、症例によっては胆管切除のみを行う場合もあります。国内で手術が可能であった症例は、胆管がん全体の68・1％、5年生存率は33・1％と報告されています。当科の治療成績を「図1」に示します。

　十二指腸乳頭部がんは、胆道がんの中では根治切除率が高く、比較的予後が良好な疾患です。基本術式は遠位胆管がんと同じ膵頭十二指腸切除ですが、近年、腺腫内《せんしゅない》がんやリンパ節転移を認めない早期がんに対しては、経十二指腸的乳頭切除や内視鏡的乳頭切除などの縮小手術が考慮されています。国内で手術が可能であった症例は、十二指腸乳頭部がん全体の93％、5年生存率52・8％と報告されています。当科の治療成績を「図2」に示します。

　胆道がんに対する化学療法には、手術が難しい場合に腫瘍の広がりを抑えたり、小さくさせることを目的とした治療と手術を組み合わせて行う補助化学療法があります。現在は、ジェムシタビン、S－1、シスプラチンの3剤が主に使用されています。いずれの場合も、その効果と副作用をみながら患者さんにあった方法を選択し、治療が行われます。

膵臓がんの治療・成績

――さまざまな膵臓がん患者さんの経過も含めて

副院長　消化器・肝臓病センター長　寒原《かんばら》 芳浩《よしひろ》

ここ1～2年、著名な方が膵臓《すいぞう》がんで年若くして亡くなられ、膵臓がんの治りにくさ・経過の悪さが世の中に知られるようになってきました。乳がん・大腸がんの患者さんは、90％以上の方に手術が行われていますが、膵臓がんでは、治療として手術が選択されるのは15～20％の方です。手術ができない多くの場合は、技術的に膵臓がんが切除できないのですが、手術しても回復の見込みがない場合も行われません。膵臓がんを切除しきれた方が、5年後に元気にされているのは20～30％です。その中にも再発している方が多くいるのが現状です。大腸がんの5年生存率が75～80％であるのと比べ、その成績の悪さを理解していただけると思います。このような膵臓がんの診断・治療の選択、膵臓がんとの付き合い方についてお話しします。

●膵臓がんの症状・診断と治療

膵臓がんでよくみられる症状は、背中の痛み・黄疸《おうだん》・体重減少などです。血液検査での診断は難しいことが多く、超音波検査で膵液の流れの異常や、胆汁の流れの悪さを指摘されるのをきっかけに診断されます。ほかの疾患の精査のために行ったCT検査で、異常を指摘され診断されることも、よくみられるようになりました。

膵臓は胃の裏側に位置していてその解剖学的なことと、膵臓がんが境界のはっきりしないがんであることなどから、膵臓がんそのものを超音波検査・CTで見つけるのが難しいことが少なくありません。PET検査は病

図　膵臓がん切除症例のステージ別生存率（2008～2018年）

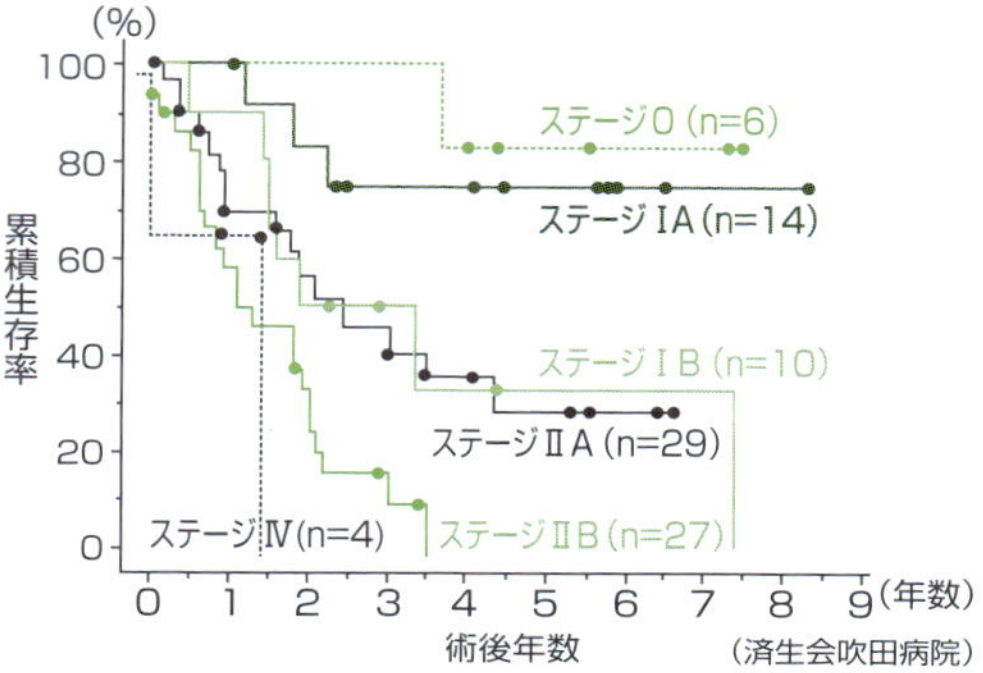

気の進展度を調べるのに有用です。全国がんセンターの統計ではステージⅠ０・６％、ⅡとⅢがそれぞれ約20％、Ⅳが半数以上です。膵臓がんが２cm以下で膵臓の中にとどまり、リンパ節に転移していないのがステージⅠですが、膵臓がんは、小さいときから（２cm以下）膵臓の中に入っているリンパ管や神経などの細い管に沿って四方に広がってしまいます。ですからステージⅠが１％以下しかありません。

「図」に、当院のステージ別の生存率を示します。当院ではステージⅠの人が多いのが特徴ですが、肝臓病などでＣＴでの精査を行った際、偶然に主膵管の拡張を指摘された人、腫瘍《しゅよう》が見つかった人が含まれています。

●治療

これらの統計から、完全に膵切除できる人は限られています。目で見て切除できても、顕微鏡的にはがんが残っていることがよくあります。最近では切除の前に、抗がん剤治療でがんを小さくしてから手術をした方が、経過が良いとの報告が多くなってきました。現在、国内で多くの臨床研究が行われています。２０１４年頃からFOLFIRINOX（フォルフィリノックス）とゲムシタビン＋アブラキサンという、強力な抗がん剤が国内でも使えるようになりました。これらの抗がん剤治療により、手術ができなくても１年以上生存できる人が増えてきました。また、抗がん剤がよく効いて手術が可能になった人もいます。

当院では、抗がん剤治療（放射線治療を併用することもあります）を行い、その効果が十分に認められた場合に手術をして、その後の経過が良い症例があります。膵臓がん治療は、患者さんの進行度・体力を見極めて、個々に適した治療方針を専門医と相談しながら、なおかつ患者さんの意思を尊重し、決めることが必要です。次に、当院で行ったさまざまな膵臓がんの治療経過を紹介します。

●化学療法のみの治療

膵臓がんと診断したときに多発性の2～3㎝の肝転移が見つかり、外来でゲムシタビンの点滴投与を週1回、3週間続けて行い1週間休む（3投1休投与）を1年余り続け、その後1年余り週1回投与1週間休む（1投1休投与）を行い、2年余り自分の時間を持つことができた方がいます。

●膵全摘

膵全摘後、TS−1*を内服しながらインスリンによる血糖管理を行いました。1年後、肝転移に対して肝切除を行い、ゲムシタビンによる化学療法を開始しました。初回の手術後2年目より、ゲムシタビン＋アブラキサンによる化学療法を1年間行いましたが、3年6か月後に亡くなられました。

●術前抗がん剤治療＋放射線治療

初診時CA19-9*が2540と高値で、上腸間膜動脈《じょうちょうかんまくどうみゃく》に半周接している3㎝大の膵頭部がんと診断された72歳の女性に対して、FOLFIRINOXを9コースと放射線治療を行った後（初診の10か月後）に膵頭胃十二指腸切除を行いました。術後3か月TS−1を内服し、以後化学療法なしで2年半経過しています。

＊TS-1／抗がん剤
＊CA19-9／腫瘍マーカー

がんを取り除ければよい、それだけではありません。“やすらぎの手術”で患者さんに寄り添う

呼吸器外科 科長 西村《にしむら》 元宏《もとひろ》

●手術に不安はつきものだけど……

患者さんの不安は、病気を疑われたときからはじまります。がんだったらどうしよう？　家族は？　お金はどのくらいかかるのだろう？　どこの病院に行けばよいのだろう？　やっとのことで病院を決めても、今度はどんな先生だろう？　手術しないといけないのかな？　がんは治るのだろうか？——など悩みはつきません。それは家族にとっても同じことだと思います。

呼吸器外科を受診される方は、すでに診断がついている場合が多く、このような悩みもある程度解決していることが多いのですが、やはり手術に対する不安は多かれ少なかれ皆さん持っています。診断がついている方やそうでない方、手術が望ましい方やそうでない方に対しても、本人や家族の話を聴きながら、少しでも不安を和らげることができるように心掛けています。もちろん患者さんのための治療ですので、手術を押しつけるのではなく、抗がん剤治療や放射線治療、緩和ケアなどの選択肢についても十分に説明した上で、治療を受けるかどうか、手術を受けるかどうかを含めて患者さんに決めてもらっています。

●“つらいこと”がないようにする

患者さんにとっては“不安”はつらさの一つです。その不安が治療の妨げになることもあります。手術の前だけでなく手術の後も、毎日ベッドサ

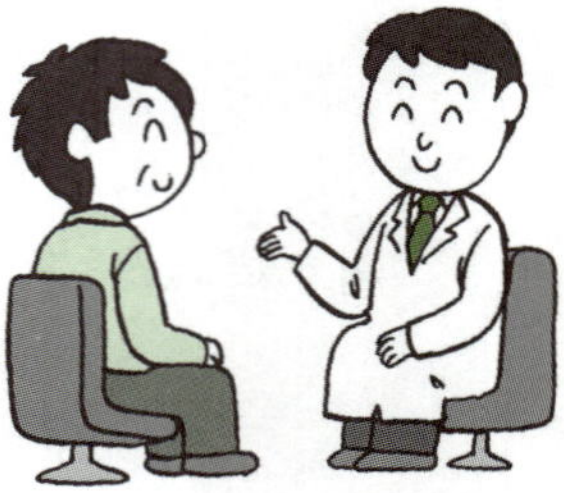

図1　十分に説明します

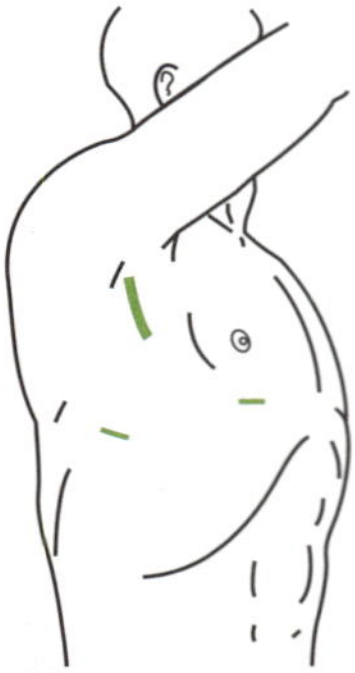

図2　胸腔鏡補助下手術の傷あと

イドで「気になることはないですか？」「昨夜は眠れましたか？　眠り薬もありますよ」のように声をかけ、体だけでなく心のケアにも気を配っています。また痛みに関しては、胸腔鏡《きょうくうきょう》を用いて傷を小さくするだけでなく、痛み止めを十分に使ってなるべく痛みが軽くなるように工夫しています。「痛くないですか？　痛み止めを追加できますよ」と声をかけ、患者さんの希望で追加できるようにもしています。この痛みも治療の妨げや合併症につながることがありますので、我慢しないようにお話をしています。

●合併症を減らす努力

術中術後には、起こってほしくないこと（合併症）が起こってしまうことがあります。もし起これば、やはりつらいものです（私たち主治医も同様です）。出血・肺炎・不整脈・肺瘻《はいろう》・気管支瘻《きかんしろう》（肺からの空気漏《も》れ）・皮下気腫《ひかきしゅ》・嗄声《させい》（声のかすれ）・膿胸《のうきょう》・創感染《きずかんせん》（傷が膿《う》む）・呼吸苦・脳梗塞《のうこうそく》などです。当科では、そのような合併症をなるべく起こさないように鋭意努力しています。

●肺炎

手術後に肺炎になる方もいますが、当科では100人に1～2人と少なくなっています。たばこを止めてもらうのは当然のことですが、痰《たん》の多い患者さんには手術前から痰を減らす薬を出したり、肺活量の悪い患者さん（閉《へい》塞性肺疾患《そくせいはいしっかん》）には吸入薬を処方したり、手術前からリハビリを始めるなどしています。手術までそんなに時間はないのですが、それでも十分な効果が出

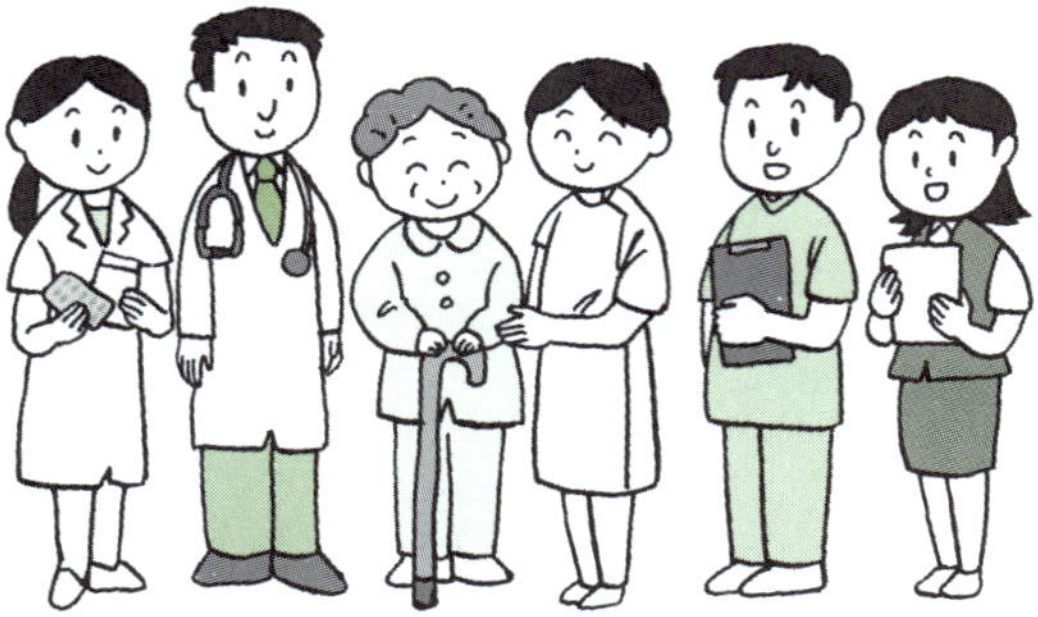

図3　チーム医療でサポートします！

ています。2017年に当院に口腔《こうくう》外科が新設され、手術前から口の中の状態（歯周病や虫歯）をケアすることで、さらに良くなると期待できます。手術後は早期からのリハビリが効果的ですので、手術翌日から毎日、医師や看護師、理学療法士らと一緒に行います。病棟を一周してもらうことが多いですが、それができない人はベッドサイドでリハビリを行っています。

●不整脈

肺の手術は心臓の近くを操作しますので、不整脈はある程度の確率で起こります。予防に有効な方法はないのが現状ですが、術前に心臓の簡単な検査をして隠れた異常や症状を察知しておくことで、術中や術後の対策に役立てています。手術後の不整脈はたいてい一時的で、しばらくすれば治まることが多いのですが、循環器内科の医師と相談して早めに対処しています。

●チームで守る！

そのほかにも、それぞれの病棟には専属の栄養士や薬剤師がおり、リハビリスタッフ、看護師を含めて医師を中心とした1つのチームで、一人ひとりの患者さんに対して話し合い、相談し合い、安全・安心・満足をモットーに、抜け目のないよう気をつけています。このように手術前の準備から手術後のケアまで、しっかりした対策が施されているのが当院の強みだと考えています。術後の入院期間は数日から10日くらいです（患者さんの意向も聞くようにしているため幅があります）。

肺がん
——薬による治療を中心に

呼吸器内科　化学療法センター科長補佐　岡田《おかだ》 あすか

●肺がんの基本

肺がんは、早期の段階ではほとんど症状がないため、この段階で診断をするには検診などで胸部レントゲンやCT検査を定期的に受け、異常の有無を確認する必要があります。また、進行に伴い咳《せき》や痰《たん》・血痰・呼吸困難などが現れて、初めて肺がんと診断されることも少なくありません。

診断には、気管支鏡検査（図1）などにより、がん細胞を直接確認することが必要です。その後、肺がんの種類や進行具合、また患者さんの体の状態によって治療の選択をします。肺がんの治療は、手術・放射線・薬物療法の大きく3種類に分けられ、これらを単独、もしくは併用して治療を行います。当院では年間150～160人の方が肺がんと診断され、そのうち4～5割の方が薬物療法を受けています。ここからは肺がんの薬物療法に関して、順番に説明します。

●化学療法ってどんなもの？

肺がんの化学療法には大きく分けて、①殺細胞性《さつさいぼうせい》の抗がん剤（以下抗がん剤）、②分子標的薬、の2種類があります。

抗がん剤は、がんに対する薬物治療の中で一番古く、点滴や飲み薬などさまざまな種類があり、これらを1種類、もしくは数種類組み合わせて使用します。

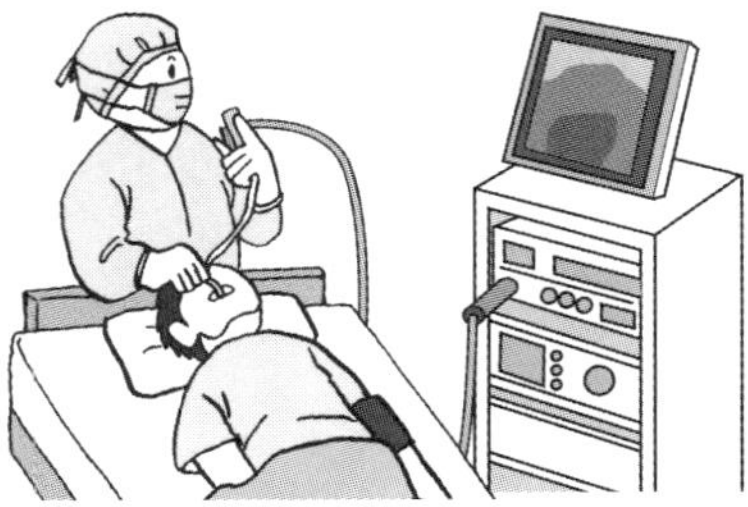
図1　気管支鏡検査

正常な細胞でも分裂速度の速い毛根の細胞や血液細胞、口腔《こうくう》や胃腸の粘膜などは抗がん剤の影響を受けやすく、脱毛や貧血・感染しやすくなる（白血球減少による）・口内炎・吐き気・下痢など、さまざまな副作用が報告されています。副作用の種類や程度は薬の種類によって異なり、かなり個人差もあります。

分子標的薬は、がんの増殖にかかわっている特定の分子を標的にして、その働きを阻害する薬です。大きく分けて、がんへ栄養を供給する血管をターゲットにしたもの、がん自体に対するものの2種類があります。前者は点滴による薬で、先述の抗がん剤との併用で多く使用されています。後者は、特に腺がんという種類で使用されており、がんの増殖にかかわる遺伝子の有無を調べ、特定の遺伝子の変化に合った薬剤を使用します。

現在、使用されているものはすべて飲み薬で、ＥＧＦＲ（上皮成長因子受容体）遺伝子変異、ＡＬＫ（未分化リンパ腫キナーゼ）融合遺伝子、ＲＯＳ１融合遺伝子の3種類に対する薬があります。近年、さまざまな遺伝子の変化に対する薬の研究が進んでおり、さらに増加することが予想されています。

副作用としては、皮膚や爪の変化・下痢・高血圧・出血・タンパク尿などが知られています。比較的軽度なものが多いですが、まれに間質性肺炎《かんしつせいはいえん》など危険性の高い副作用が現れることもあります。

当院ではこのような遺伝子の検索に加え、大規模な遺伝子異常スクリーニングにより稀少な遺伝子異常を調べ、その解析結果に基づいた有望な治

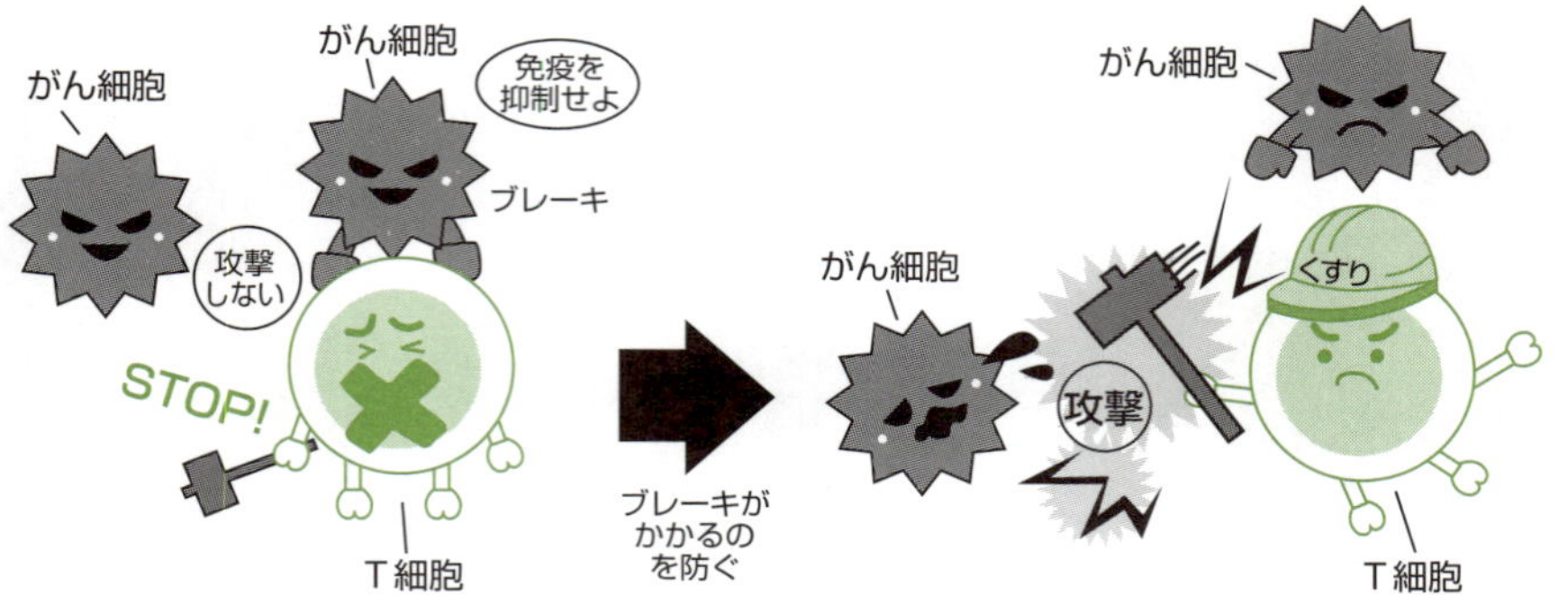

図2　体内の免疫（T細胞など）の活性化を持続する（出典：国立がん研究センターがん情報サービス）

療薬を届けることを目的にした「LC－SCRUM－Japan」というプロジェクトにも参加しています。これにより稀少な遺伝子変異が見つかれば、臨床試験への参加など、より多くの治療機会を提供できると考えています。

●免疫チェックポイント阻害剤ってどんなもの？

私たちの体には免疫機能があり、そもそも異物を排除する働きがあります。免疫は本来、がん細胞を異物として排除しようとしますが、がん細胞には免疫にブレーキをかけて排除されないようにする働きがあります。

免疫チェックポイント阻害剤は、このブレーキを解除することで免疫によるがん細胞の排除を促す薬で（図2）、数年前に初めて承認されました。臨床試験では約3分の2の方で何らかの効果が認められ、約20％の患者さんでは長期間効果が持続することが期待されており、これまでとは全く違った新しい治療法として、非常に注目を浴びています。治療効果を完全に予測することはできませんが、がん細胞にあるPD－L1というタンパクの発現率が注目されており、1つの目安として、現在臨床でも用いられています。

副作用は一般に、紹介しました薬に比べると軽いといわれていますが、これまでの抗がん剤とは全く異なった、免疫に関連する副作用が報告されており、注意が必要です。

＊副作用に関しては「がん治療——薬による治療について」43ページをご参照ください

働く世代に増えている病気、「乳がん」について考えてみませんか

乳腺外科 科長 岩本《いわもと》 伸二《しんじ》

増加している乳がん――定期的な検診は重要

乳がんは30歳代から増加し始め、40歳代から60歳代がピークとなり、生涯に乳がんにかかる日本人女性は現在11人に1人といわれています（２０１３年現在）。乳がんで亡くなる女性は２０１６年に1万４０００人を超え、１９８０年と比べ３～４倍となっています。女性の全年齢層では大腸がんや肺がんで亡くなる方が多いのですが、40歳前後を境に、乳がんで亡くなる方が増え始め、働く世代である35歳から64歳では、乳がんが死亡原因の第1位となっています（図１、２）。

欧米などでは、検診受診率の向上により早期発見が増え、死亡率が年々減少しています。その一方で、日本では国が定期的な検診受診を推奨しているものの、乳がん検診受診率は低く、死亡率の減少に至っていないのが現状です。ぜひ定期的な検診を受けましょう。

さまざまな機器を用いた診断、個別化が進む治療

1．乳がんの診断

乳がんの診断はマンモグラフィ（乳房X線撮影）、超音波検査を行い、穿《せん》刺《し》吸引《きゅういん》細胞診《さいぼうしん》や針生検などの病理学的検査を用いて確定診断を行い、サブタイプ分類（乳がんの性質）なども行います。

マンモグラフィは乳がんの早期発見にとても重要ですが、日本人女性の

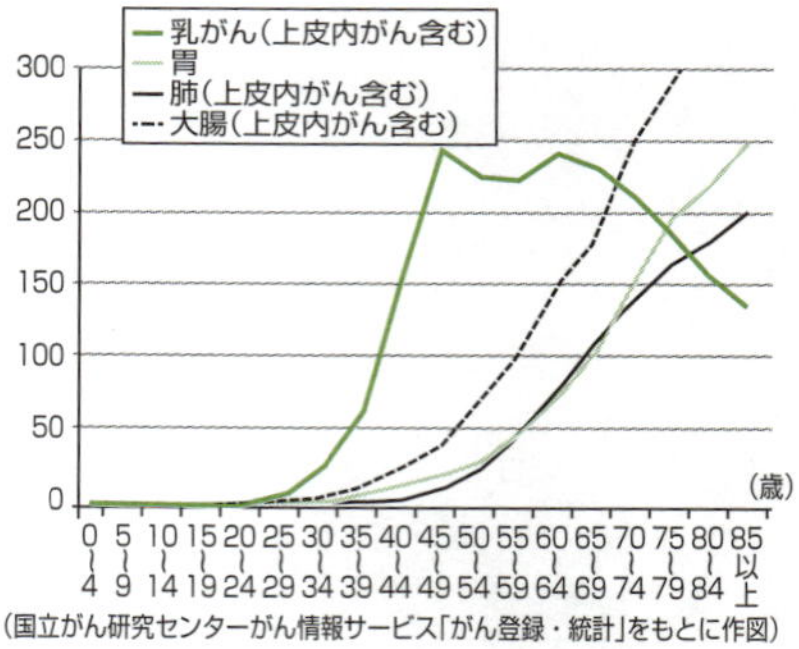

（国立がん研究センターがん情報サービス「がん登録・統計」をもとに作図）

図1　女性の乳がん年齢階級別罹患率

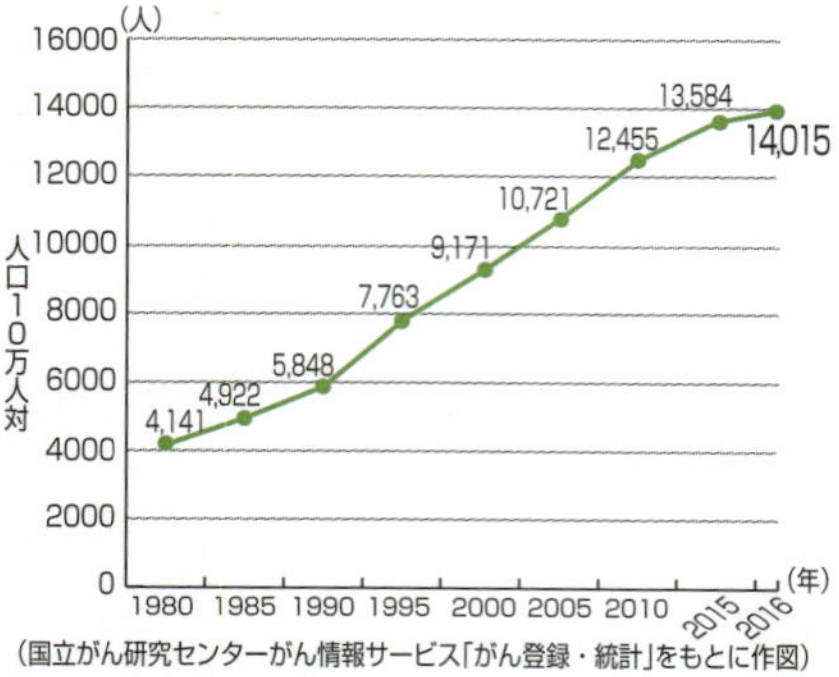

（国立がん研究センターがん情報サービス「がん登録・統計」をもとに作図）

図2　女性の乳がん死亡数

乳房には、最近話題になっている「高濃度乳房（デンスブレスト）」が多く、病変の検出能が低下することが知られています。当院では、デジタルマンモグラフィ装置を導入しており、従来の2D画像では乳腺の重なりで隠れて見えなかった病変が、3Dマンモグラフィ（トモシンセシス）を併用することで、より鮮明に病変を描出することができます。

乳がんと分かった場合、乳房MRIで乳房内にどのくらい広がっているかを調べ、CT検査、骨シンチグラフィなどで乳がんの進行状況を判定します。

2. 個別化が進む乳がんの治療

① 縮小化する乳がんの手術

乳がんの手術は縮小傾向にあり、当院でも乳がんの進行度に合わせて乳房温存療法、センチネルリンパ節生検などの縮小手術を積極的に行っています。

＊乳房温存手術

腫瘍周辺の組織のみ切除し、乳房の多くを残すという手術です。薬物療法や放射線治療を併用し、より成功率の高い乳房温存療法を可能にしています。ただし腫瘍の大きさによっては、適応できない場合があります。縮小手術を可能にするためにも、乳がんの早期発見は重要です。

＊センチネルリンパ節生検（図3）

乳がんの多くは進行すると腋《わき》のリンパ節（腋窩《えきか》リンパ節）に転移します。従来の手術では腋窩リンパ節をすべて取り除くこと（腋窩リンパ節郭清《かくせい》）が一般的でしたが、腕のしびれやむくみといった後遺症が出ることも多くありま

表　サブタイプ（乳がんの性質）分類

	HER2	Ki67	サブタイプ
ホルモン受容体陽性	陰性	低値	luminal A （内分泌療法）
	陰性	高値	luminal B （内分泌療法＋化学療法）
	陽性	問わず	Luminal HER2 （内分泌療法＋化学療法＋抗 HER2 療法）
ホルモン受容体陰性	陽性	問わず	HER2 （化学療法＋抗 HER2 療法）
	陰性	問わず	トリプルネガティブ （化学療法）

Ki67：がんの増殖能を表す指標

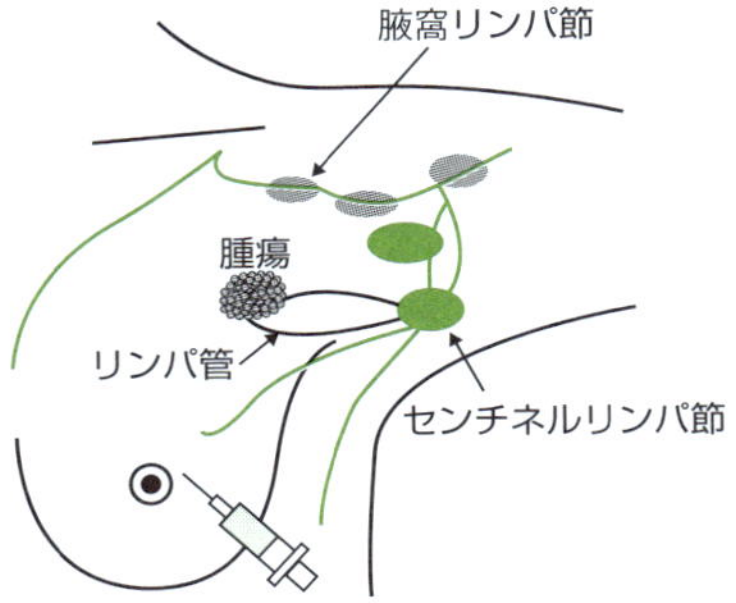

図3　センチネルリンパ節生検

した。最近では、がんのリンパ節転移を調べる検査「センチネルリンパ節生検」を行い、転移がなければ、腋窩リンパ節郭清を省略することができます。

②乳がんの性質（サブタイプ分類）に基づいた薬物療法

乳がんは比較的早期の段階から全身に微小転移が存在しています。手術前後に薬物療法を行い、この微小転移を制御することにより再発を減少させ、予後を改善することができます。薬物療法には内分泌療法、化学療法、分子標的治療があり、原発巣の腫瘍径、リンパ節転移などの従来からのリスク分類に加え、サブタイプに基づいた薬物感受性を考慮して選択しています（表）。

当院では「化学療法センター」を開設し、乳腺専門医、がん化学療法認定看護師、がん専門薬剤師などがチームとなってサポートしています。

③高性能放射線治療機器を用いた専門性の高い放射線療法

乳がんは放射線が効きやすい〝がん〟であり、乳房温存術後に乳房内再発防止のための照射や、リンパ節転移の多い進行乳がんに対する胸壁、所属リンパ節領域への照射は局所再発リスクを下げるだけでなく、生存率も改善します。骨転移や脳転移などに対する緩和的放射線治療は、生活の質（quality of life／QOL）の向上・維持に非常に有効な治療手段です。

当院では乳がんの診断から治療まで一貫して行うことが可能であり、専門性の高い医療を提供しています。常勤医3人に加え、乳がん看護認定看護師も在籍しており、患者さんのみならず家族の支援も行っています。乳がんは働く世代に増えている病気です。ぜひ専門医に相談してください。

正確な進行期診断と標準治療指針にもとづいた子宮がんの集学的治療

産婦人科 産科科長 加藤《かとう》 俊《たかし》

●子宮がんについて

子宮は下腹部の中央にある、胎児を育てるための袋状の臓器で、体部と頸部《けいぶ》に分けられます。それぞれの場所に全く異なる性質のがんが発生します（図）。

①子宮頸がん

HPVというウイルスの感染が原因であらゆる年齢に発症します。不規則な出血が主な症状ですが、子宮がん検診を欠かさなければ早期に見つかります。がん細胞の種類や進行度により治療法が異なるため、拡大鏡検査（コルポスコピー）で観察し、一部切り取って顕微鏡検査で診断します。そのほかに腫瘍《しゅよう》の大きさや広がり、リンパ節や肝臓などへの転移を検査するためMRIやCTも必要です。

がんになる前段階や初期がんの場合には、子宮頸部をくり抜く手術（円《えん》錐切除術《すいせつじょじゅつ》）で治療できます。治療には手術のほかに放射線療法・化学療法（抗がん剤）があり、がんの種類・進行度・年齢・持病などにより、組み合わせて選択します。

②子宮体がん

主に女性ホルモンの影響で発症するとされ、妊娠経験のない50歳以降の肥満女性に多い傾向があり、食生活の欧米化や晩婚・少子化などで急激に増加しています。

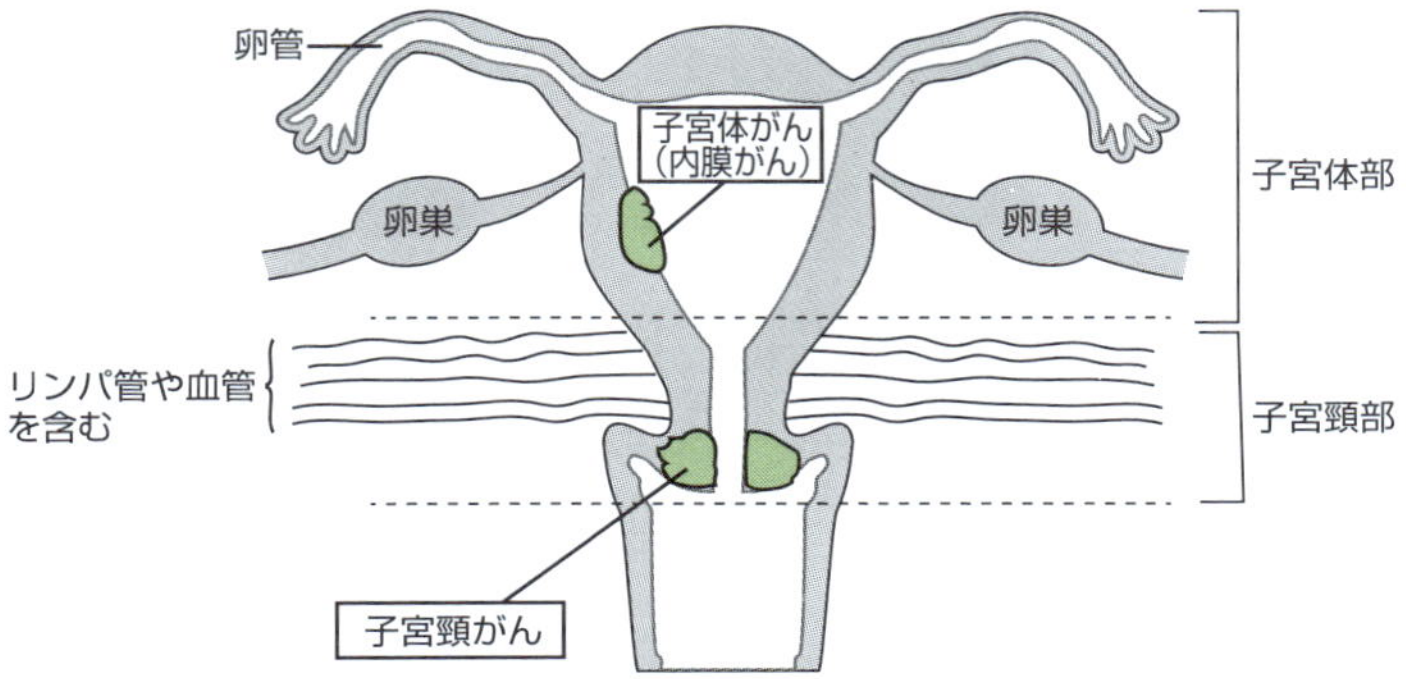

図　子宮にできる主ながん

主な症状は閉経後の出血ですが、閉経前でも不規則出血にまぎれている場合があるため注意が必要です。診断には子宮内部の細胞検査や組織検査(細胞のかたまりを取る)が必要で、がんの広がりを調べるMRIやCTも必要です。頸がんと同様に手術・放射線療法・化学療法(抗がん剤)の組み合わせで治療しますが、多くの場合、初回治療は手術となります。手術後に必要であれば放射線療法や化学療法を追加します。

●当科の診療の特徴

それぞれのがんについて定められた国内の治療ガイドライン(指針)に沿って治療を行います。当院では婦人科がん治療の学会に参加し、年々進歩する最新の治療法を取り入れています。方針を決める際には、治療法の短所や危険性などの情報も提供し、患者さんや家族の同意が得られた範囲で最善を尽くします。

子宮を広く切除する大きな手術では、消化器外科や泌尿器科の協力を得て効果の高い治療を提供し、輸血や手術後の合併症を少なくする工夫をしています。放射線治療は放射線科と協力して行いますが、特殊な放射線治療は他施設と共同で行う場合もあります。手術後も不具合や再発が生じていないか外来通院で確認し、責任を持ってケアします。

卵巣腫瘍について

産婦人科 婦人科科長 伊藤《いとう》 雅之《まさゆき》

卵巣腫瘍とは?

卵巣は子宮の左右両側にあり、ふつうは親指頭大ぐらいの大きさです。ここにできた腫瘍《しゅよう》を卵巣腫瘍といいます(図)。卵巣にはもともと役割の違う細胞があるため、できる腫瘍にはさまざまな種類があり、それぞれに、良性腫瘍、境界悪性腫瘍、悪性腫瘍があります。また良性腫瘍であっても子宮内膜症性嚢胞《しきゅうないまくしょうせいのうほう》(チョコレート嚢胞)や皮様嚢腫《ひようのうしゅ》(腫瘍内容物が髪の毛、脂肪、骨など)では、まれに悪性化することがあります。

20cm以上の大きな腫瘍や、悪性腫瘍のため腹水が溜《た》まると、腹部膨満感が出ます。また腫瘍が付け根で捻《ねじ》れたり(卵巣茎捻転《らんそうけいねんてん》)、破れて中の液体などがお腹《なか》の中に漏れたりすると、下腹部に激しい痛みを起こすことがあります。しかし一般的には卵巣腫瘍は無症状のことが多く、腫瘍があるからといって月経が不順になることもあまりありません。そのため卵巣腫瘍は子宮がん検診の際や、内科を受診したときのお腹の超音波検査などで偶然見つかることが多いです。

診断と治療

卵巣はお腹の中にあるため、内診に続き超音波検査を行うことが多く、特に経腟超音波検査は、大きさや腫瘍が嚢胞性(ふくろ状)であるのか、充実性(かたまり)であるのかなどを観察するのに有用です。より詳細な情報

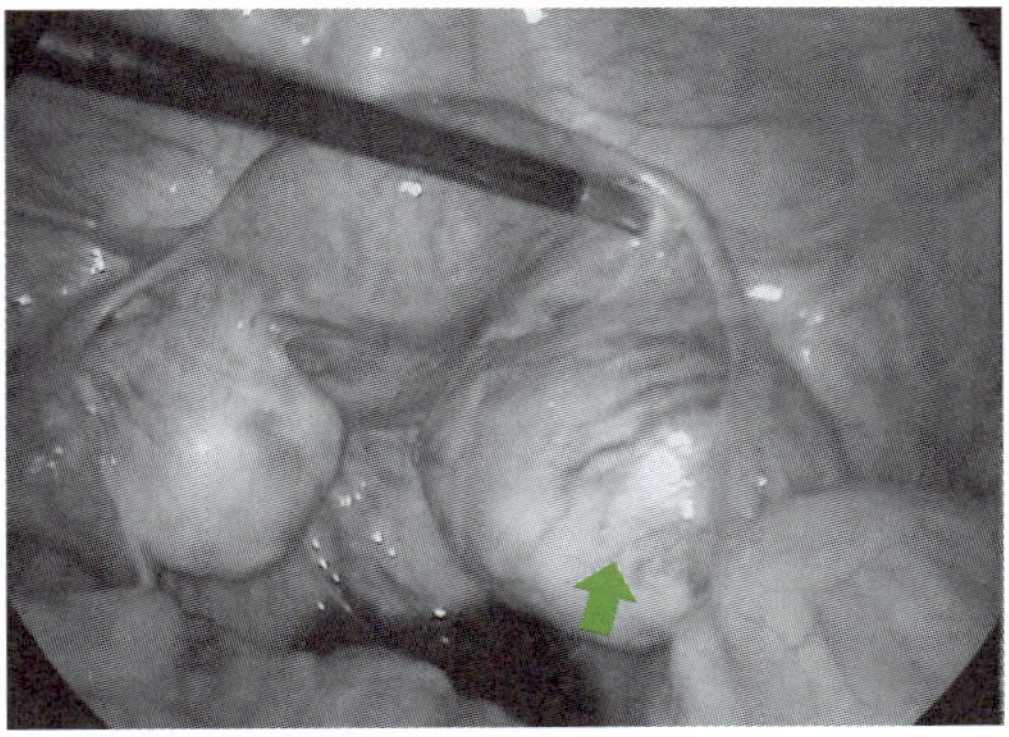

図　卵巣腫瘍

を得るために、MRIやCT検査を併用して、子宮、膀胱《ぼうこう》、直腸などの他臓器との関係、腫瘍内部の性状、リンパ節の腫大《しゅだい》の有無などを精査します。そのほかに補助診断として、血液中の腫瘍マーカーなどの検査もあわせて良性か悪性かを診断しますが、最終的な診断は手術で摘出した腫瘍の病理組織検査によって確定します。

治療は基本的には手術療法になります。画像診断などで悪性を疑う所見がなく小さいものは経過観察となりますが、良性腫瘍でもある程度の大きさがあるもの（5cm程度）や捻転、破裂などで下腹部痛の強い場合は手術適応となります。最近は開腹手術に代わって、体に負担の少ない腹腔鏡《ふくくうきょう》下《か》手《しゅ》術《じゅつ》が主流となっています。良性腫瘍のほとんどが腹腔鏡下手術の適応となりますが、お腹の中の状態によってはできないこともあるので、外来での診察や画像検査により腹腔鏡下手術が可能かどうかを検討します。

悪性腫瘍の場合はできるだけ腫瘍を摘出することが基本で、両側卵巣卵管摘出術に加えて子宮全摘術、大網切除術、後腹膜リンパ節郭清術《かくせいじゅつ》などが行われ、手術所見から進行期をより確実なものとします。癒着などがひどく摘出手術が困難なときは、腫瘍の一部を摘出し、病理組織診断のみを行います。進行の程度（病期）にもよりますが、多くの場合は術後に抗がん剤化学療法を行います。卵巣悪性腫瘍は抗がん剤が効くことが多く、初回の手術で腫瘍摘出が困難な場合でも化学療法を何回か行い、腫瘍が縮小した後に、再度手術を実施し可及的に腫瘍を摘出することがあります。

泌尿器がん
——前立腺がんの診断と治療

泌尿器科 科長　前立腺がんセンター科長　中村《なかむら》 晃和《てるかず》

●泌尿器がんに対する取り組み

泌尿器がんとは、副腎・腎・尿路（腎盂《じんう》、尿管、膀胱、尿道）・生殖器（前立腺、精巣、陰茎）に発生する悪性腫瘍《あくせいしゅよう》の総称です。頻度《ひんど》の最も高い「前立腺がん」、当院で特徴的な取り組みを行っている「精巣がん」、治療が多様化している「腎がん」および「尿路上皮《にょうろじょうひ》がん（膀胱がん、腎盂・尿管がん）」について紹介します（図1）。

●前立腺がんの特徴

前立腺がんは男性に特有のがんで、がんの中では増加割合が最も高く、年間約2万人が罹患する〝男性のがんの中では罹患数が最も多い〟がんです。原因としては、高脂肪食など食生活の変化や長寿命化、検査技術の向上などが考えられます。〝60歳以上の高齢者〟に多く、その多くは増殖がゆっくりしているという特徴が挙げられます。

前立腺がんは〝初期では自覚症状がほとんどなく〟、がんがある程度大きくなってはじめて、残尿感、頻尿《ひんにょう》、下腹部不快感などがみられます。膀胱まで進行すると血尿や尿失禁などがみられ、最も多い転移部位である骨（背骨や骨盤骨）に転移すると、腰痛や座骨神経痛などが現れることもあります。

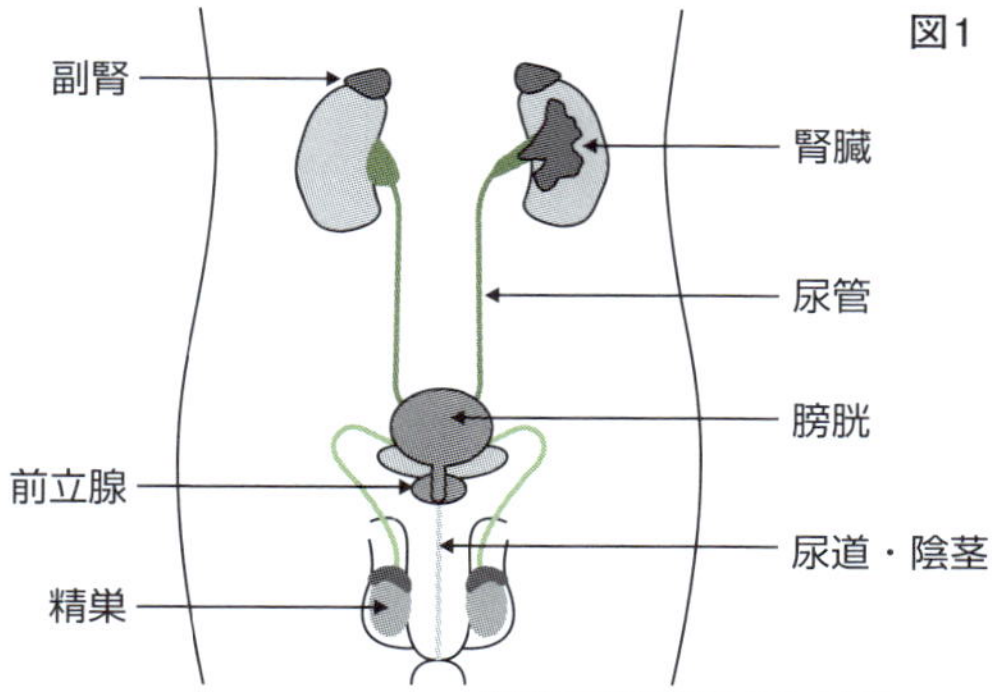

図1　泌尿器科で対応する部分

（済生会吹田病院 HP より）

前立腺がんの診断

前立腺がんの検査は複数ありますが、「ＰＳＡ（前立腺特異抗原）」という腫瘍マーカーは、〝前立腺がんのスクリーニング検査として極めて有効性が高く〝早期発見が可能になりました。スクリーニング検査により前立腺がんが疑われる場合は、針生検によって組織の一部を採取し、病理組織診断を行います。

前立腺がんと診断されると、どこまで進んでいるかを調べるために、ＣＴや骨シンチグラフィーなどの検査を行います。前立腺がんは骨やリンパ節に転移しやすいため、骨やリンパ節などに転移していないかどうかを調べます。

前立腺がんの治療

1．手術療法

①開腹手術・腹腔鏡手術

②ロボット支援腹腔鏡手術（図２）

当院では２０１６年からこの手術法を導入しました。カメラの映像は３Ｄ画像で遠近感がとらえやすく、手ぶれ防止機能や手の動きを縮小して伝えるスケーリング機能などがあり、精密で微細な動きが可能になりました。

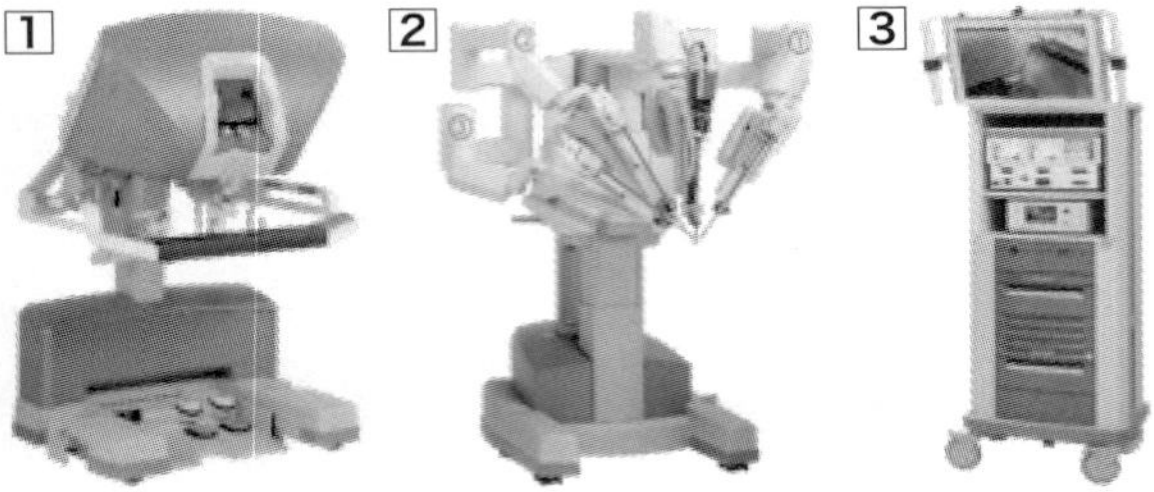

図2　ロボット支援手術システム
1.「サージョンコンソール」と呼ばれる操縦席に座り、3D 画像を見ながら手元のコントローラーを操作します
2.「ペイシェントカート」の 4 本のロボットアームにその動きが伝わります
3.「ビジョンカート」のモニターに手術中の画像が映し出され、手術スタッフにも同じ画像が共有されます
（済生会吹田病院 HP より）

2. 放射線治療

①高精度放射線療法（図3）

放射線療法は体に負担が少なく、全摘出手術と同程度の効果が得られる治療法です。周辺組織を傷つけずに済むことから、性機能が維持される確率も高くなります。"通常の外部照射療法と比べ副作用や合併症を少なくする効果"が期待できます。

②密封小線源治療

放射線を出す小さな線源（カプセル）を前立腺内に挿入して埋め込み、前立腺の内部から放射線を照射する治療法です。

3. 内分泌療法

男性ホルモンであるテストステロンによって、前立腺がんは増殖して広がり続けます。テストステロンの働きを止めると、がんの増殖は抑制されます。これがホルモン療法（内分泌療法）と呼ばれる治療法です。

4. 化学療法（抗がん剤治療）

内分泌療法により、テストステロンが抑制され、前立腺がんの増殖を抑えることができますが、この治療法で効果がみられなくなったがんのことを去勢抵抗性前立腺がんと呼んでいます。この去勢抵抗性前立腺がんに抗がん剤である「ドセタキセル」や「カバジタキセル」が使用できるようになり、生存期間も有意に延長できていると報告されています。

5. PSA監視療法

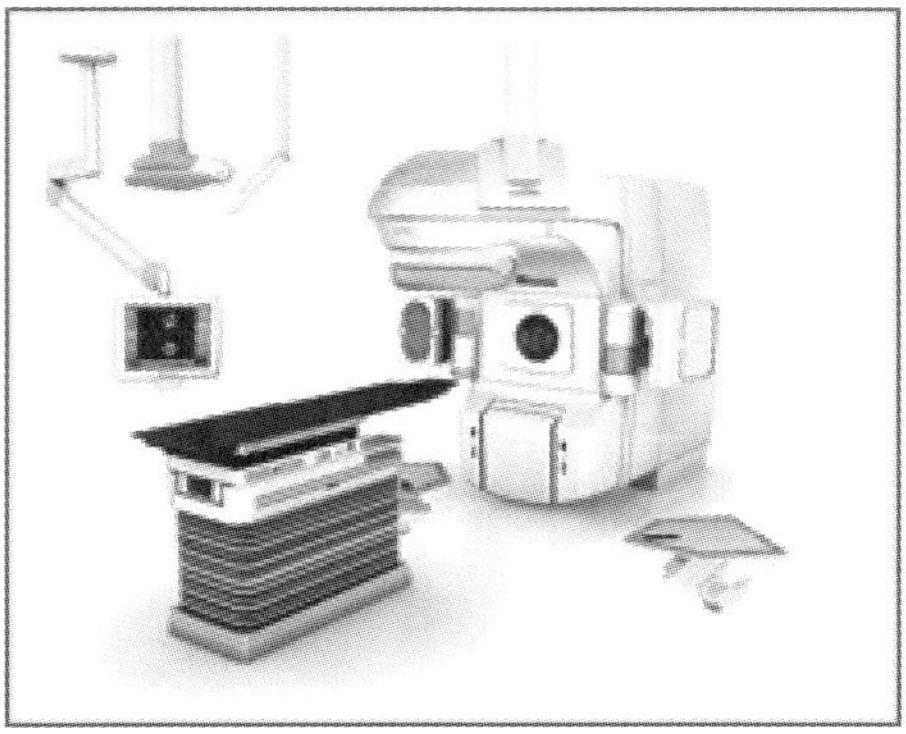

図3　当院の放射線治療機器
体に負担の少ない放射線がん治療が行えます。無痛のマスク固定方式や治療時間の短縮などにより、大幅に負担を軽減でき通院治療が可能です
（済生会吹田病院 HPより）

腫瘍マーカーのＰＳＡ（前立腺特異抗原）検診で、早期発見され根治《こんち》できるケースが増加していますが、その一方で、治療の必要がない前立腺がんが見つかり、過剰な治療が行われてしまう危険性があります。そこで登場してきたのがＰＳＡ監視療法です。監視療法は、すぐに悪くなるとは考えにくい患者さんを対象に、積極的な治療は行わず、定期的にＰＳＡや前立腺生検を行いながら、様子を見ていこうという治療です。

6．放射線医薬品による治療

前立腺がんの骨転移や骨の痛みに対して治療用の「放射性医薬品（ストロンチウム、ラジウム）による治療」も行っています。骨転移痛の緩和治療では、ほかのがん性疼痛《とうつう》と同様に、単に疼痛緩和の観点からのみならず、個々の患者さんの病態や治療計画とともに、生活の質（ＱＯＬ）や日常生活動作（ＡＤＬ）などを総合的に考慮して、鎮痛剤、抗がん剤などによる薬物治療、放射線療法および外科療法などを用いた集学的アプローチが重要です。

泌尿器がん
――精巣がんの診断と治療

泌尿器科 科長　前立腺がんセンター科長　中村《なかむら》 晃和《てるかず》

●精巣がんの特徴

精巣がんは前立腺がん同様、男性特有のがんです。人口10万人当たり2人程度で、全体から見れば非常にまれながんですが、〝20～30歳代〟の男性の中では最も罹患数の多いがんです。ほかのがんと異なり、〝転移があっても80～90％で治癒〟が見込めることが大きな特徴です（図）。症状としては、陰嚢内容《いんのう》（精巣）の無痛性腫大《しゅだい》です。

●精巣がんの診断

陰嚢内容の腫脹《しゅちょう》などで受診されると、エコーやMRIによる検査を行い、精巣腫瘍《しゅよう》が疑われた場合は、可能な限り早期に精巣摘除を行うことが求められます。待機手術とすると、その間に急激に転移が進行する場合があるためです。

●精巣がんの治療

1. 高位精巣摘除

診断と治療を兼ねて精巣摘除を可及的速やかに行います。転移がない場合はいったん治療終了となり、経過観察となります。

2. 化学療法

転移を認める場合は、抗がん剤による化学療法を行います。〝ブレオマイシン、エトポシド、シスプラチンの3剤併用療法（BEP療法）〟を行うこ

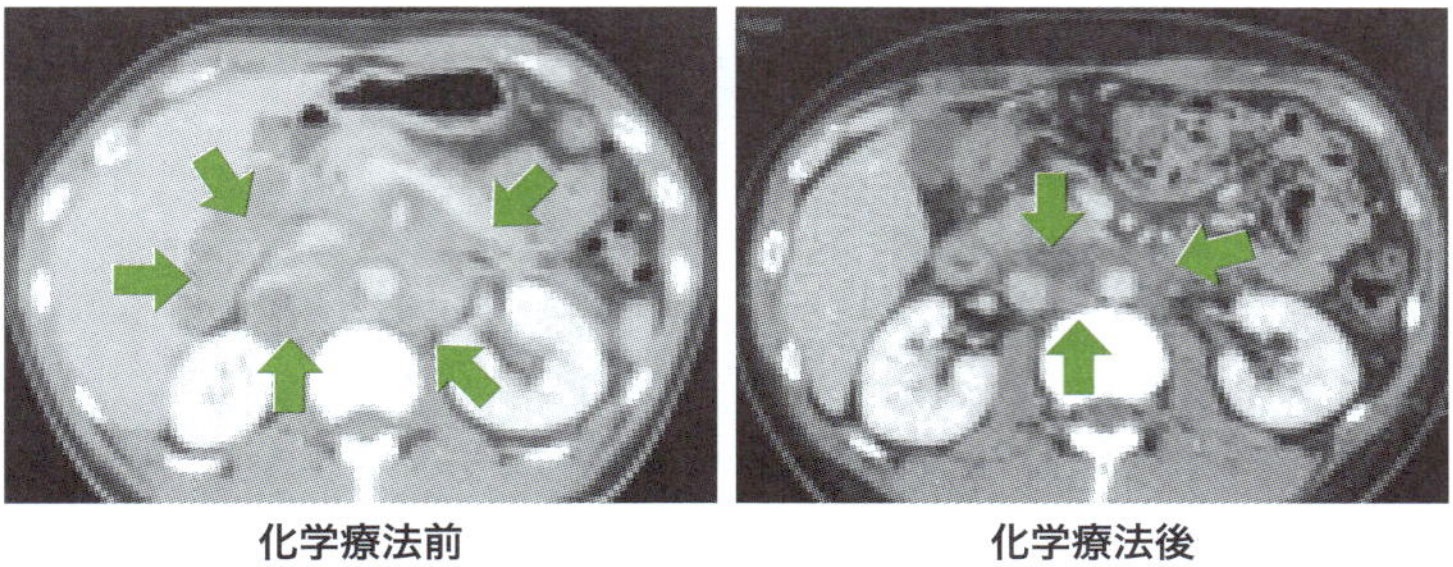

図　転移を認める精巣腫瘍の経過
36歳男性。後腹膜リンパ節転移、肝転移、肺転移。
化学療法が奏効し、残存腫瘍を切除後長期生存されています

とが一般的です。減量や延期をせずに規定通りに行えば非常に効果の高い治療です。少ししんどい治療ですが、適切な支持療法（副作用対策）を行い、規定通りに実施することが大切です。

3. 後腹膜リンパ節郭清

転移部位として最も多いのが、腹部の大血管周囲にある後腹膜リンパ節です。化学療法によって完全完解（画像上腫瘍がなくなる）に至らない場合は、残存腫瘍の切除が必要となります。通常の方法で手術をすると、射精神経を切断するため、手術後通常の射精ができなくなります。そこで、当院では〝射精神経温存後腹膜リンパ節郭清術〟を積極的に行っています。

近年では、さらに低侵襲《ていしんしゅう》（体への負担が少ない）で機能温存もめざした、〝腹腔鏡《ふくくうきょう》下《か》後腹膜リンパ節郭清術《かくせいじゅつ》〟を先進医療として実施しています。この技術は、全国で当院を含めて8施設のみが施行可能な手術法です。

●ピアサポート

精巣がんはまれな疾患で、若い男性に多いという特徴があるため、情報を得られる機会が少なく、また、同じ病気で治療している方に巡り合う機会もほとんどないため、患者さんや家族は非常に不安を覚えられます。

当院では、精巣腫瘍患者の会（http://j-tag.jp/）の方にお越しいただき、精巣がんを治療中の方や治療体験者・家族などが、さまざまな情報交換をしていただける場を設けています。

泌尿器がん
——腎がんの診断と治療

泌尿器科 科長　前立腺がんセンター科長　中村《なかむら》 晃和《てるかず》

●腎がんの特徴

腎尿細管《じんにょうさいかん》という組織から発生した悪性腫瘍《あくせいしゅよう》のことを腎がん（腎細胞がん）といいます。比較的高齢の方や男性に多く（男女比は約2対1）、近年増加傾向にあります。人間ドックや健診の普及で、無症状で偶発的に発見される小さな腫瘍が増えています。早期発見により根治《こんち》と腎機能温存をめざすことが可能です。腎がんは肺や骨、肝臓に転移する場合が多く、一般的には抗がん剤や放射線療法は無効です。しかし最近では、「分子標的薬」と呼ばれる薬が多数使用可能になり、転移があっても延命が期待できるようになってきました。

●腎がんの診断

古くは肉眼的血尿や腹部腫瘤《しゅりゅう》といった症状で発見されることが多かったのですが、近年は、健診や人間ドックの普及によって、超音波検査で偶然発見される頻度《ひんど》が増しています。いったん腎がんが疑われた場合は、ＣＴやＭＲＩ検査で診断を行います。

●腎がんの治療

1．手術療法

①腹腔鏡下根治的腎摘除術

偶然発見される腫瘍の増加に伴い、開腹で行っていた手術も腹腔鏡下《ふくくうきょうか》に

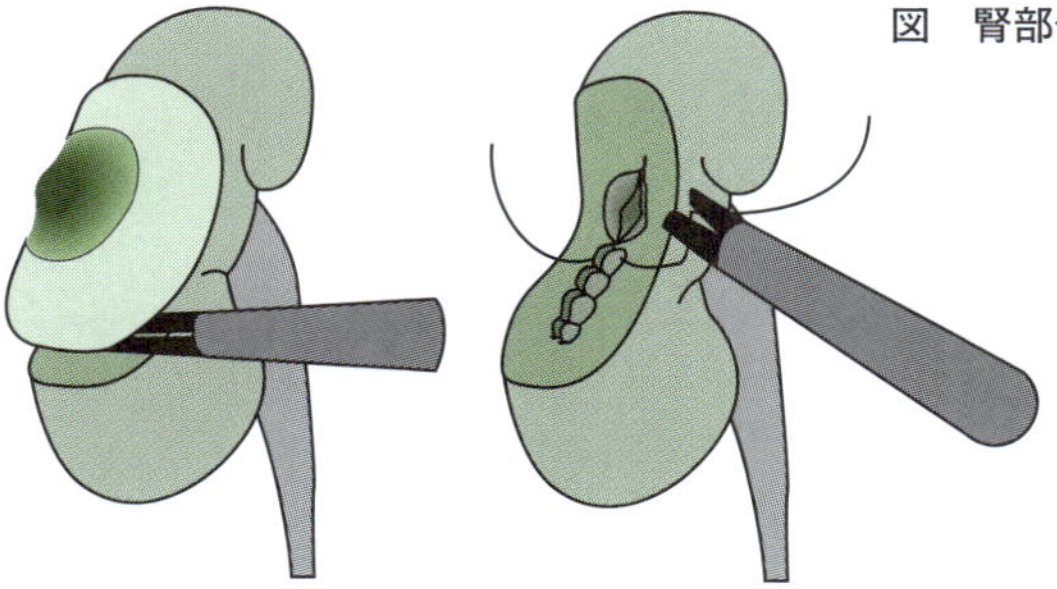

図　腎部分切除術

ロボット支援手術では、4cm以上の腫瘍や腎臓に埋没したような腫瘍でも部分切除が可能な場合があります

低侵襲《ていしんしゅう》（体への負担が少ない）に行うことが可能になっています。開腹手術では20㎝程度の切開が必要でしたが、1㎝の小さな傷が4個程度で済むようになっています。

②腎部分切除術（腹腔鏡、ロボット支援手術、図）

腎摘除術では腎臓が1つになってしまい、機能温存の面からは好ましくない側面もあります。最近ではスクリーニング検査の普及によって小さな腫瘍が増えてきており、機能温存と根治性を両立できる部分切除術が増えています。部分切除においては、腹腔鏡下に、しかも「ロボット支援手術」を保険診療で行うことが可能であり、当院においても開始したところです。腹腔鏡での部分切除が難しかった症例に対しても、ロボット支援手術により部分切除が可能となることもあります。

2. 分子標的薬

転移のある進行期の腎がんに対しては、全身治療として「分子標的薬」を使用します。腎がんがどのような仕組みで増殖するか、ということがかなり解明されてきており、ある遺伝子の働きを抑えることで、増殖を抑制することが可能になってきています。増殖などにかかわる「分子」を標的とした薬が分子標的薬と呼ばれています。血管新生阻害薬や免疫チェックポイント阻害薬といった薬が使用されます。

いわゆる抗がん剤とは異なる副作用が出ることがありますので、注意深く経過観察をしながら治療を行います。

泌尿器がん
――尿路上皮がん（腎盂、尿管、膀胱）の診断と治療

泌尿器科 科長　前立腺がんセンター科長　中村《なかむら》 晃和《てるかず》

●尿路上皮がんとは

尿路とは、腎臓でできた尿が通過していく部分で、「腎盂《じんう》」「尿管」「膀胱」となります。この部分に発生するがんの総称が「尿路上皮《にょうろじょうひ》がん」であり、発生部位によって「腎盂がん」「尿管がん」「膀胱がん」と呼ばれます。この中で最も頻度《ひんど》が高いのが「膀胱がん」です。

●膀胱がんの特徴

60歳を超えると罹患数が増加し、男性は女性の4倍程度といわれています。喫煙との因果関係が明らかであり危険因子です。また、染料などに含まれるある種の化学物質が発がんに関与しているといわれています。

痛みや発熱などを伴わない無症候性の肉眼的血尿が一般的な症状です。発生部位によっては水腎症《すいじんしょう》や背部痛をきたす場合もあります。

●膀胱がんの診断

膀胱がんが疑われた場合、まずは尿細胞診と膀胱内視鏡検査を行います。腫瘍《しゅよう》がある場合は、CTや超音波検査などで転移の有無や腎盂、尿管の病変の有無などを調べます。

●膀胱がんの治療（図）

1．経尿道的膀胱腫瘍切除術（TURBt）

まず初めに経尿道的膀胱腫瘍切除術（TURBt）という手術をすべての患者さんに行います。

TURBtによって、膀胱筋層への浸潤《しんじゅん》の有無、悪性度などを診断し、その後の追加治療の検討を行います。筋層への浸潤のないがん（筋層非浸潤性膀胱がん）の場合は、主に経過観察となります。

2．膀胱内注入療法

膀胱がんは、膀胱内に再発を繰り返すことが多く、再発予防目的で、抗がん剤やBCG（結核菌のワクチン）を膀胱内に注入する治療を行うこともあります。

3．膀胱全摘除術

TURBtによって、筋層への浸潤（筋層浸潤性膀胱がん）があると判断された場合や、非常に高悪性度のがんと診断された場合は、膀胱全摘除術の適応となります。これまでは開腹手術が行われてきましたが、最近では腹《ふく》腔鏡手術《くうきょうしゅじゅつ》やロボット支援手術も行われるようになり、保険診療で施行可能となりました。当院でもロボット支援手術を開始予定です。

膀胱全摘術を行った場合、尿路変向といって新たに尿の排出経路を作る必要があります。尿管皮膚ろう（尿管を直接側腹部に出す方法）、回腸導管造設術（小腸の一部を遊離して尿管をつなぎ、人工肛門のように腸管を腹壁に出す方法）、新膀胱造設術（遊離した小腸で尿を溜《た》めるための袋を作り、

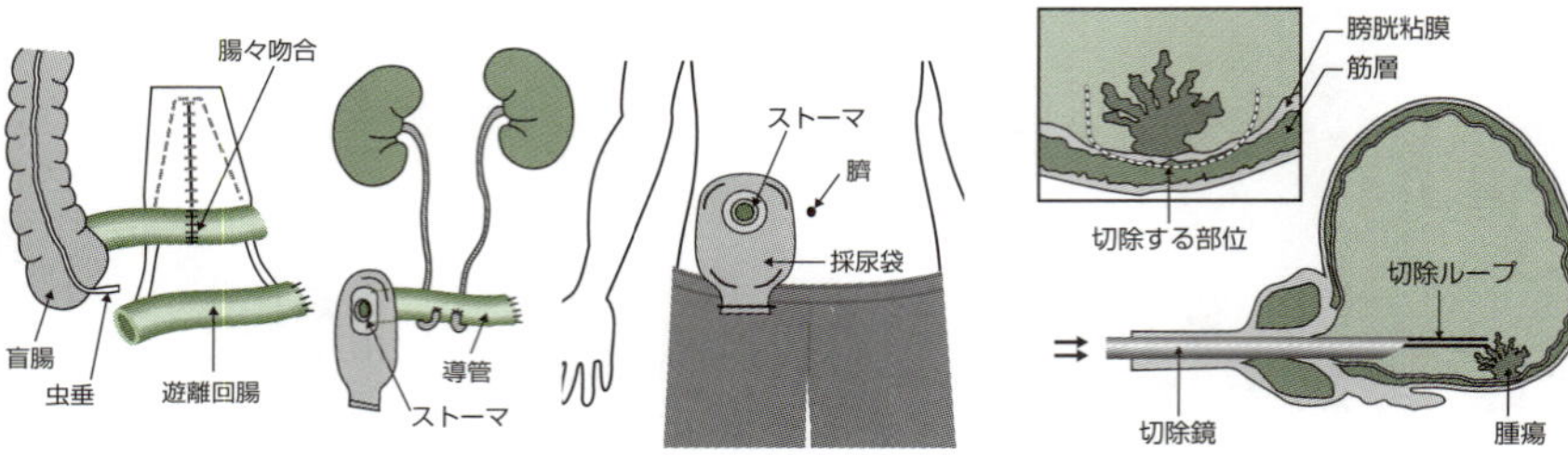

a） 経尿道的膀胱腫瘍切除術

b） 回腸導管造設術

図 膀胱がんと腎盂尿管がんの関係

尿道と吻合《ふんごう》することで、自力排尿を行う）が主な方法となります。患者さんの病態や体力、生活スタイルなどを考慮して尿路変向の方法を決定します。

4．化学療法（抗がん剤治療、免疫チェックポイント阻害薬）

筋層浸潤性膀胱がんや転移のある進行性膀胱がんでは、根治性《こんちせい》を高める目的や、転移のコントロールのために抗がん剤による化学療法を施行します。一般的にはゲムシタビンとシスプラチンを用いたＧＣ療法が行われます。効果がない場合は、ＭＶＡＣ療法（メソトレキセート、ビンブラスチン、アドリアマイシン、シスプラチン）や、２０１８年4月からは免疫チェックポイント阻害薬であるペンブロリズマブが使用可能となりました。

●腎盂尿管がんの特徴

50歳以上で罹患数が増加し、男性は女性の2倍程度といわれています。近年増加傾向で、膀胱がん同様喫煙との関連が示唆されています。肉眼的血尿や水腎症などが主な症状ですが、膀胱に比べて症状が出にくく、筋層も薄いため、発見された時点で進行していることが多くなります。

腎盂尿管と膀胱の上皮（粘膜）は移行上皮という組織で、腎盂尿管がんの治療後30～50％で膀胱がんを、膀胱がんの方は5％程度で腎盂尿管がんを発症するといわれています。

●腎盂尿管がんの診断

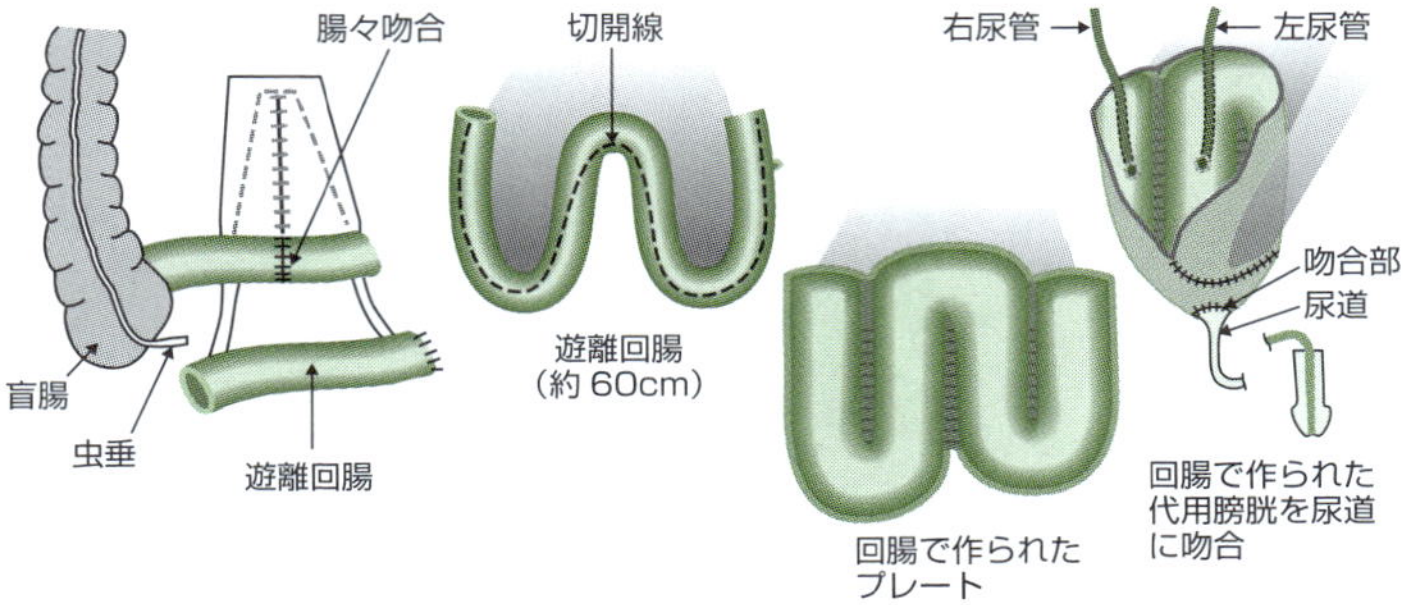

c) 新膀胱造設術(ハウトマン法)

超音波検査やCT、尿細胞診などで腎盂尿管がんが疑われた場合、尿管鏡検査、生検、組織診断を行います。

●腎盂尿管がんの治療

1. 腎尿管全摘除術

転移がなく局所に限局している場合は、根治療法として腎尿管全摘除術(患側の腎臓、尿管、膀胱の一部を切除)を実施します。現在は腹腔鏡下に行うことが可能で、当科では同時に腹腔鏡下にリンパ節郭清術も施行しています。

2. 化学療法

基本的には膀胱がんと同様の治療(GC療法やMVAC療法)を行いますが、手術後の方は腎臓が1つになってしまうため、腎臓への負担の少ないカルボプラチンを用いた治療を実施する場合もあります。また膀胱がん同様、免疫チェックポイント阻害薬であるペンブロリズマブが使用可能です。

●最後に

泌尿器科がんの概説と当院泌尿器科における取り組みを紹介しました。標準的なことは確実に行い、少しでも低侵襲に患者さんの負担を減らしつつ、根治性も維持できるような先進的な治療にも積極的に取り組んでおります。記憶の片隅に留めておいていただけると幸いです。

脳腫瘍について

脳神経外科 科長　中川《なかがわ》 享《とおる》

脳腫瘍の種類と症状について

頭蓋骨《ずがいこつ》の中に生じた腫瘍《しゅよう》を「脳腫瘍」と呼びます。脳腫瘍には進行の緩やかな良性腫瘍と、進行が早い悪性腫瘍があります。頭蓋骨の中には脳組織と脳組織を覆う膜（髄膜《ずいまく》）があり、そのどちらからも腫瘍は発生します。脳組織や髄膜から生じた腫瘍を原発性脳腫瘍と呼びます。一方、肺がんなど、ほかの部分のがん細胞が脳へ転移してくることがあり転移性脳腫瘍と呼ばれます。原発性脳腫瘍は人口10万人あたり20人程度と報告されており、やや女性（55％）に多いです。脳腫瘍は小児に多い腫瘍から、高齢者に多い腫瘍までさまざまなタイプの腫瘍があります。

脳腫瘍の症状は、腫瘍が発生した部位によって異なります。手足の運動を司る領域に発生すれば麻痺《まひ》が現れます。ホルモンを分泌する下垂体に腫瘍が発生すれば、ホルモン分泌異常が生じます。腫瘍が大きくなって、脳組織を強く圧迫するようになると、頭痛、吐き気が強くなり、痙攣《けいれん》や意識障害が出現します。

脳腫瘍の治療について

脳腫瘍に対する治療法は、腫瘍の種類や場所によって異なってきます。手術による摘出だけでなく、抗腫瘍薬による化学療法や、放射線治療などを組み合わせて治療することもあります。当院では、ほとんどの脳腫瘍に

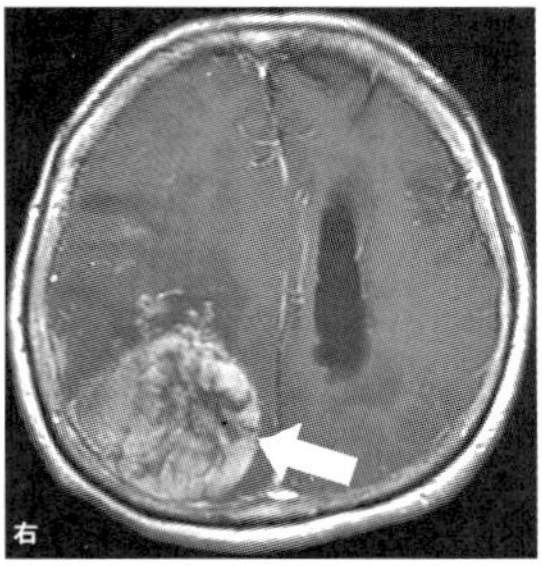

図1　右後頭葉に生じた髄膜腫（矢印）。腫瘍は6cmと大きく、脳が強く圧迫され変形し、意識障害と麻痺をきたしていました

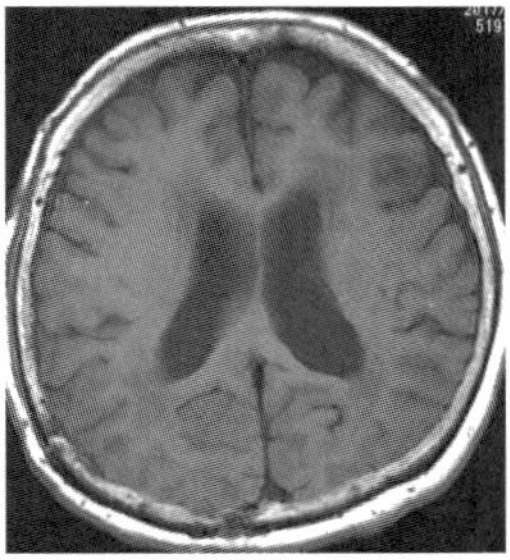

図2　摘出術後。脳の圧排は解除され、もとの形に戻っています。意識清明となり、歩くこともできるようになりました

対して治療が可能ですが、小児脳腫瘍は大学病院などへ紹介することがあります。続いて代表的な腫瘍例について紹介します。

●髄膜腫

硬膜（髄膜の一つ）から生じた腫瘍です。ほとんどの髄膜腫《ずいまくしゅ》は良性腫瘍ですが、進行の早い悪性腫瘍もあります。脳腫瘍の中では、よくみられるタイプで脳腫瘍統計では第1位、脳腫瘍の約20%を占めています。女性に多い腫瘍で、腫瘍増大と女性ホルモンとの関係が認められています。脳組織から生じるわけではないので、小さなものであれば無症状なことが多いです。無症状であれば、治療をせずに定期的に検査をして様子をみます。しかし、脳組織を圧迫して麻痺や痙攣などの症状が出現した場合や、増大傾向で今後、症状を引き起こす可能性がある場合は治療を検討します。治療は、手術による摘出が基本ですが、手術で全摘出が不可能な場合は残った腫瘍に対して放射線治療を行うこともあります（図1、2）。

●神経膠腫（グリオーマ）

脳神経細胞は神経膠細胞《しんけいこうさいぼう》（グリア）と呼ばれる細胞によって覆われています。神経膠細胞から生じた悪性腫瘍が神経膠腫《しんけいこうしゅ》です。脳実質内に生じるため、小さくても頭痛、麻痺、痙攣などの症状が出ます。悪性度によってグレード1～4に分けられます。グレード4は最も悪性で神経膠芽腫《しんけいこうがしゅ》（グリオブラストーマ）と呼ばれます。グリオーマは、手術だけで全摘出することは不可能です。手術で可能な範囲を摘出した後、化学療法や放射線照射を

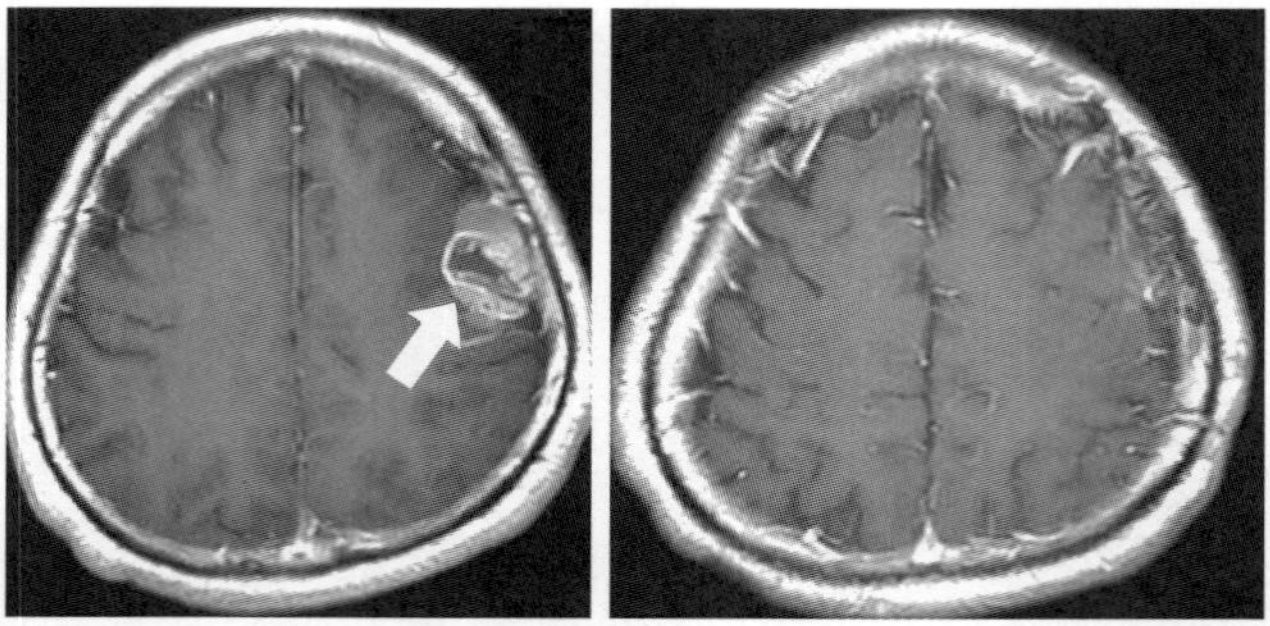

図3　左図：左前頭葉に生じた神経膠芽腫。頭痛、失語症、痙攣発作のため受診しました。手術による摘出後、化学療法と放射線照射を行いました。右図：術後１か月の画像。腫瘍は小さくなりコントロールされています

行います（図３）。中でも神経膠芽腫は進行が早く、完治に至る治療法が未だありません。手術、化学療法、放射線療法を組み合わせても平均余命が1年強です。

当院では、手術用ナビゲーションと運動誘発電位などを用いて、なるべく術後の症状悪化を防ぎつつできる限り腫瘍を摘出後、摘出腔《てきしゅつくう》に抗腫瘍薬を留置しています。その後、化学療法と放射線照射を行います。現在、神経膠芽腫に対する腫瘍細胞の遺伝子解析を行い、治療法の研究が進められています。国立病院機構大阪医療センターを中心として「グリオーマにおける化学療法感受性の遺伝子指標の検索とそれに基づくテーラーメード治療法の開発研究」が行われており、当院も研究グループの一員として、患者さんから同意を得た上で、腫瘍検体の遺伝子解析を行っています。

●転移性脳腫瘍

肺がん、乳がんなどのがん細胞が脳組織へ転移したものが転移性脳腫瘍です。発見されたときは脳内に多数の転移巣が存在していることも少なくありません。治療方針は、原発巣の状態、転移巣の大きさや部位、数などで個別に検討します。手術による摘出、化学療法、放射線照射を組み合わせて治療します。原発巣の治療も進める必要があります。

増加する皮膚がん

形成外科 科長 當内《とううち》 竜馬《りょうま》

●皮膚がんとは?

皮膚は体表を覆う組織で、面積は約1・6㎡（おおよそ畳1枚分）あり、体の中で最も大きい器官です。この皮膚組織に生じたがんを皮膚がんといいます。もともと日本人には多くないがんでしたが、近年では高齢社会の進展に伴って患者数も増加傾向にあります。

皮膚がんの原因として、さまざまな要因が考えられていますが、最も多いのは「紫外線」の影響です。そのほか、放射線、ウイルス（イボウイルスの一種）感染、ヒ素などの化学物質も関与するといわれています。

●主な皮膚がん

①基底細胞がん（図1）

黒色から黒褐色で光沢のある隆起したデキモノとして生じることが多いのですが、正常皮膚色に近いこともあります。しばしば中心部や一部が潰《かい》瘍状《ようじょう》となることがあります。幸い転移することはまれですが、組織破壊性が極めて強く、深く進行すると骨まで破壊してしまいます。

治療の第1選択は手術での切除です。

②有棘《ゆうきょく》細胞がん（図2〜4）

表面が疣状《いぼじょう》やびらん・潰瘍などを示す皮膚色や淡紅色の腫瘤《しゅりゅう》です。体のどこにでも生じ、大きくなると独特の悪臭を伴ってくることがあります。

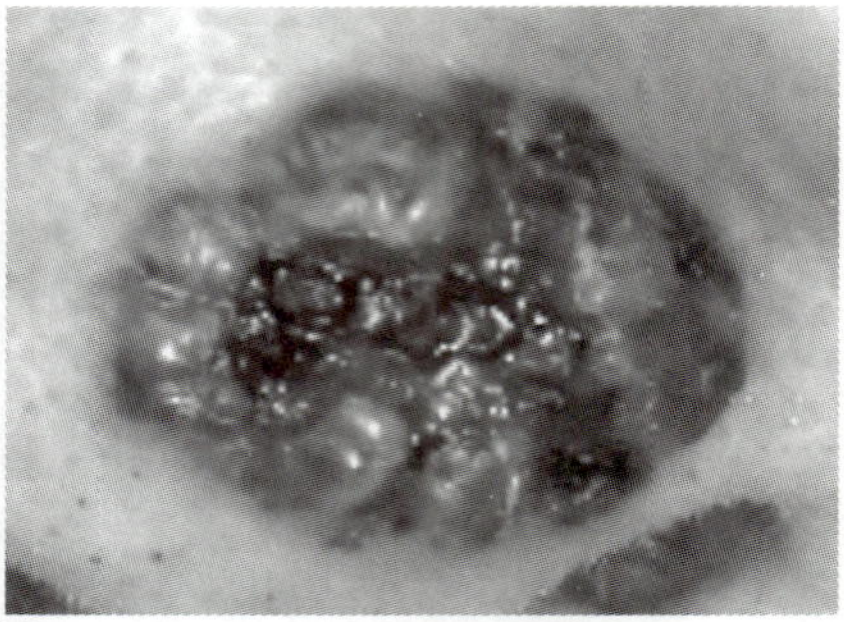

図1　基底細胞がん：黒褐色で盛り上がり、中心部に潰瘍形成を認めます

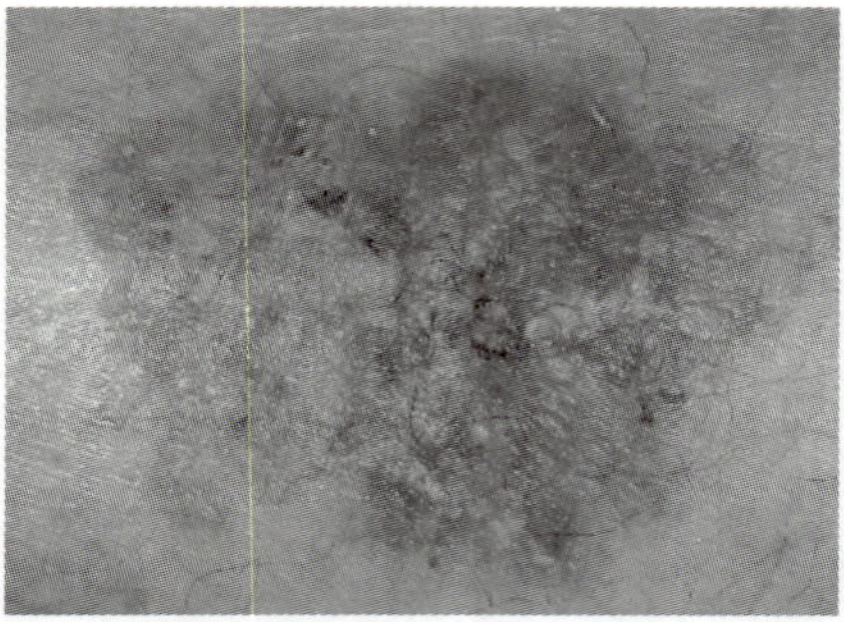

図2　ボーエン病：表面は赤くてざらざらしています

有棘細胞がんの前がん病変（表皮内がん）として、ボーエン病（図2）や光線（日光）角化症（図3）などがあります。この状態で留まっている限りは転移を生じません。しかし放置しているとがん細胞が深部まで入り込み、有棘細胞がん（図4）となり、やがてリンパの流れに沿って転移することがあります。

治療の第1選択は切除手術です。手術に際しリンパ節まで取ることもあります。病期と症例によっては化学療法や放射線療法を併用します。

③悪性黒色腫《あくせいこくしょくしゅ》（図5）

皮膚の色（メラニン）を作る細胞のがんです。日本人では半数が手のひら、足底、指や爪に生じるのが特徴です。すべてのがんの中でも悪性度は高く、早期に転移します。したがって、極めて早期に発見することが、完治に至る最大の要因ということになります。

治療の第1選択は切除手術です。場合によってはリンパ節を取ります。また術後抗がん薬による追加治療も必要になってきます。以前は有効な治療法がありませんでしたが、進行した根治《こんち》切除不能な悪性黒色腫に対しても、2014年以降、国内で新しい治療薬が承認され、治療の幅が広がっています。

●最後に

皮膚がんは、極めて進行した場合を除いて、通常自覚症状はなく、痛み

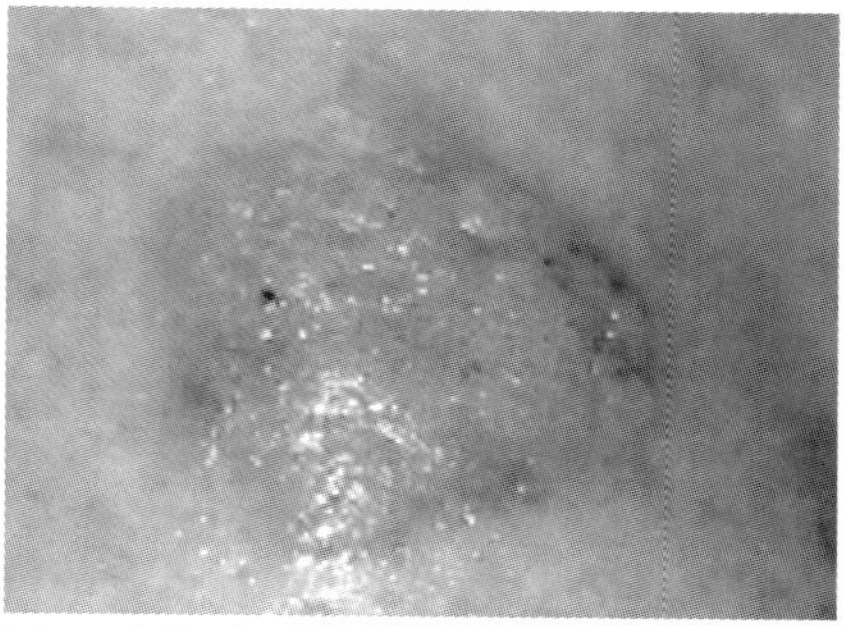

図3　光線（日光）角化症：表面は赤くてざらざらしています

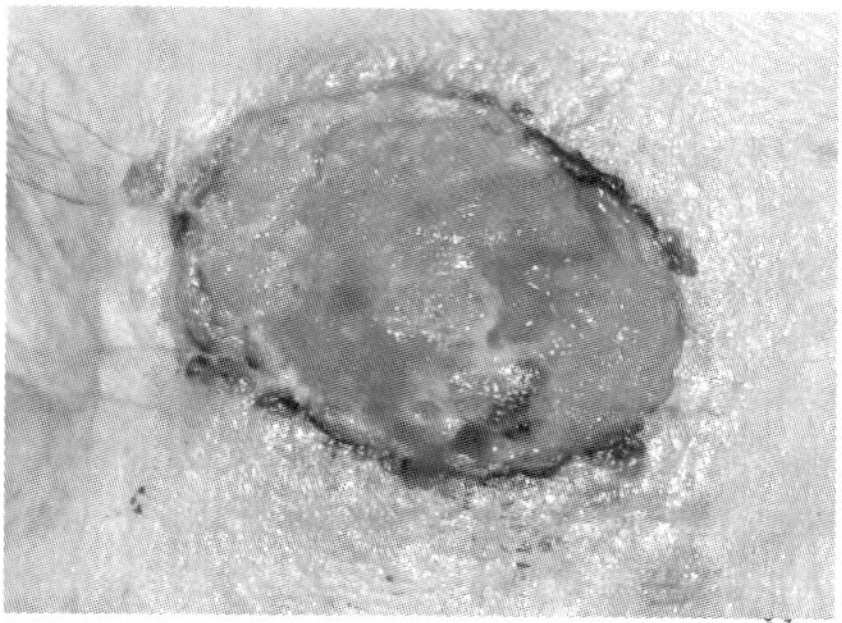

図4　有棘細胞がん：悪臭を伴い、出血や膿《うみ》を認めます

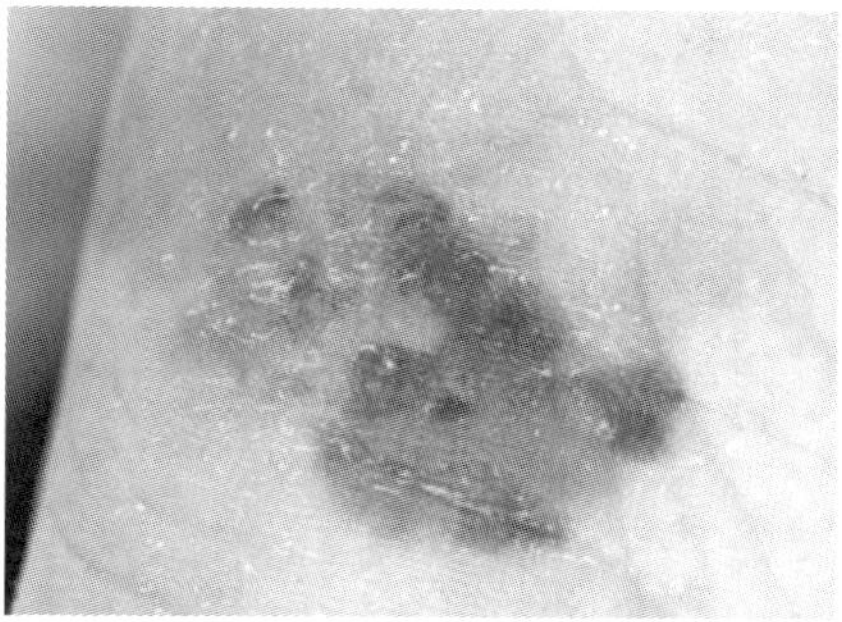

図5　悪性黒色腫：非対称性の病変で、色調にむらがあり、境界も不鮮明です

を伴わないことが多いです。最初はほんの小さな病変でも、放置すればどんどん大きくなっていきます。最初はゆっくりでも、だんだんと加速度的に大きくなってくる場合もあります。

いつかは消えるだろうと（希望的観測に）思っても、あるいは通常の膏薬《こうやく》治療を行っても、全く不変、あるいは拡大する場合は、まず「皮膚がん」を疑ってかかる必要があります。たかが皮膚病と思って軽視していると、皮膚がんであった場合は、最後にはほかの臓器のがんと同様、リンパ節や内臓に転移して死に至ります。治療法のある早期に、対処されることをお勧めします。

頭頸部腫瘍
——上咽頭がん、喉頭がんの治療

耳鼻いんこう科 科長　西川《にしかわ》 周治《しゅうじ》
耳鼻いんこう科 前科長　川上《かわかみ》 理郎《みちろう》（2018年3月31日まで所属）

●上咽頭がんとは？

上咽頭《じょういんとう》とは鼻腔《びくう》に続く気道で、頭蓋底《とうがいてい》から硬口蓋《こうこうがい》の高さまでをいいます。

上咽頭がんの特徴としては、①がんが顔面深部にあり、手術的にアプローチしにくい、②早期より頸部《けいぶ》リンパ節転移をきたす、③肺などへの遠隔転移も多い、④脳神経症状を伴うことが多い、⑤経験的に放射線や抗がん剤が効きやすい、⑤発見しにくい、などが挙げられます。その発症にはEBウイルスの関与が指摘されています。

●初発症状／耳が塞《ふさ》がった感じ（耳閉感《じへいかん》）が続く（既に滲出性中耳炎《しんしゅつせいちゅうじえん》として治療されている場合もあります）、鼻づまり、鼻出血が続く、ものが二重に見える、視力が落ちた、上頸部に硬い腫瘤《しゅりゅう》（リンパ節）が触れる、頭痛などがあります。

●治療方針／基本的には放射線治療を行います。頭蓋内へ浸潤《しんじゅん》するようなT4症例では、全身化学療法を先行させ全頸部照射、あるいは化学療法併用で照射をします。照射後、頸部転移リンパ節が残存すれば、頸部郭《かく》清《せい》術を行います。放射線治療後に、耳管《じかん》機能が低下し滲出性中耳炎を生じることがあり、一旦発症すると難治性です。また照射範囲に唾液腺《だえきせん》が含まれる場合は唾液分泌障害が起こります。

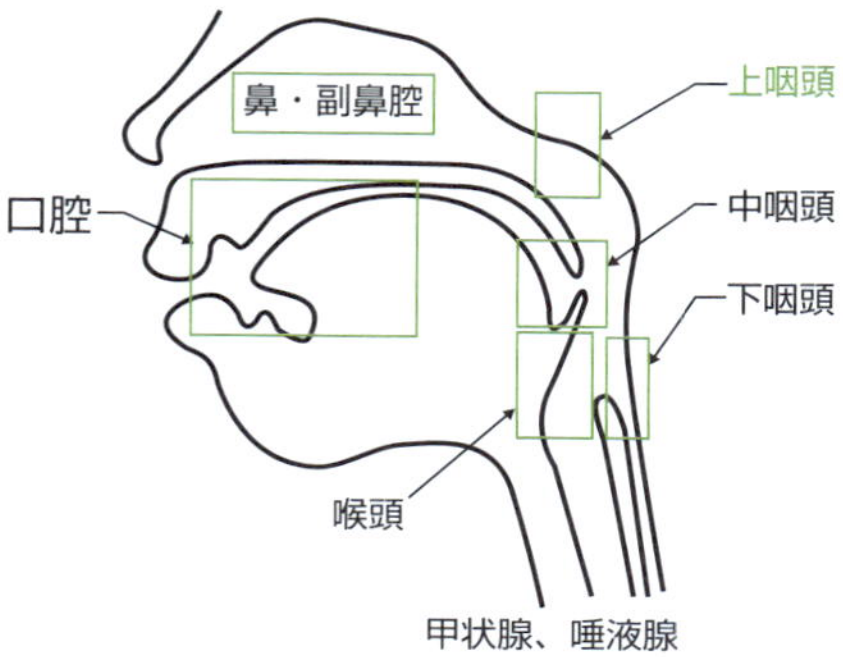

図1　頭頸部がんの部位

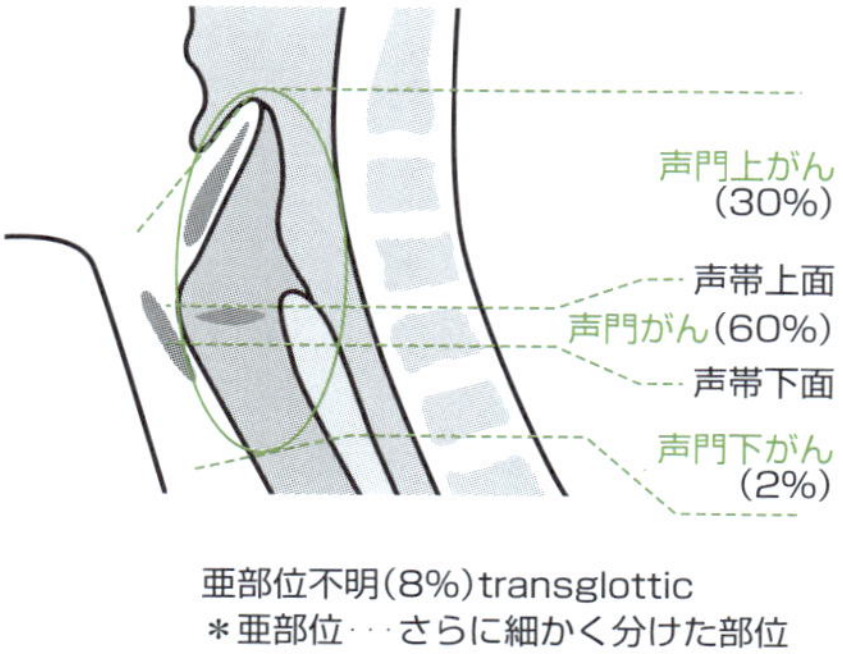

図2　喉頭がん（亜部位）

●喉頭がんとは?

喉頭《こうとう》がんはその存在部位で3つに分類されます。声門《せいもん》がん（60%）・声門上がん（30%）・声門下がん（2%）、その他分類不能となります（図2）。

喫煙による発がんの危険性（吸わない人と比べた危険度）は、喉頭がんの場合は32・5倍とされています。つまり非喫煙者には喉頭がんは、ほとんどないということです（喉頭がん患者の97%はスモーカーです）。喉頭がんの特徴としては、①声門がんは症状が早期に出現するため早期がんが多い、②声門上がん、声門下がんは症状が出現しにくいため発見された時点で進行がんが多く、また早期から頸部リンパ節転移をきたすことがあります。

●初発症状／風邪《かぜ》を引いていないのに声がかれる、いつまで経っても声がれが治らない、痰《たん》に血が混じる、呼吸困難感があるなどです。

●治療方針／ステージⅠ、Ⅱの早期がんの場合は放射線治療を優先しますが、効果がなければ、喉頭部分切除術、喉頭全摘出術を行います。ステージⅢ以上の進行がんの場合は原則として、喉頭全摘出術＋転移側の頸部郭清術を行います。

喉頭全摘出術後の問題点としては、何より声を失うことです。喉頭全摘後の代用音声としては、食道発声、電気式人工喉頭、シャント発声などがあります（喉頭全摘を受けた患者さんの親睦会／阪喉会があり、代用音声の指導や生活上の相談などを行っています）。

頭頸部腫瘍
——甲状腺腫瘍の治療

耳鼻いんこう科 科長　西川《にしかわ》 周治《しゅうじ》
耳鼻いんこう科 前科長　川上《かわかみ》 理郎《みちろう》（2018年3月31日まで所属）

●甲状腺腫瘍とは？

甲状腺《こうじょうせん》とは頸部《けいぶ》の喉仏《のどぼとけ》のやや下にある臓器です（図）。甲状腺ホルモンを分泌し、気管にまたがって存在し、食道にも近く反回神経にも接しています。甲状腺は、脳下垂体《のうかすいたい》から分泌される甲状腺刺激ホルモン（TSH）の刺激を受けて、トリヨードサイロニン（T3）とサイロキシン（T4）という2つの甲状腺ホルモンを分泌します。甲状腺に異常があると、これらのホルモンの分泌が過剰になったり（甲状腺機能亢進症《こうじょうせんきのうこうしんしょう》）、不足したりして（甲状腺機能低下症）さまざまな症状が現れます。

甲状腺の疾患は大きく2つに分かれます。1つは甲状腺機能異常で甲状腺ホルモンを過剰に分泌したり、逆にホルモンが不足したりするものです。甲状腺機能亢進としてはバセドウ病、プランマー病、無痛性甲状腺炎、亜急性甲状腺炎などがあります。甲状腺機能低下としては橋本病（慢性甲状腺炎）があります。これらの機能異常は主に内科で治療されます。もう1つは甲状腺形態異常です。甲状腺が全体的に大きくなる甲状腺腫《こうじょうせんしゅ》と甲状腺内にしこりができる腫瘍《しゅよう》があり、腫瘍には良性と悪性があります。

良性には、腺腫様甲状腺腫、濾胞腺腫《ろほうせんしゅ》、嚢胞《のうほう》などがあり、悪性は甲状腺がん、悪性リンパ腫などがあります。耳鼻科では主に腫瘍を扱っています。甲状腺腫瘍は極めて頻度《ひんど》の高い疾患で女性の5・3〜6・4％、男性の0・8〜1・5％にみられます。また甲状腺がんも高率に認められ、甲状腺がん

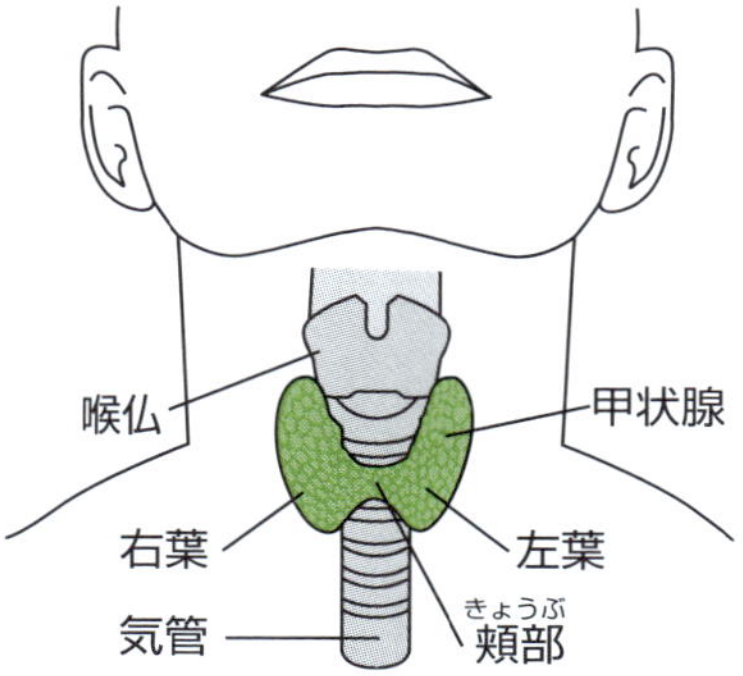

図　甲状腺の構造

の剖検《ぼうけん》（病死した患者の遺体を解剖して調べること）での頻度は米国で0・5～13％、日本では3・7～28・4％です。

甲状腺腫瘍の初発症状は前頸部に腫瘤《しゅりゅう》を触れる、側頸部に腫瘤を触れる（頸部リンパ節転移）、息漏《いきも》れの声がれが続く（がんの場合、声帯麻痺《せいたいまひ》）などです。

甲状腺腫瘍診断（がん）に必要な検査には、頸部エコー、エコーガイド下の穿刺細胞診《せんしさいぼうしん》、頸部CT（造影）、MRI、胸部CT（肺転移のチェック）などがあります。特に穿刺細胞診では得られる情報が多く、組織型も決定できることもあり、当院では初診時にエコーガイド下の細胞診を行うことが可能です。

甲状腺がんはいくつかのグループに分かれます。最も多いのは乳頭がんで約85％、予後は良いですが、リンパ節転移を起こしやすいという特徴があります。濾胞がんは約10％、予後は良いものが多いですが、一部に肺転移を起こすものがあります。髄様がんは約2％で予後は悪く、ほかの内分泌系にも異常をきたすことがあります。未分化がんは約3％、予後は非常に悪く、低分化がんは、予後の良い乳頭がんや濾胞がんと未分化がんの中間的な病態を示します。

甲状腺腫瘍の治療は手術です。良性の場合は、腫瘍径が3（4）cm以上、経過観察中に腫瘍の増大がみられる、血清サイログロブリン値が500ng／mL以上などの場合、手術適応と考えています。甲状腺がんの場合は原則として手術を行い、左右の一方に限局している場合は甲状腺半切除、両側に存在するものは全摘、リンパ節転移がある場合は転移側の保存的頸部郭清術を追加します。

頭頸部腫瘍
――唾液腺腫瘍の治療

耳鼻いんこう科 科長　西川《にしかわ》 周治《しゅうじ》
耳鼻いんこう科 前科長　川上《かわかみ》 理郎《みちろう》（2018年3月31日まで所属）

●唾液腺腫瘍とは？

唾液腺《だえきせん》には、耳下腺《じかせん》、顎下腺《がっかせん》、舌下腺《ぜっかせん》の3対の大唾液腺と、口腔《こうくう》、咽頭《いんとう》粘膜表面に多数散在する小唾液腺があります。大唾液腺で作られた唾液は、導管を通り口腔内に分泌されます。分泌される唾液には、食物を消化し、口腔内を湿らせ、清潔に保つ作用などがあります。

唾液腺の代表的な疾患としては、流行性耳下腺炎《りゅうこうせいじかせんえん》（おたふくかぜ）、小児反復性耳下腺炎、シェーグレン症候群、唾石症《だせきしょう》、唾液腺腫瘍《だえきせんしゅよう》などが挙げられます。

●唾液腺腫瘍病理の特徴

唾液腺腫瘍は、ほかの臓器にできる腫瘍と比べ組織の種類がさまざまです。頻度《ひんど》の高い唾液腺腫瘍は順に、多形腺腫《たけいせんしゅ》、ワルチン腫瘍、基底細胞腺腫、粘表皮《ねんひょうひ》がん、腺様嚢胞《せんようのうほう》がん、腺房細胞《せんぼうさいぼう》がん、良性の多形腺腫《たけいせんしゅ》から発生する多形腺腫由来《ゆらい》がんです。

唾液腺腫瘍診断の検査には、唾液腺腫瘍の広がりが分かるＭＲＩ、組織型（良悪性）を推定できる頸部《けいぶ》エコー、エコーガイド下穿刺細胞診《せんしさいぼうしん》などがあります。当科では初診日に、エコーガイド下の穿刺細胞診まで行うことができます。

唾液腺腫瘍の特徴としては次のような点が挙げられます。

①唾液腺腫瘍の大部分は耳下腺に発生し顎下腺、小唾液腺に10％程度、舌

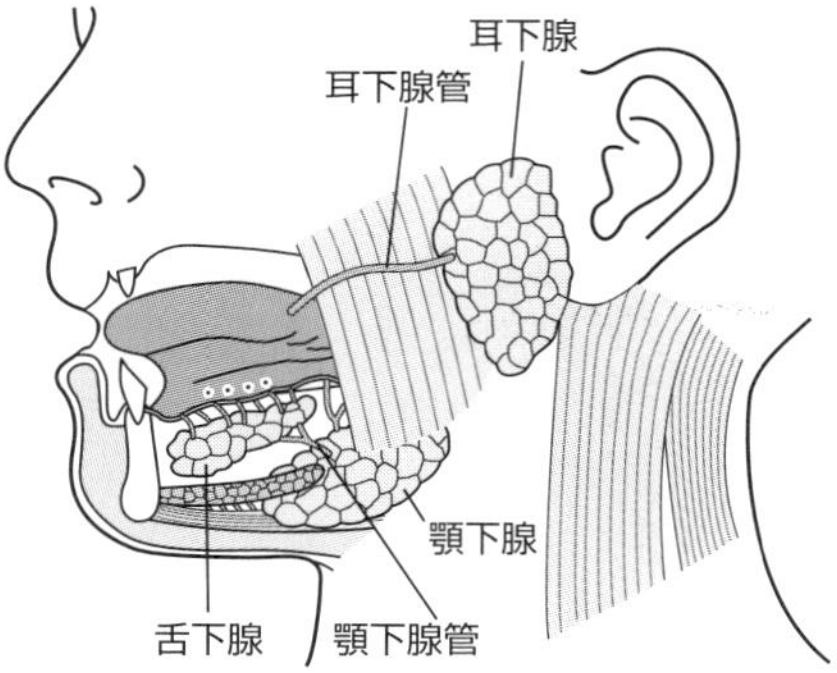

図　唾液腺の構造

下腺には数％

②耳下腺に発生する良性腫瘍の50％が多形腺腫

③顎下腺、小唾液腺に発生する多形腺腫の発生率はともに耳下腺の20分の1程度で、舌下腺ではさらに少ない

④悪性腫瘍は耳下腺では10％程度ですが、顎下腺では約半数、小唾液腺では80％が悪性です。

唾液腺腫瘍の初発症状は耳下部、顎下部の腫瘤《しゅりゅう》ですが、唾液腺腫瘍の中でがんを疑う症状としては、痛みがある、腫瘍が硬く周囲と癒着し動かない、すでに顔面神経麻痺《まひ》がある（耳下腺腫瘍の場合）、腫瘍周辺皮膚の変色などがあります。

●唾液腺腫瘍の治療方針

良性腫瘍でも基本的には手術で、特に多形腺腫はがん化の可能性があり手術を勧めます。がんの場合も手術が主体で、耳下腺がんで悪性度の高いものは顔面神経を含めた拡大全摘を行い、悪性度の低いものは顔面神経の温存に努め、リンパ節転移がある場合は頸部郭清《けいぶかくせい》を追加します。

唾液腺がんの術後の放射線治療の適応としては、高悪性のがん、浸潤性《しんじゅんせい》のもの、頸部リンパ節転移を認めるもの、神経浸潤を認めるものなどが挙げられます。唾液腺がんに有効な化学療法（抗がん剤）は現在なく、あくまで補助的な役割です。

口の中の前がん病変から口腔がんについて

歯科口腔外科 科長　松岡《まつおか》 裕大《ゆうだい》

口の中の前がん病変とは？

前がん病変とは、がんではありませんが、がんになる可能性の高い病変を総称します。例えば口の中では白板症《はくばんしょう》、紅板症《こうばんしょう》、および扁平苔癬《へんぺいたいせん》があります。それぞれどのような病変なのかを具体的に説明します。

白板症は、粘膜に生じた摩擦によって除去できない白色の病変で、そのがん化率は3～17%程度といわれています（図1）。病変の程度もさまざまですが、疣状《いぼじょう》、腫瘤状《しゅりゅうじょう》で潰瘍《かいよう》を伴い表面が凹凸でひび割れている場合はがんになる可能性が高く、すでにがんの場合もあります。原因は明らかではありませんが、喫煙、飲酒、歯のとがった部分による物理的な刺激などで引き起こされると考えられています。一般的に高齢者に多く、男性に多い傾向があります。

紅板症は、粘膜に赤くなったビロード状の紅斑《こうはん》がみられる病変で、白板症よりもがんになる可能性が高いといわれていますが、まれな病変です。

扁平苔癬は、白板症に似ていますが、白板症のように粘膜が全体的に白くなる病変ではなく、白い線状の白斑《はくはん》がレース状に形成される病変で時に痛みを伴います（図2）。年齢的には40歳以上の女性に多いといわれています。

いずれの病変も口の中のいたるところにでき、確定診断を得るために組織の一部を取って病状を確認する必要があります。その結果、がんになる可能性が高い病状であれば、手術にて切除することでがんを予防することにつながります。

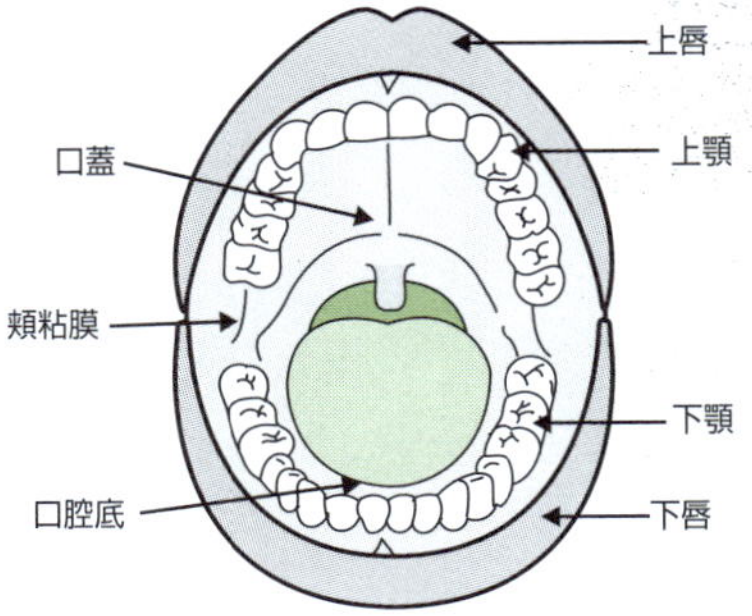

図4　口の中の部位

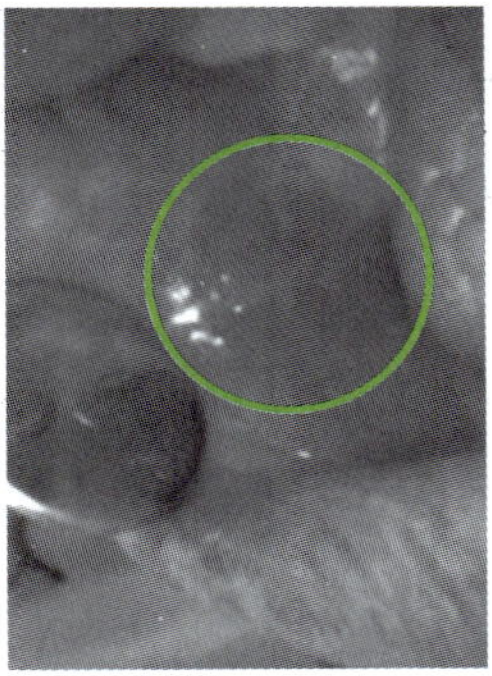

図2　扁平苔癬

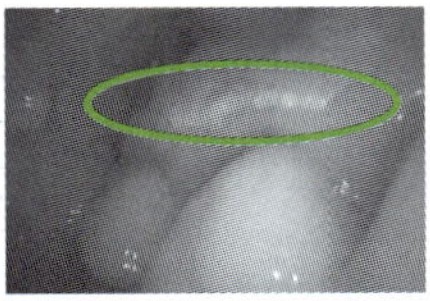

図1　白板症

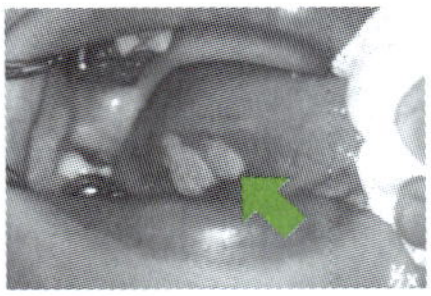

図3　口腔がん(舌がん)

口腔がんとは?

口腔《こうくう》がんは口の中にできるがんで、前がん病変からさらに病変が進み、がん化したものをいいます(図3)。口腔がんのほとんどが扁平上皮《へんぺいじょうひ》がんと呼ばれる口の中の粘膜上皮から発生したがんで90%以上を占めます。それ以外にも唾《だ》液腺《えきせん》から発生した腺がんや骨肉腫《こつにくしゅ》のような肉腫もできます。扁平上皮がんにおいては舌が約60%で最も多く、次いで下顎《かがく》歯肉に約12%、口腔底に約10%、頬粘膜に約9%、上顎《じょうがく》歯肉に約6%で、そのほか口蓋《こうがい》や唇にもできます。

前がん病変と同じように原因は明らかではありませんが、喫煙、飲酒、慢性的な機械的刺激(不適合の歯の詰め物等)、刺激物を好んで食する、などが危険因子として考えられています。一般的には高齢者に多くみられますが、比較的若い年齢層にもできることがあります。また男性に多く、人口の高齢化に伴い増加傾向にあります。口腔がんを放置しておくと、がんが大きくなるにつれ首のリンパ節に転移し、さらには肺や骨などに転移することもあり、死に至ることもあります。口腔がんも体にできる他のがんと同じように、大きさ、リンパ節転移があるかどうか、遠隔転移しているかどうかによってステージ分類がなされ、それぞれのステージによって治療法が異なります。

現在の標準的治療は手術療法、放射線療法、および化学療法を組み合わせた集学的治療が基本で、そのほか分子標的治療薬や免疫チェックポイント阻害薬も使われ始めています。いずれにしても早い段階での治療が生命予後を左右します。

緩和ケアの今

緩和ケアチーム医師　西村《にしむら》 元宏《もとひろ》　緩和ケア認定看護師　是澤《これさわ》 広美《ひろみ》
緩和ケア内科 前科長　藤田《ふじた》 和子《かずこ》（文責、2018年3月31日まで所属）

●緩和ケアの役割とは

がん対策基本法が施行されてから10年余になります。がんは油断できない疾病ですが、予後の悪い難治性疾患はほかにも多いのに、なぜ、がんという病気に対してだけの法律が制定されているのでしょうか。それは、日本ではがんが死因の1位となり、患者さんだけではなく、家族や友人、同僚など多くの人たちにとって、がんが非常にやっかいな存在となっていることが1つの理由として挙げられます。

残念ながら、がんが進行して発見された場合、患者さん一人ひとりの生活を考えると、その日常生活のあり方は、患者さんとその周囲の人たちだけではなく、日本の経済や産業のあり方、文化にも大きな影響を及ぼします。例えば、働き盛りの男性ががんと診断され、体力や気力が急に低下してしまったとしたら、その方の家族や友人も毎日の生活を心穏やかに過ごすことができず、また、職場でその方の担ってきた役割が欠け、代行する同僚の気持ちも穏やかではないでしょう。1人の患者さんが社会の中で果たしている役割は、簡単に想像できるほど小さなものではなさそうです。

がん対策基本法では、がんに対して国を挙げてさまざまな取り組みを行っていくための方策が、多方面から吟味されています。その中で緩和ケアの占める重要性は、法が改定されるたびに大きくなってきています。現在の緩和ケアは、病気になってもその人らしく生活していけるようにすることを大きな目標にしています。

もともと古典的な緩和ケアの考えは、聖地巡礼中に傷ついた旅人を癒やすこと（お遍路さんへの接待）から発生しており、施しを授ける場所は今日のホスピスの語源になっています。がん診療に限らず、21世紀の医療は分子生物学、遺伝子レベルの病態解明の発展とともに進歩し続けており、基礎分野の発見がすぐさま臨床応用される時代であるのに対し、緩和医療に対する世間一般の人々のイメージは未だに、16世紀の夕暮れの街道で旅人の傷口を洗う姿に終始している感は否めません。

２０１０年にテメルらが発表した「転移性非小細胞肺がん患者における早期緩和ケア」という論文は、世界に大きな波紋を投げかけました。その内容には、専門家の心理サポートをがんの診断時から検査や治療と平行して受けた患者のほうが、受けなかった患者よりもより質の高い生活をより長く享受して最期のときを迎えたということが示されています。論文の内容については、その後も論争が続いていますが、がん診療や緩和ケアに携わっている医療者側としては、「やはりそうだったか」という感慨を覚えます。

当院は急性期病院であり、がんの早期発見、早期治療に尽力していますが、緩和ケアについても一人ひとりの患者さんの状態に合わせ、治療と平行して提供しています。

第2章

本当は怖い生活習慣病

高血圧症について

循環器内科　杉本《すぎもと》 雅史《まさふみ》

高血圧症とは何でしょう？

●血圧について／私たちの体の中には血液が流れており、酸素や栄養分などが運ばれています。その血液を送り出しているポンプの働きをしているのが心臓で、心臓が血管にかける圧力のことを血圧と呼びます。心臓が収縮したときの血圧を収縮期血圧、心臓が拡張したときの血圧を拡張期血圧と呼ぶため、血圧を測定した場合は上の血圧と下の血圧が表示されます。この血圧が高くなった状態を高血圧症と呼びます。

●高血圧症の基準／高血圧症とは、血圧が持続して一定値を超えた場合に診断され、一般的には診察室での血圧が１４０／90ｍｍＨｇ以上、家庭血圧が１３５／85ｍｍＨｇを超えた場合に診断されます。ただし、血圧は動いたり会話したりするだけでも上下し、時間帯によっても変動します。また家庭血圧は正常でも、診察室では血圧が上昇する「白衣高血圧」という特殊な高血圧の方もいます。血圧を測定する際はリラックスした状態で、いつも同じ時間帯に同じ腕で測定することが望ましいです。

●高血圧症の種類／高血圧症は生活習慣や遺伝的素因による本態性高血圧症と、腎疾患《じんしっかん》や睡眠時無呼吸症候群、ホルモン異常などに伴う二次性高血圧症に分類されます。頻度《ひんど》としては90％程度が本態性高血圧症ですが、比較的若い方の高血圧症や急激に発症した高血圧症の場合には、二次性高血圧症が隠れていることがあるので注意が必要です。二次性高血

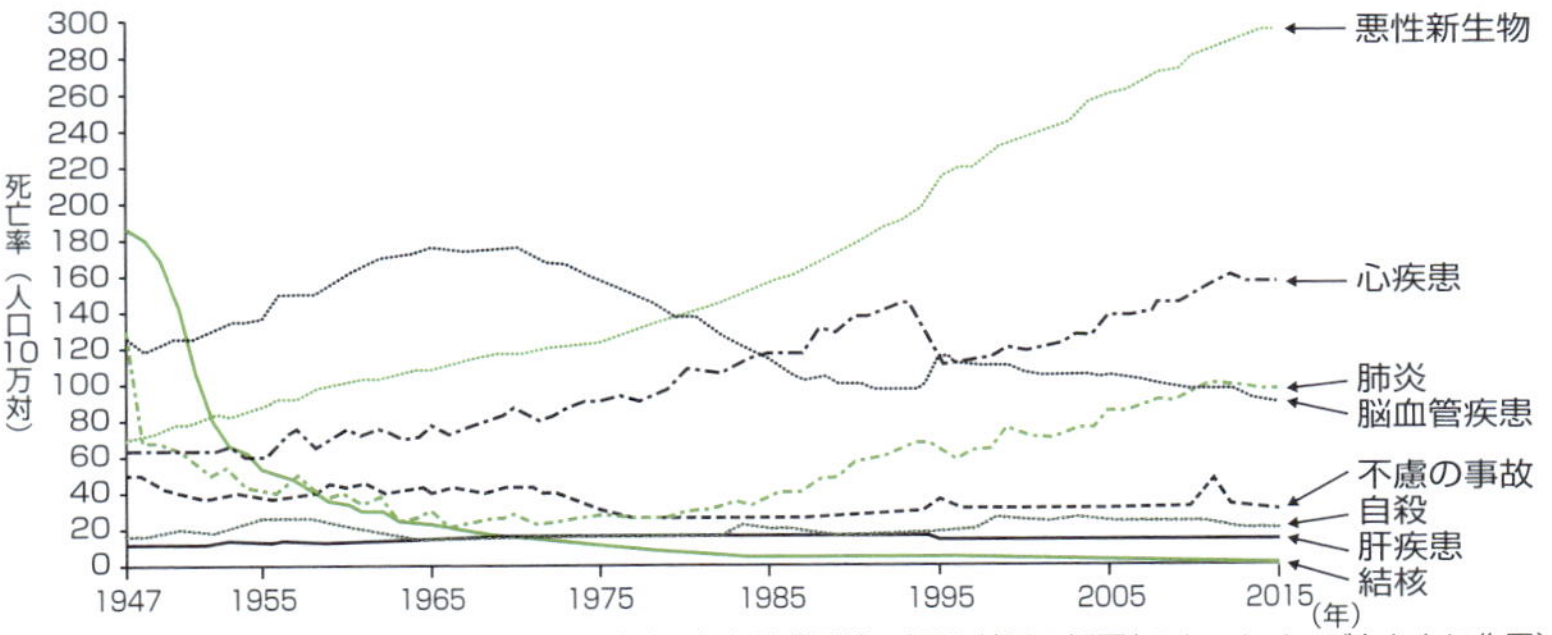

（厚生労働省「平成 27年人口動態統計月報年計〈概数〉の概況 結果の概要」のホームページをもとに作図）

図　主な死因別にみた死亡率（人口 10 万対）の年次推移

圧症は特別な検査・治療法が必要になることがありますので、心当たりのある方は医療機関に相談してください。

●高血圧症を放置するとどうなるの？

●動脈硬化の進行／血圧が多少高くても自覚症状として現れることは少ないです。ただし、高度の高血圧症になると頭痛やめまいなどの自覚症状を伴うことがあり、時には脳出血などの重篤な合併症を引き起こすこともあります。また血圧が高い状態を何年も放置すると全身の血管が狭く脆《もろ》くなり、動脈硬化を進行させ、さまざまな合併症を引き起こします。

●心血管系合併症／高血圧症による代表的な合併症として、狭心症《きょうしんしょう》や脳卒中といった心血管系合併症が挙げられます。いずれも心臓や脳などの重要な臓器への血流が悪くなる疾患で、これらは日本人の死因の多くを占めています。そのほかにも腎臓の機能が低下して血液透析などの治療が必要になったり、足の血管が細くなって壊死《えし》（血流が悪くなり組織が死んでしまうこと）を引き起こしたりすることもあります。

●高血圧症の治療——血圧の薬は一生飲み続けるの？

●生活習慣の改善／内服薬での治療を開始する前に、生活習慣の改善、食事・運動療法を行うことが重要です。睡眠不足や過労によるストレス、喫煙などが高血圧症の原因となるといわれています。特に喫煙は高血圧症

表　降圧目標

	診察室血圧	家庭血圧
若年，中年，前期高齢者患者	140/90mmHg 未満	135/85mmHg 未満
後期高齢者患者	150/90mmHg 未満 （忍容性があれば 140/90mmHg 未満）	145/85mmHg 未満（目安） （忍容性があれば 135/85mmHg 未満）
糖尿病患者	130/80mmHg 未満	125/75mmHg 未満
CKD 患者（蛋白尿陽性）	130/80mmHg 未満	125/75mmHg 未満（目安）
脳血管障害患者 冠動脈疾患患者	140/90mmHg 未満	135/85mmHg 未満（目安）

注　目安で示す診察室血圧と家庭血圧の目標値の差は，診察室血圧 140/90mmHg，家庭血圧 135/85mmHg が，高血圧の診断基準であることから，この二者の差をあてはめたものである

（出典：日本高血圧学会高血圧治療ガイドライン作成委員会「高血圧治療ガイドライン 2014」，ライフサイエンス出版株式会社，2014 年）

だけでなく、肺がんや脳梗塞《のうこうそく》などのさまざまな疾患のリスクとなるといわれ、高血圧症と診断された際は、まず禁煙することが重要です。

●食事・運動療法／塩分の摂取量が高血圧症の発症と関連します。塩分摂取量を1日6g以下に抑えることが重要といわれています。醤油や味噌汁、漬物などの塩分摂取を控えることが高血圧症の治療につながります。当院では栄養士による栄養指導を行っています。またウォーキングなどの有酸素運動を行うことも、高血圧症の治療においては有効です。

●薬物療法／生活習慣の改善や食事・運動療法を行っても高血圧が持続する場合は内服薬での薬物療法を行います。また併存する疾患により目標とすべき血圧は少し異なります。血圧を下げる内服薬にはいくつかの種類があるため、医師と相談の上、内服を開始してください。摂生することで血圧が下がった場合、内服薬の減量・中止は可能ですが、急にやめると血圧が不安定になることがあり、ご自身で調整したり頓用《とんよう》したりすることなく、必ず医師に相談しながら治療を行ってください。

当院では24時間血圧計測定や二次性高血圧症の精査・治療なども行っています。高血圧症と診断された場合は、自己判断で放置することなく、医療機関の受診をお勧めします。また内服薬だけでなく、自宅での血圧測定や生活習慣の改善が治療において非常に重要です。健康寿命を延ばすために、至適な血圧をめざすように心掛けましょう。

初期から侮れない糖尿病

糖尿病内科 科長 **最上《もがみ》 伸一《しんいち》**

「糖尿病予備群」と言われたら

糖尿病は、世界中で患者数が増加し、ＷＨＯがエイズに続き世界で2番目に戦略が必要と決議した病気です。日本でも厚生労働省の推計では、糖尿病が強く疑われる人は９５０万人、病気の可能性を否定できない「糖尿病予備群」が１１００万人で、これらを合わせると国民の約６人に１人が何らかの血糖異常の可能性があります。

さて、糖尿病予備群と言われて皆さんどう思われるでしょうか？

①これは大変だ。早速気をつけよう

②まだ大丈夫なのかな

①と思い実行できる方は、糖尿病に進展するリスクは恐らく少ないでしょう。しかし、人間どうしても甘く思いたいものです。どちらかと言えば、②と思う方のほうが多いのではないでしょうか。私たちの外来にも、初めて糖尿病を指摘された患者さんがたくさん来院されますが、過去に「予備群」とか「境界型」と言われている方が割とおられ、ほとんどの方は対策が取れていません。

では、「予備群」ならまだ心配はいらないのでしょうか？ 残念ながらそうはいきません。まず糖尿病へ進展するリスクは当然上がります。また、予備群の中でも食後血糖が一過性に上がりすぎる食後過血糖の方は、すでにこの段階から狭心症《きょうしんしょう》・心筋梗塞《しんきんこうそく》といった心血管疾患のリスクが高まっていることが国内外の研究で明らかにされています。血糖値は少々高くても全く症状がないため、なかなか自覚が持てませんが、事態は知らないところで進んでいるのです。「正常」とは言えないからこそ「予備群」などの名が付けられているのであり、「予備群」と言われた方は、糖尿病に準じた食事・運動療法の開始を考慮する必要があることを知っておいてください。

●糖尿病治療の進歩とさまざまな問題

1957年に最初の経口糖尿病治療薬（SU剤）が発売されて以降、ビグアナイド、α-グルコシダーゼ阻害薬、チアゾリジン、グリニドといった種々の薬剤が発売され、そして近年ではDPP-4阻害薬、SGLT2阻害薬という新規薬剤の登場で、糖尿病患者の血糖コントロール状態は改善の一途を辿っています。

一方、1922年に初めて1型糖尿病患者にインスリン製剤が投与されて以降、製剤技術と注射器の進歩とともに種々のインスリン製剤が生み出されました。特に2001年以降のインスリンアナログ製剤という種類のインスリンが登場したことで、より生理的なインスリン分泌パターンに近づけることが可能になり、またインスリン持続注入器（CSII／continuous subcutaneous insulin infusion）の進歩により、1型糖尿病患者でもきめ細やかな血糖管理が可能になりつつあります。JDDM研究（糖尿病データマネジメント研究）でも日本人の平均HbA1cは概ね低下していますが、持続血糖測定システム（CGMS／continuous glucose monitoring system）が使用可能となったことで、同じHbA1cでも血糖変動は大きく異なることが分かるようになり、いかに変動の少ない〝質のいい〝HbA1cをめざすかが重視されるようになってきました。薬剤の選択肢が増えたからこそ〝質〟に踏み込むことも可能になりましたが、特に高齢者においては併存疾患の増加とともに、現在問題となっているpolypharmacy（多剤服用）の一因ともなりかねない状況となっています。

2016年に日本糖尿病学会より「高齢者糖尿病の血糖コントロール目標について」が発表され、年齢だけでなく使用薬剤（低血糖のリスクの有無）と身体状況を勘案して目標設定をするよう求められています。増え続ける高齢者の服薬管理は困難なことも多いのですが、複数の薬剤を混合した合剤や、最近市場に出回りだした週1回投与タイプの薬剤はpolypharmacy対策の一助となり得るものと思われます。しかし、どんな薬剤を使用していようと、やはり食事・運動療法が血糖コントロールの基本であり、HbA1cが変化した場合にその原因を掘り下げ、改善の場合にはそれを継続し、悪化の場合には原因に対するアプローチを考えていく姿勢が重要です。

糖尿病性足病変とフットケア

心臓血管外科 科長　川田《かわた》 雅俊《まさとし》

●糖尿病性足病変は神経障害、末梢血管障害、感染が複合して生じる

1. 神経障害

神経障害には自律神経障害、運動神経障害、知覚神経障害があります。

自律神経障害によって皮膚の血流が傷害されてむくみを生じ、汗腺の機能の低下で皮膚が乾燥して亀裂が起こりやすく、傷が治りにくくなります。また、骨の吸収が増えてもろくなり、足が変形しやすくなります。運動神経が障害されると足趾《そくし》（足の指）が変形し、指の背面や踏み返しの部位に胼胝《べんち》（たこ）や潰瘍《かいよう》を生じやすくなります。温痛覚が低下すると、外的刺激に対して鈍感になり、足底に胼胝ができたり、靴ずれなどの摩擦刺激で水疱ができたり、カイロなどで低温やけどを起こしたりする危険性があります。

2. 末梢血管障害

末梢血管障害は動脈の内腔《ないくう》が狭くなり、血管が詰まることによる血流低下と動脈壁内（中膜）の石灰化による弾力性低下を生じます。また、通常と比べて膝《ひざ》以下の動脈が障害される傾向にあり、血管内治療やバイパス術がより困難になっています。

3. 感染

糖尿病は感染に対する防御能力が低下して、微細な皮膚の損傷から皮下

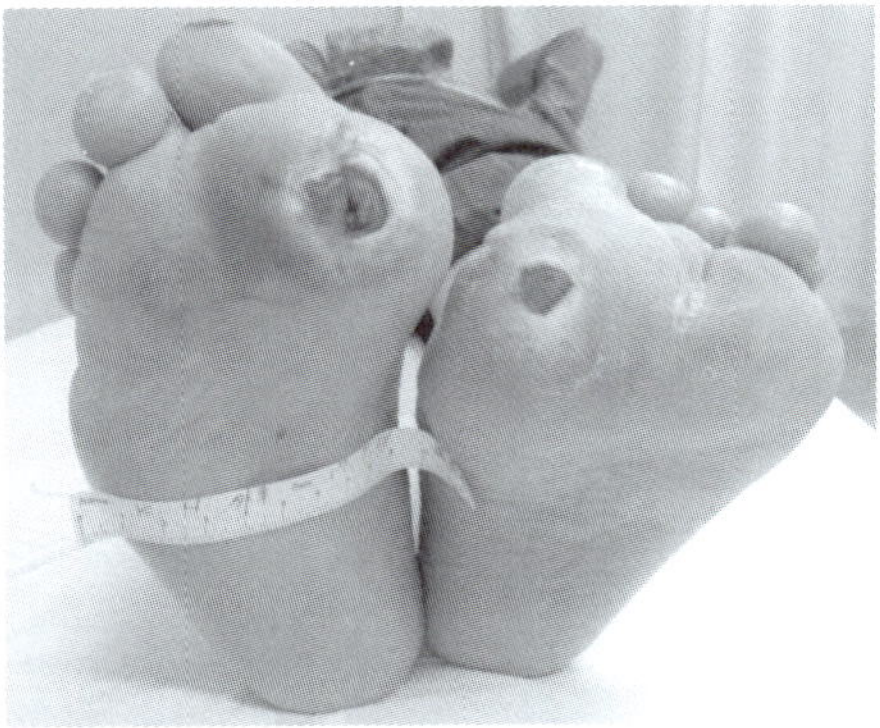

図　糖尿病性足病変
両足の変形と胼胝下に潰瘍を認めます

軟部組織に炎症が波及しやすいので注意が必要です。

神経障害や血流障害が原因で足に潰瘍や傷ができても痛みがなく、視力障害もあるので発見が遅れ、放置することで感染が深部にまで達し、骨が溶けたり、膿《うみ》が溜《た》まって足趾の切断や、敗血症《はいけつしょう》になって下腿《かたい》や大腿《だいたい》切断が必要になったりする場合があります。

●フットケア──自分で行うケアと医療者が行うケア

●セルフフットケア

①靴が足に合っているか、中に異物や血液などの付着がないかを確認する。
②ぶつけて傷ができたり、冷えによる血流悪化を防ぐために靴下を履く。
③乾燥して亀裂を生じないように足に保湿剤を塗る。
④白癬症《はくせんしょう》に対して抗真菌剤（クリームや外用液）を塗る。
⑤浴槽に入る前やシャワーの前に、温度計や手で温度（約40℃）を確認する。
⑥貼ったり靴に入れたりするカイロは使用しない。
⑦暖房具をつけたまま寝ない。
⑧目が見えにくいのに爪を切ると、知覚障害のために皮膚を切ったり、深爪をして出血したり、化膿して壊疽《えそ》に陥ったりする危険性があるので、

自分では切らない。
⑨胼胝や鶏眼《けいがん》(うおのめ)用の貼付式サリチル酸製剤は、歩行でずれて健常部も浸軟させ、新たな潰瘍を形成する危険性があるので使用しない。

●外来で行うフットケア

①胼胝や鶏眼の処置。
②爪切り、爪白癬を含む肥厚爪の処置。
③潰瘍の有無の確認と処置。
④履き物と作成した装具のチェック。

脂肪肝、NASH
脂肪肝炎NASHの診断・治療

副院長　消化器内科　島《しま》 俊英《としひで》

●NASHは肝硬変・肝がんに進行する危険あり

生活様式の欧米化に伴い、わが国で肥満・糖尿病などの生活習慣病患者が増加し、それを背景とした非飲酒者の脂肪肝（非アルコール性脂肪性肝疾患／NAFLD）が急増しています。単なる脂肪肝は肝硬変《かんこうへん》に進行することはあまりありませんが、1980年に米国メイヨークリニックの病理学者ルードヴィッヒが、飲酒歴がないにもかかわらず肝不全で死亡した患者20人を解剖し、NASH（nonalcoholic steatohepatitisの略／非アルコール性脂肪肝炎）と命名したことで、この疾患の存在が知られるようになりました。わが国で増加しているNAFLDの約2割がNASHと考えられ、肝硬変や肝がんに進行する危険があります。現在NASHは先進国で最も重要な肝疾患です。

脂肪肝は比較的容易に診断できますが、NASHは病理学的に診断されるため、肝生検が必要です。肝生検には1泊2日の入院を要するため、NASHを血液検査で診断する方法の開発が世界中で行われています。当院の名誉院長 岡上がわが国のNASH研究班の班長であったことから、当院には近隣の医療機関から多くの患者さんの紹介があり、NAFLD／NASHの診療拠点となっています。過去10年間、肝生検でNAFLDと診断された患者さん900人以上のうち、70％がNASHです。また、過去10年間に「糖尿病患者の肝障害の実態解明」（島ら）、「血液検査によるNA

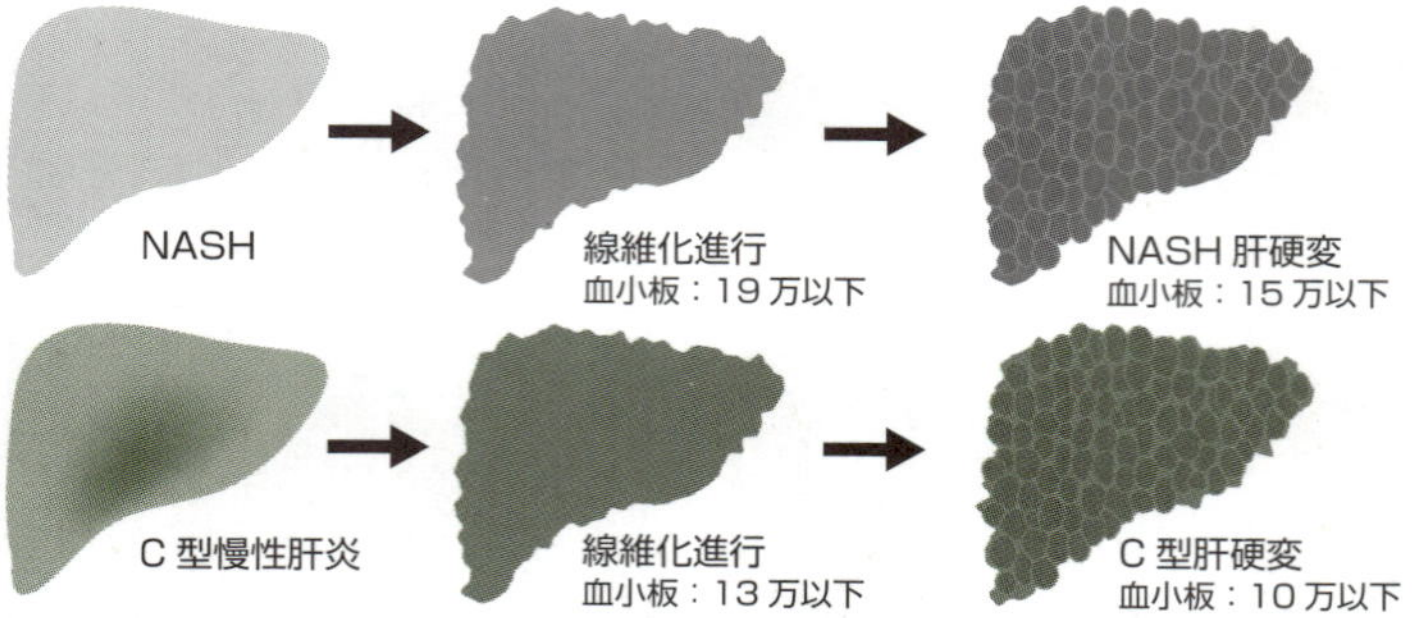

図1　肝線維化が進行すると血小板数が低下するが、NASHは肝硬変に進行しても低下が軽度です

FLD／NASHの診断法の開発」（岡上ら）、「NASHおよびNASHからの肝発がんの感受性遺伝子の同定」（岡上ら）など、世界に誇る研究成果を国内外の学会や英文誌に報告してきました。

●肝生検を行わずにNASHを予測する方法

脂肪肝やNASHになっても特徴的な症状や所見はありません。肝線維化（肝臓での線維の増加）の進行したNASHを見つける一番簡単な検査法は血小板数です。NASHは線維化の進行に伴い血小板数が低下しますが、C型肝炎に比べて下がり方が軽度で、血小板数が15万／μl程度でも多くは肝硬変になっています（図1）。さらに、血小板数が19万／μlを切ると肝線維化の進行したNASHである可能性が高く、肝臓の専門医の診察を受けることをお勧めします。

最近、私たちは単純性脂肪肝とNASHの鑑別、NASHの線維化進展度を血液検査で診断できる方法を開発しました（Hepatology 2016, J Gastroenterol 2017）。Ⅳ型コラーゲン7sとヒアルロン酸を組み合わせたFM-fibro index、Ⅳ型コラーゲン7sとASTを組み合わせたCA indexは現在最も優れた血液による診断法です。

超音波を利用したフィブロスキャンは、肝の線維化とともに脂肪蓄積の程度も評価でき、苦痛を伴うことなく簡便に検査ができる便利な機器です（図2）。当院ではこの機器をNASHの診断、経過観察に役立てています。

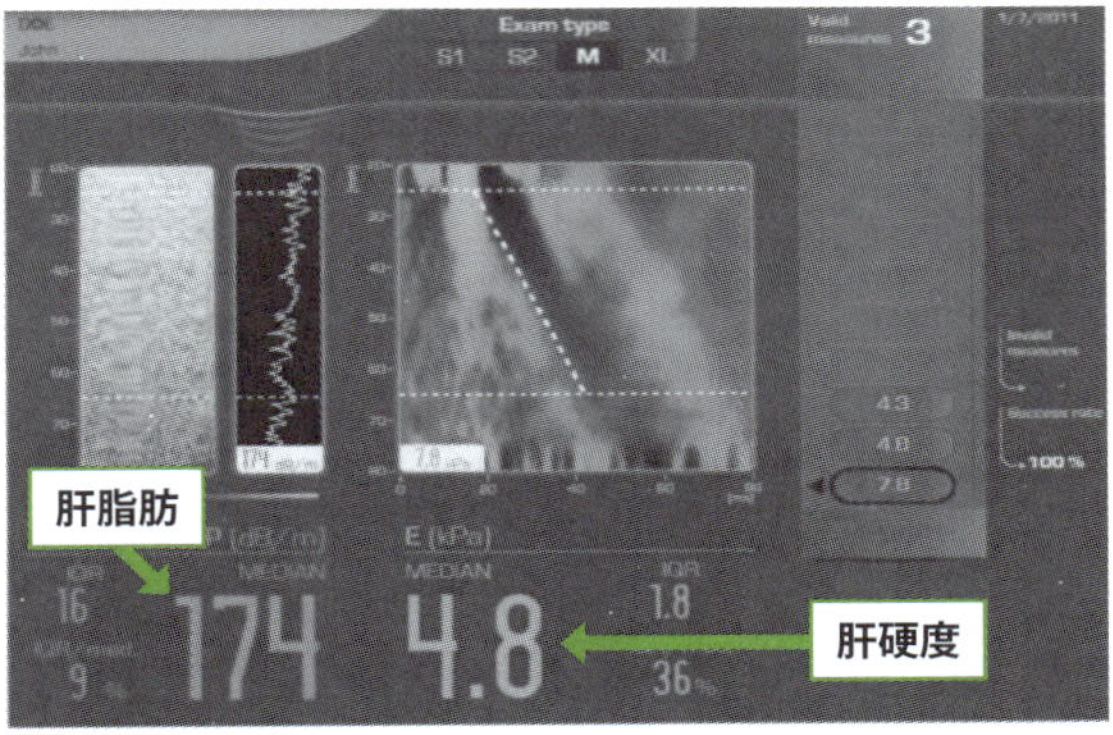

図2　フィブロスキャンにより、肝脂肪と肝硬度（線維化の程度）を同時に測定することができます

肝脂肪の数値（ＣＡＰ）が２５０db／ｍの場合に脂肪肝と判断し、肝硬度が７ｋＰａ以上の場合はＮＡＳＨの疑いありと考え、ＮＡＳＨをスクリーニングしています。

当院では、患者さんが希望すれば同意のもとに無料でＮＡＳＨの発症や線維化の進展、さらには発がんに関与する遺伝子も検査できます。22番目の染色体近くのＰＮＰＬＡ３遺伝子がこれらに関係しており、それ以外にも３つの遺伝子がＮＡＳＨの発症・進展・発がんに関係していることを明らかにしました（PLoS ONE 2012, 2018）。

● ＮＡＳＨの治療は減量。治験による薬物治療も

ＮＡＳＨの治療法は、合併している生活習慣病の治療が大切です。さらに、食習慣の改善と適度な運動を続けることにより、肥満解消に努めることが重要です。しかし、体重を減らすことが困難な人は薬物治療に頼らざるを得ません。糖尿病や脂質異常症の治療薬、ビタミンＥなどの有効性が報告されていますが、保険診療適用のＮＡＳＨ治療薬剤は未だありません。２０１６年からＮＡＳＨ治療薬の開発が世界規模で始まりました。当院はわが国を代表する病院としてこれに参加しています。ＮＡＳＨは肝硬変に進行すると肝がんの危険が高まると同時に、肝臓移植しか治療選択肢がなくなります。このため、まず的確な検査で早期発見し、生活習慣の改善に取り組むことが重要です。

アルコール性肝障害

初期は脂肪肝、進行すると肝硬変・肝臓がん

副院長　消化器内科　島《しま》 俊英《としひで》

●アルコールの長所と、健康障害

アルコールは世界中で飲まれ、私たちの食生活や社会生活に深くかかわっています。アルコールにはリラックスさせる効果があり、人間関係の潤滑油としての働きがあります。また、一般に少量（1日20g以下）の飲酒をしている人は、飲まない人に比べて心筋梗塞《しんきんこうそく》になる割合が低く（Jカーブ効果）、健康に良いと考えられています。

このようにアルコールには良い面があるため健康障害に関して寛容になりがちですが、適量を超えた連日の飲酒は健康障害を引き起こします。日本人は2型アルデヒド脱水素酵素の活性が欧米人に比べて低く、アルコールによる健康障害が起こりやすい体質を持っています。飲酒で顔が赤くなる人は代謝酵素活性が弱いので、飲酒量に注意が必要です。

●アルコールにより脂肪肝から肝硬変へ

大量飲酒により肝障害や膵臓《すいぞう》障害（慢性膵炎）を起こすことはよく知られていますが、それ以外に喉《のど》や食道のがん、大腸がん、乳がんを発症する危険度を上げ、手足のしびれ、痛風《つうふう》などの病気を引き起こします。アルコールによる健康障害は全身に起こりますが、ここでは肝障害について解説します。

飲酒量に関しては、少量（1日20g以下）なら健康に問題ないと考えられています。この量は、日本酒で1合、ビールで500cc（中瓶1本）、ワイン

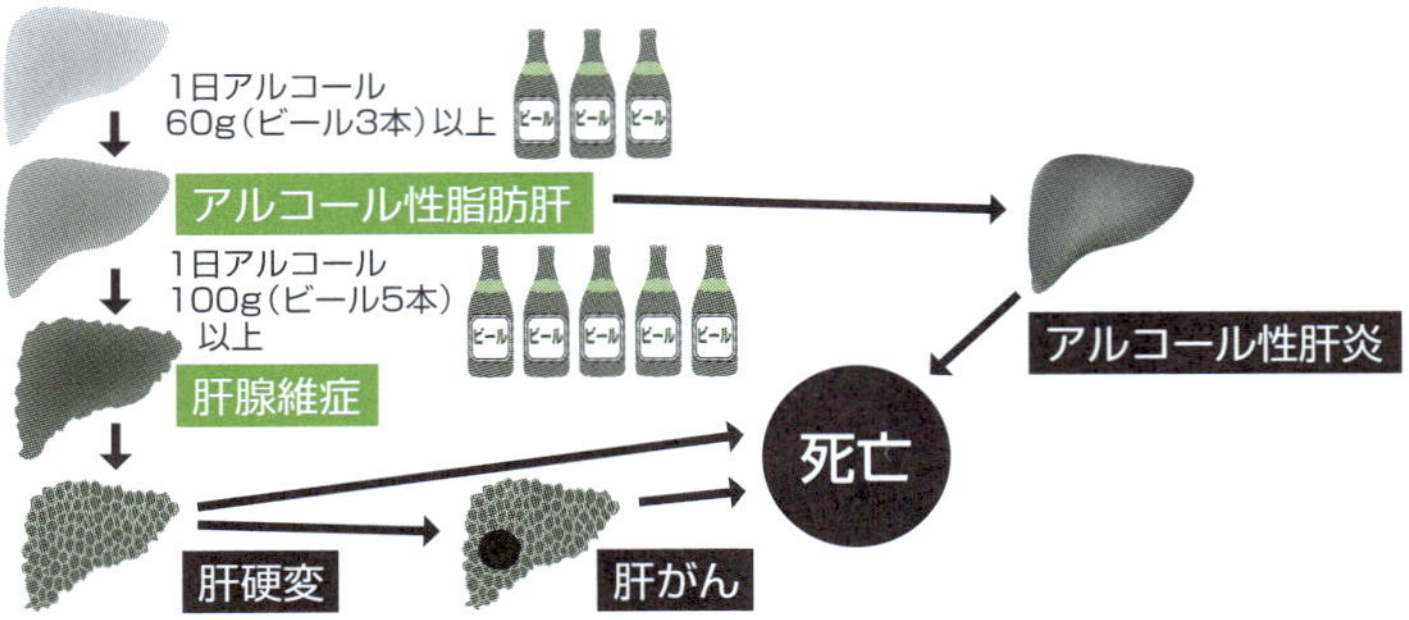

図　大量飲酒を継続すると初期の頃は脂肪肝ですが、症状のないまま肝硬変や肝臓がんに進行します

でグラス2杯、焼酎で約2／3合になります。この3倍の量(日本酒3合相当)を毎日飲酒すると、アルコール性肝障害の起こる確率が高くなります。女性は男性に比べてアルコールの代謝能力が弱いので、男性の3分の2、すなわち40gの飲酒量でも肝障害を起こしやすくなります。

アルコール性肝障害の初期は脂肪肝です。太っていないのに健康診断で脂肪肝を指摘されたら要注意です。血液検査でガンマGTPが高い場合はアルコール性脂肪肝の可能性が高いと思われます。この状態になっても大量飲酒を継続していると、肝硬変《かんこうへん》に進行します。肝硬変になると血小板が低下し、10万以下に低下すると、進行した肝硬変で食道に静脈瘤《じょうみゃくりゅう》ができていることが多く、肝不全、大量吐血の危険性があります。ガンマGTPがいつもと同程度なので大丈夫と思っていたら肝硬変に進行していたということがよくあります。さらに、肝硬変まで進行していなくても、一時的に大量飲酒を続けるとアルコール性肝炎を発症し黄疸《おうだん》が出ることがあるので、注意が必要です。

治療に関しては、残念ながら特効薬がありません。軽度の肝障害なら節酒、肝硬変なら断酒が必要になります。当院では、アルコール性肝硬変が疑われる紹介患者さんに対して、紹介当日にフィブロスキャンや超音波検査を用いて肝硬変への進行や、食道静脈瘤や肝臓がんの有無を調べ、アルコールによる肝障害が手遅れにならないように、かかりつけ医とともに患者さんをサポートしています。

肥満に注意！
肥満はがんや炎症など万病のもと

名誉院長　消化器内科　岡上《おかのうえ》 武《たけし》

肥満とは？

肥満とは脂肪組織が過剰に蓄積した状態のことをいいます。肥満の基準はＢＭＩ（body mass index）で表され、ＢＭＩは体重〈kg〉÷（身長〈m〉×身長〈m〉で計算されます。身長１７０cm体重76kgの方のＢＭＩは76÷（1・7×1・7）＝26・3となります。肥満は「表」のように定義され、日本人ではＢＭＩ23〜24・9が最も死亡率が低く、過剰な肥満はもちろん、痩《や》せも要注意です。

肥満には「皮下脂肪型肥満」と「内臓脂肪型肥満」があります。皮下脂肪型肥満は洋ナシ型肥満（下腹部、腰回り、太もも、お尻に脂肪が蓄積）で、中年女性に多い肥満です。内臓脂肪型肥満は腹囲（お臍《へそ》の周りで測定）でも評価できます。女性は腹囲90cm以上、男性は85cm以上、ウエストとヒップ比が女性で0・8以上、男性で1・0以上は内臓脂肪型肥満で、それ以下が皮下脂肪型肥満といわれています。

メタボリックシンドローム（メタボリック症候群）とは、内臓脂肪型肥満、高血糖、高血圧、脂質異常症の2つ以上を有する場合をいい、4つともある場合は「死の4重奏」といわれ、心筋梗塞《しんきんこうそく》、脳卒中の危険性が極めて高く、種々の炎症や発がんの危険性も高くなります。

皮下脂肪には白色脂肪細胞が、内臓脂肪には褐色脂肪細胞がたくさん存在し、白色脂肪細胞は小型であまり悪さをしませんが、褐色脂肪細胞は大

あなたの計測CT写真

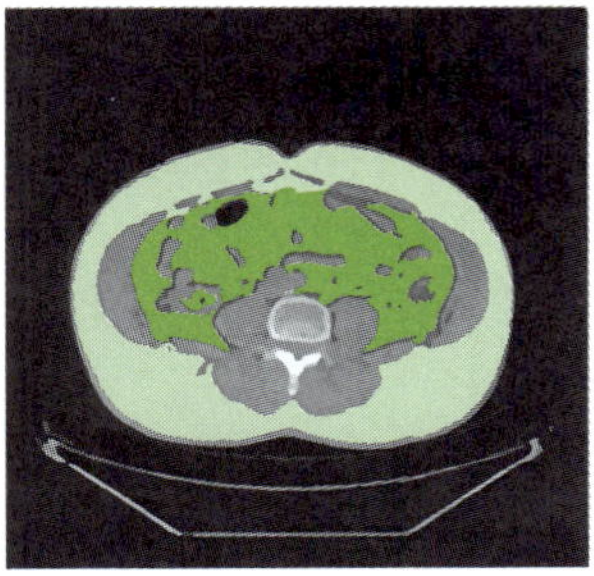

あなたの検査結果データ

内臓脂肪の面積	199.4 cm^2
皮下脂肪の面積	329.3 cm^2
全体脂肪の面積	528.7 cm^2
体格指数（BMI）	35.6
（BMI= 体重kg÷(身長m)^2）	
理想の標準体重	60.3kg
（理想体重kg=（身長m)^2×22）	

図　濃い緑色が内臓脂肪、薄い緑色が皮下脂肪。この患者さんはBMI35.6と顕著な肥満者で内臓脂肪、皮下脂肪ともに多量

表　肥満の定義

BMI	分類
<18.5	やせ
18.5～25	普通
25～30	肥満レベル1
30～35	肥満レベル2
35～40	肥満レベル3
>40	肥満レベル4

型でさまざまな物質（アディポサイトカイン）を分泌し、その一部は生体に悪影響を及ぼします。腹部単純CT検査（お臍の位置の断層写真）で簡単に内臓脂肪量と皮下脂肪量を測定でき、内臓脂肪面積が女性90㎠、男性100㎠以上あれば内臓脂肪型肥満と診断します（図）。

肥満者によくみられる病気が最近話題の非アルコール性脂肪肝炎（NASH）で、飲酒をしないのに大量飲酒者のアルコール性肝炎と類似の肝病変を呈する疾患です。この病気の発症・進展に内臓脂肪細胞が関与し、内臓脂肪細胞が分泌する物質がインスリンの利きを悪くして（インスリン抵抗性）、動脈硬化、炎症の惹起《じゃっき》、発がんなどに関与します。

第3章

増加する整形外科の病気

肩・膝・腰の手術治療

院長　整形外科　黒川《くろかわ》 正夫《まさお》

増加する運動器（整形外科）疾患

整形外科は運動器を取り扱う診療科です。運動器とは骨・関節と、これを動かす筋肉と指令を出す神経からなります。

老若男女を問わず運動器に故障を生じることはまれではありません。その原因はスポーツや事故などの外傷による骨折、靭帯損傷《じんたいそんしょう》（関節捻挫《ねんざ》）、肉離れ（筋断裂）、腱《けん》の断裂などが中心でした。しかし近年は、超高齢社会に進展したことにより、骨・関節・椎間板などの運動器の老化に向き合わざるを得なくなっています。高齢人口の増加とともに骨の老化である骨粗《こつそ》しょう症《しょう》、関節の老化である変形性関節症、椎間板の老化から始まる変形性腰《へんけいせいよう》椎症《ついしょう》などが増加し、痛みや運動機能の低下を克服して高いＱＯＬ（生活の質）を維持することが要求されています。

本項では整形外科が取り扱う運動器疾患を３項に分けて説明します。

腰部脊柱管狭窄症（変形性腰椎症）と変形性膝関節症

患者さんの最も多い愁訴は腰痛で、２番目が膝《ひざ》関節痛です。膝関節症については別項（「超高齢化における人工関節手術」134ページ）で詳しく述べますので、ここでは変形性腰椎症とその結果生ずる腰部《ようぶ》脊柱管狭窄症《せきちゅうかんきょうさくしょう》についてお話しします。

椎間板は腰椎の椎体と椎体の間にあり、中心部は水分が豊富でゼリー状の髄核《ずいかく》、その周りを線維輪という線維軟骨がドーナツ状に取り巻き、

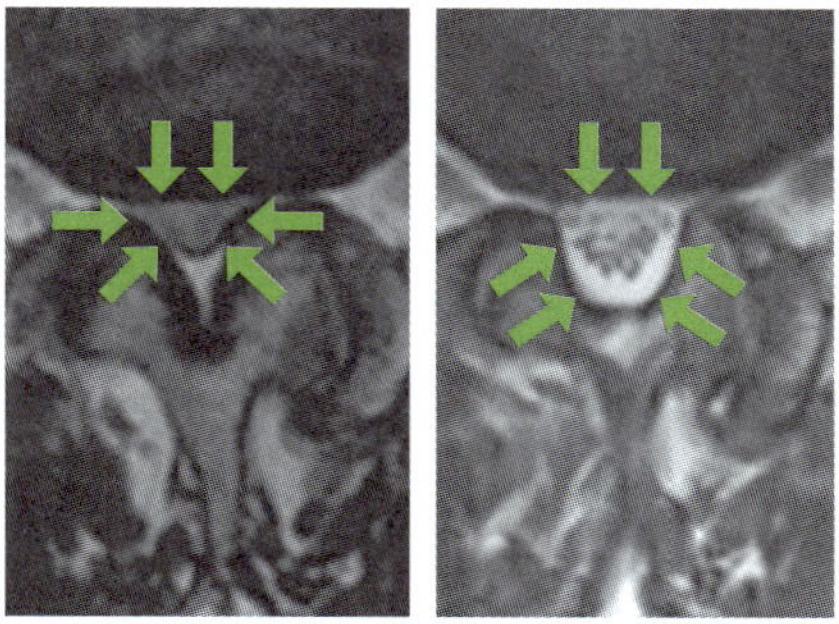

術前／狭窄のある脊柱管　術後／拡大された脊柱管

図1　腰部脊柱管狭窄症

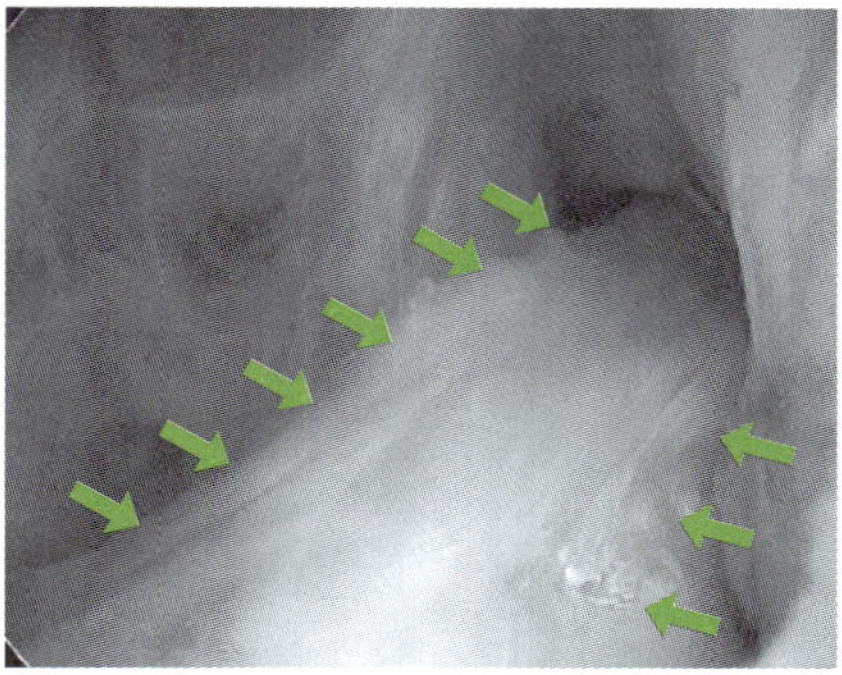

図2　再建された前十字靭帯（→）

ショックアブソーバー（衝撃を吸収する）の役割を担っています。椎間板に激しい運動や長期間にわたり繰り返されるストレスなどが大きくなればなるほど、摩耗を生じやすくなります。

腰椎（腰の骨）椎間板や椎間関節に老化（変性といいます）が進行してくると、腰椎のずれを生じやすく、関節を支える黄色靭帯《じんたい》が分厚くなるため、神経の管が狭くなる脊柱管狭窄症に進行します。この疾患は腰痛だけではなく、下肢《かし》につながる神経が圧迫され、いわゆる坐骨神経痛《ざこつしんけいつう》を生じます。少し歩くと下肢がだるくなったり、しびれたりして足が前に出なくなりますが、休憩してしばらくすると改善してまた歩けるようになる間欠跛行《かんけつはこう》は典型的な症状です。前かがみで歩く方が楽なので、腰回りの筋肉がますます衰える場合もあります。この悪循環を断つことが重要で、腰回りの筋肉の衰えを防ぐことが腰椎症の進行抑制につながります。これでも改善せず腰椎症が悪くなる場合は、手術療法が必要になります。手術は専門的な知識や技術を持った整形外科医に相談してください。我慢しすぎると、手術をしても改善しづらいことが知られていますので、チャンスを逃さないように早めの受診をお勧めします。

●膝前十字靭帯損傷と反復性肩関節脱臼

膝前十字《ひざぜんじゅうじ》靭帯《じんたい》損傷《そんしょう》、反復性肩関節脱臼ともに10歳代後半から20歳代に生じ、スポーツが原因でなることが多い疾患です。前者は膝、後者は肩の重要な靭帯損傷で、膝崩れ（ガクッと膝が抜ける）を頻回《ひんかい》に繰り返したり、肩関節の

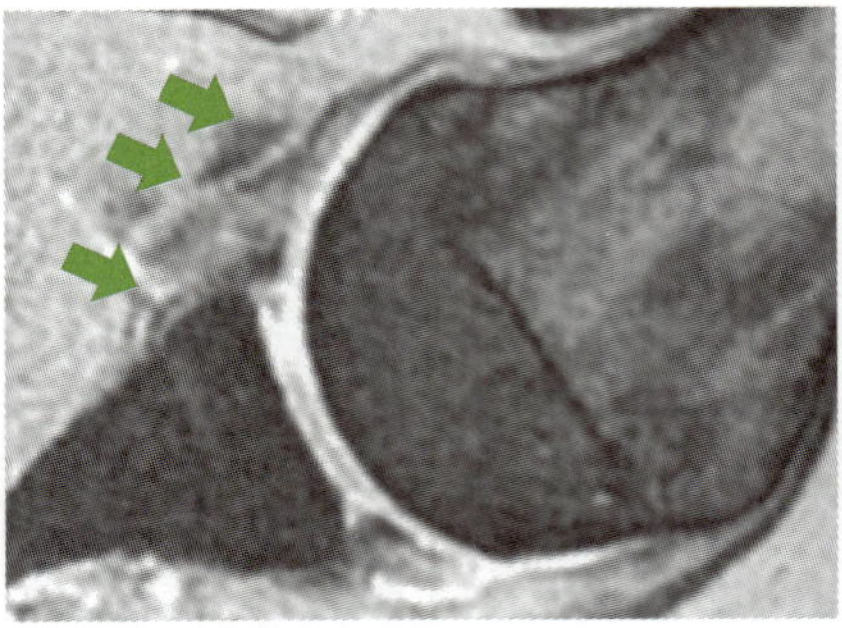

術前：前方の関節唇と関節上腕靭帯損傷

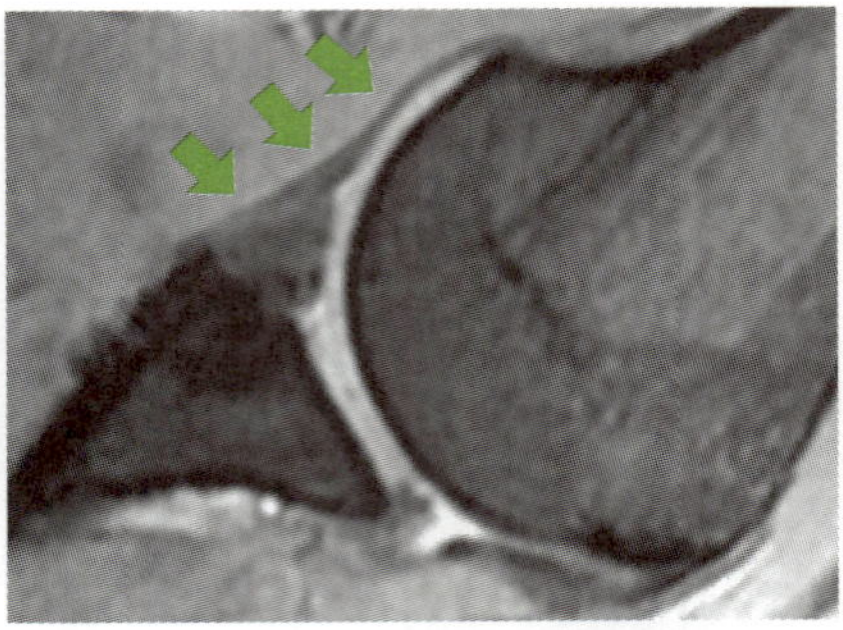

術後：修復された関節唇と関節上腕靭帯

図３　肩関節バンカート損傷の MRI 所見

脱臼が癖になったりします。関節捻挫、脱臼は正しい診断と治療が重要です。

前者は膝関節捻挫後、関節内に血が溜《た》まるので、これを確認します。ラックマンテストという徒手テストが陽性で、膝関節ＭＲＩで確定診断を行い、関節症がなく活動性が高い50歳未満では、前十字靭帯再建術が必要になります。特に若い年代では放置すると半月損傷を起こし、早期に関節症を生じ、スポーツ活動が困難になります。50歳以上では特殊なリハビリを行うことで膝崩れの再発を防げる可能性もあります。

後者では靭帯損傷の診断にはＭＲＩが必要で、関節窩前縁《かんせつかぜんえん》の関節唇あるいは骨折を含む靭帯損傷（バンカート損傷）が明らかになれば、初めての脱臼でも靭帯修復術を行わなければ、50～70%が再脱臼を起こす可能性があります。特に若いアスリートにその傾向が強いことが分かっています。

いずれも関節鏡視下手術が標準的治療ですので、専門医のいる医療機関に相談してください。

肩腱板断裂と五十肩

加齢とともに肩関節痛を生ずることはまれではありませんが、これらの多くが五十肩と診断されてしまっていることは残念なことです。

五十肩は、特に誘引なく肩関節痛を生じ、徐々に肩関節が硬くなり（関節拘縮《こうしゅく》）、挙上《きょじょう》やねじる動作が困難になる疾患です。夜間眠れないほどの痛みに悩まされることもありますが、疼痛《とうつう》は徐々に改善し、時間とともに快方

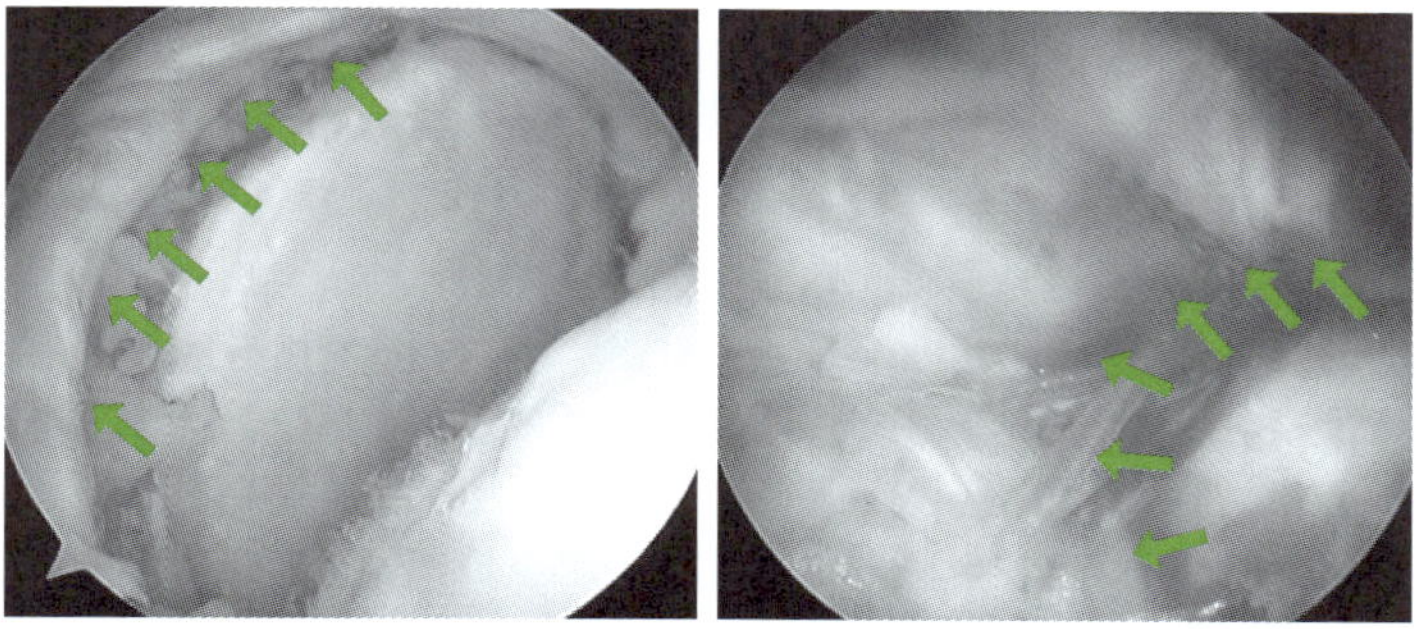

術前：広範囲に断裂した腱板　　術後：修復された腱板

図4　肩関節鏡視下腱板修復術の関節鏡視所見

に向かいます。五十肩の確定診断は腱板断裂がないことが条件です。

肩腱板《かたけんばん》は、肩甲骨《けんこうこつ》と上腕骨頭をつなぐ4つの腱からなり、小さい関節窩と大きい上腕骨頭を袖口のように包み込んで、安定した大きな動きができる肩関節を実現しており、「投げる」は肩関節の特筆すべき動作といえます。肩関節の老化の特徴は荷重がかからないため、関節軟骨の摩耗ではなく、腱板の摩耗から始まりますので、肩を酷使する職業では腱板断裂を生じやすい傾向があります。一方、肩を使わない方でも腱板の老化として断裂を生ずるものもあり、痛みのない腱板断裂も少なくありません。

肩関節痛の原因診断には腱板断裂の有無を早期に診断し、正しい治療方針を立てることが重要です。当院では腱板断裂のスクリーニングには超音波検査を用いており、低侵襲《ていしんしゅう》(体への負担が少ない)、低コストでリアルタイムに診断が可能です。

腱板断裂の根治《こんち》療法は手術治療ですが、すべての腱板断裂に適用されるわけではなく、疼痛や関節の動きが保存療法で改善する場合、手術は不要です。疼痛が強く、肩関節機能が悪い場合、特に原因が外傷によるものは手術が必要になることが多いですが、予後は良好です。腱板修復のほとんどは肩関節鏡視下に行うことができますが、広範囲にわたる断裂では、棘上筋、棘下筋を筋肉の根元から移動する筋前進術を併用することもあります。

この術式は、国内で受けられる施設が極めて少ないのですが、当院では実施しています。

大腿骨近位部骨折を予防して健康寿命を延ばそう

整形外科 科長　リウマチ科 科長　藤井《ふじい》 敏之《としゆき》

寝たきりの原因としての大腿骨近位部骨折

日本は２００７年に超高齢社会（65歳以上の人口が全人口の21％を超えた社会）に突入し、その後10年でますます高齢人口は増加し続け、内閣府の「平成29年度版高齢社会白書」によると、２０３５年には３人に１人が65歳以上の高齢者になると予測されています。

ご存じのように、日本人の平均寿命は世界トップクラスですが、健康に問題なく日常生活が送れる健康寿命との間には、男性で約9年、女性では約12年の差があり（図）、この期間は寝たきりや介護が必要になることから、深刻な社会問題となっています。

健康寿命を短くしている要因の1つに、骨折・転倒による寝たきりがあり、健康寿命を延ばすためには、長期にわたる骨折予防が重要となります。特に問題なのが、寝たきりになりやすい大腿骨《だいたいこつ》近位《きんい》部《ぶ》骨折《こっせつ》で、その患者数は欧米などの諸外国が減少に転じる中、日本では年々増加傾向にあり、高齢化率の上昇に比例し女性では急増しています。

骨折を起こすと患者さんの生活の質（ＱＯＬ）が著しく低下します。特に、大腿骨近位部骨折は骨折後1年でも骨折前のＱＯＬには戻りません。また、骨折が生命予後を悪化させることも疫学研究で明らかになっており、75歳以上では特に大腿骨近位部骨折が著明に生存率を低下させます。このように、大腿骨近位部骨折はＱＯＬを長い間低下させ、要介護や寝た

■日本の高齢者人口

	平成7年(1995年)	平成19年(2007年)	平成27年(2015年)
総人口	1億2,577万人	1億2,776万人	1億2,683万人
65歳以上	1,828万人	2,744万人	3,384万人
75歳以上	718万人	1,269万人	1,637万人
80歳以上	388万人	713万人	1,002万人

cf：65歳以上：3459万1千人（総人口の27.3%は世界一）
総務省統計局 人口推計 2016年10月現在

26.7%
=
超高齢社会

高齢化率≧7% 高齢化社会
≧14% 高齢社会
≧21% 超高齢社会
総務省統計局、平成27年9月発表データより

■平均寿命と健康寿命の差

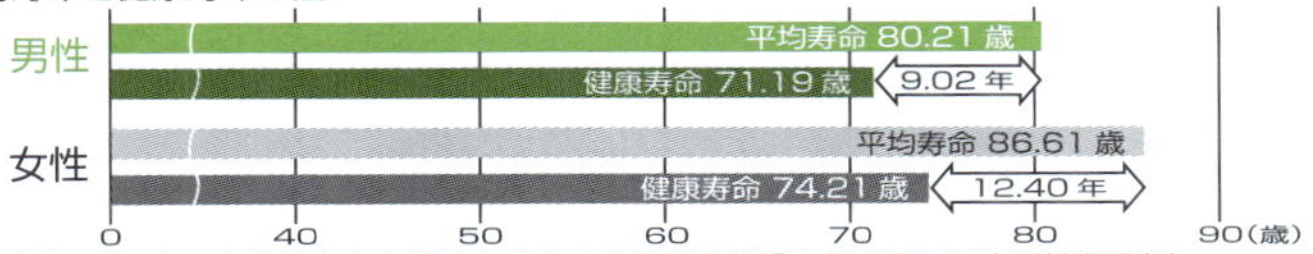

（出典:厚生労働省「平成25年簡易生命表」「平成25年人口動態統計」「平成25年国民生活基礎調査」、総務省「平成25年推計人口」をもとに作図）

図　長寿社会の実現と「健康寿命」とのギャップ

きりにつながるだけでなく、生命予後をも悪化させるため、骨折を起こさないことが非常に重要です。

骨折の原因は、約80%が転倒と軽微な外力で発生していることから、骨折および再骨折の予防には、継続した骨粗《こつそ》しょう症《しょう》治療が、ぜひとも必要だと考えます。

再骨折予防のための骨粗しょう症治療

大腿骨近位部骨折後の再骨折(二次骨折)予防の取り組みは、全国の医療機関で行われていますが、まだ、その端を発したところです。大腿骨近位部骨折の手術後に、適切な骨粗しょう症治療が行われている割合は低く、骨折後の服薬継続はわずか18%であったと報告されており、まだまだ再骨折予防ができていないのが現状です。今後、わが国の大腿骨近位部骨折を減少させ、健康寿命を延伸させるには、骨粗しょう症治療をいかに継続させるか、具体的には、やはり患者さんの骨粗しょう症治療薬の服薬継続率をいかに上げていくかにかかっていると考えます。

治療を開始したあとも、服薬が継続できるように、地域で患者さんを見守っていくことが大切です。そのためには、日本骨粗鬆症学会が推進している「骨粗鬆症リエゾンマネージャー制度」が発展し、地域医療の中で確立していくことが重要と考え、数年前から当院の院長 黒川が吹田市で骨粗しょう症対策の推進役を果たしています。

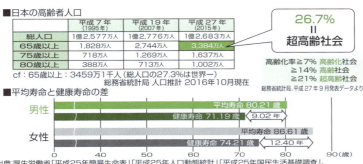

超高齢化における人工関節手術

リハビリテーション科 科長　整形外科　高宮《たかみや》 尚武《ひさたけ》

変形性関節症とは？

変形性関節症とは簡単にいうと「年をとって、関節にあるクッションの役割を果たす軟骨が減ってきてしまう病気」です。少し難しくいうと、関節軟骨が変性したり摩耗《まもう》することで、骨が増殖したり滑膜炎《かつまくえん》を合併したりしてしまう、慢性で進行性の退行性疾患（生活習慣からくる病気）です。起こりやすい部位は体重のよくかかる膝《ひざ》関節と股《こ》関節です。変形性関節症は、何の原因もなく発症する原発性関節症と、けがや関節炎などに引き続いて発症する続発性関節症に分けられます。わが国では膝関節は原発性関節症が、股関節は続発性関節症が多いという特徴があります。

年をとればとるほど発症が増加し、病状が進行すると関節が変形し、痛みのため日常の生活動作に支障をきたすことから、高齢者の生活の質を低下させる原因になります。超高齢社会の進展に伴い、今後罹患《りかん》人口の増加が予想されます。

変形性関節症の原因は、年齢が最大の危険因子です。しかし、そのほかにも人種、性などの遺伝的素因、肥満、あるいは外傷や関節炎の既往が原因として考えられています。男女比でいうと、女性に多く、重量物を持つことで負担のかかる膝や股関節は、荷重関節であるため罹患する危険性の高い関節といえます。

病気の進行に応じて痛みが生じたり、関節に水が溜《た》まったり、関節が曲

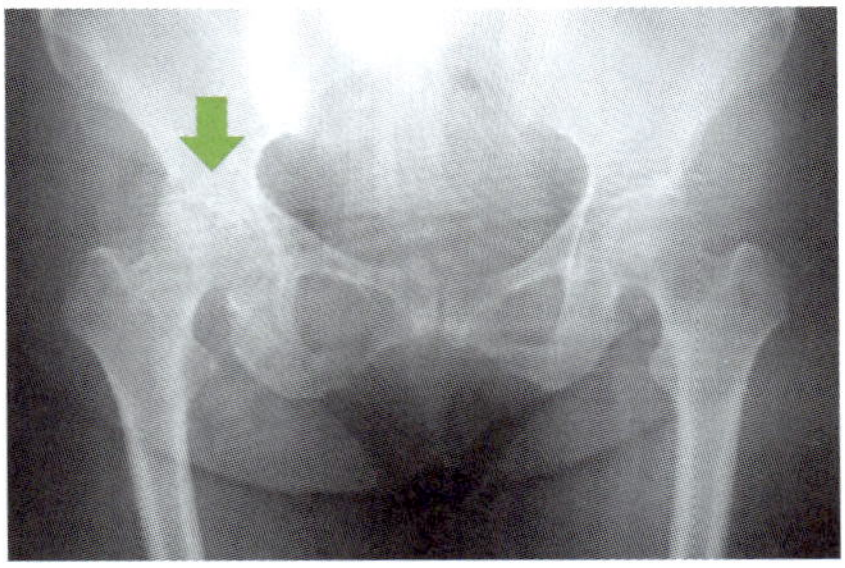

図1　術前股関節正面単純 X 線画像
右股関節の関節裂隙が消失しており、大腿骨頭に嚢腫形成を認めます

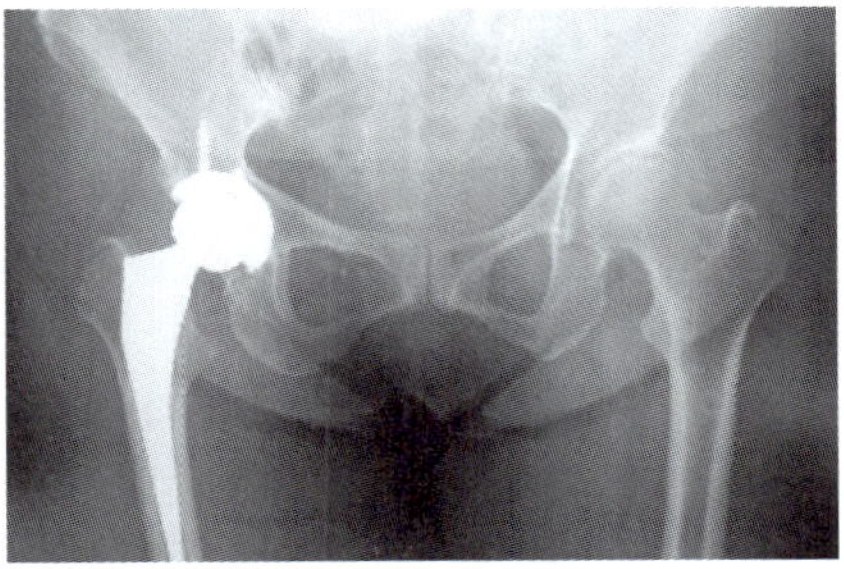

図2　術後股関節正面単純 X 線画像
右股関節の人工股関節全置換術後

がりにくくなったり、脚が変形してくるといった症状が出てきます。痛みは運動したときや体重をかけたときに現れるのが特徴で、運動の始めに痛みを自覚することが多く、休むことで症状が和らぎます。病状が進行してくると、安静にしていても痛く、夜に痛みで目が覚めたりします。症状が高度になってくると、徐々に日常生活動作の制限が大きくなってきます。

治療は、まず体重を減らすことや食生活・生活習慣の改善、痛み止めなどの薬物療法、リハビリテーションによる運動療法などの保存療法を開始します。保存療法の効果がない場合は手術療法を検討します。どの関節が痛いのか、どれくらい痛みを我慢してきたのか、年齢などによって手術療法は異なってきます。股関節、膝関節などでは年齢が若い場合、関節を温存できる骨切り術を行い、病期が進行した高齢者には人工関節《じんこうかんせつ》置《ち》換術《かんじゅつ》が適応となることが多く、今後、超高齢社会において人工関節のニーズはますます増えると予想できます。

●人工関節について

人工関節置換術とは、変形性関節症や関節リウマチなどの病気で摩耗したり変性したりした関節の表面を金属インプラントに置き換えて、金属インプラントの間に人工軟骨を挿入し、失われた軟骨のクッションの役割を人工関節で補う手術です。人工関節は金属やセラミック、人工軟骨はポリエチレンでできており、痛みの原因となる関節の表面を完全に取り除くた

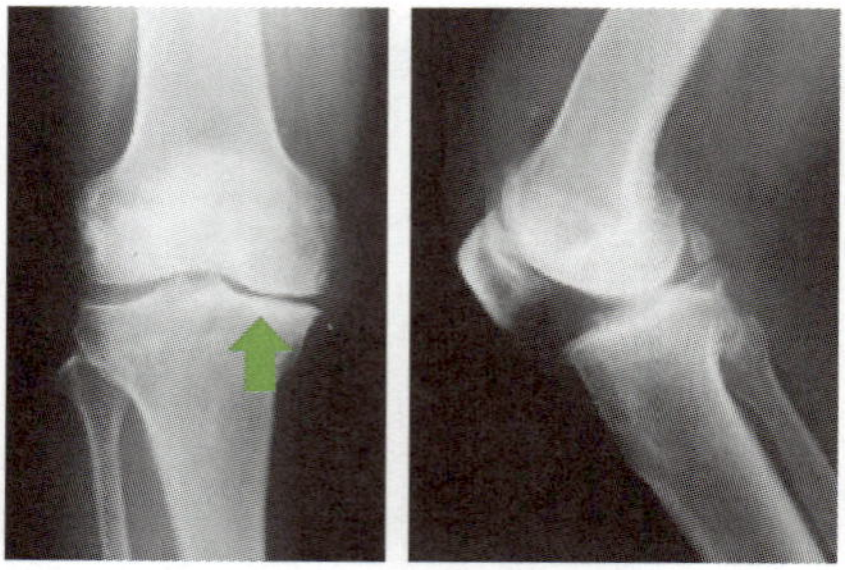

図3　術前右膝単純Ｘ線画像
左：正面像　右：側面像
正面像で内側の関節の隙間が消失

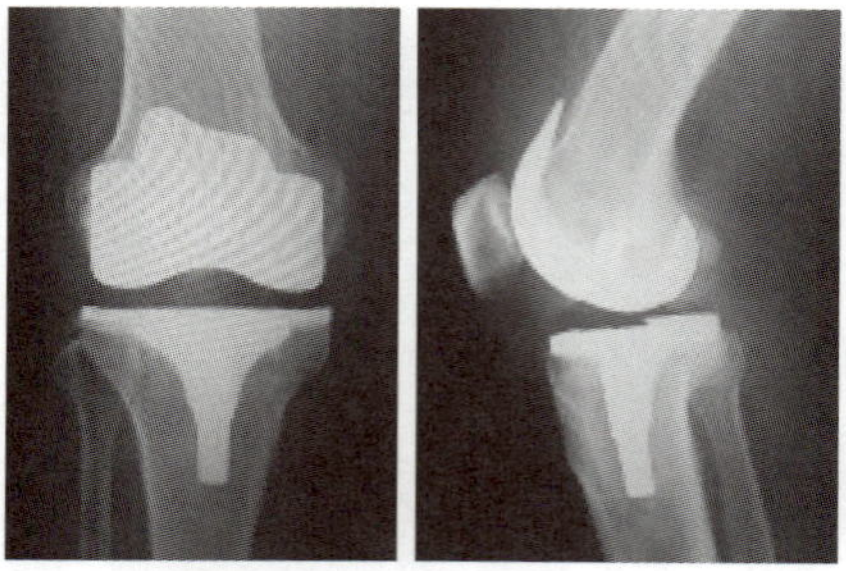

図4　術後右膝単純Ｘ線画像
左：正面像　右：側面像

め「痛みを取る」効果が大きく、また関節表面を取り除く際に脚の形を整え、変形した関節を矯正することができるという利点もあります。

あらゆる保存療法でも効果がなく、明らかなX線変化と臨床症状があれば、手術適応の時期と考えます。人工関節の第1の適応は、関節の痛みが安静時や夜間などに強くなった場合です。また、買い物に行ったり、身の回りのことをするなどの日常生活に支障をきたすほどの疼《うず》み、歩行障害を認めれば、人工関節置換術の適応となります。

人工関節のポリエチレンの摩耗や金属インプラントと骨のゆるみの出現など、人工関節の耐久性の問題で、年齢的な適応が決まっています。現在、人工関節の改良や手術手技の進歩などから、耐用年数が15年以上とする報告も多く、平均寿命の短い男性なら、60歳代で適応年齢になると考えられます。

一般的に高齢者の末期変形性膝関節症の人工関節置換術の成績は良好とされています。なぜなら高齢者の日常動作は一般に低下するために、患者さんの術後の期待度に合致することが多いからです。手術結果は良好な場合が多く、全身状態が良ければ人工関節置換術に年齢制限はないといわれています。

現在、人工関節は障害部位や関節の術前機能によって、多数の種類や機種から選択できます。自分に合う人工関節は何か？　関節外科医が相談にのります。主治医に相談してください。

関節の痛み、関節リウマチの早期治療の重要性

整形外科 科長　リウマチ科 科長　藤井《ふじい》 敏之《としゆき》

●関節リウマチ(RA)とは

関節リウマチは、国内での患者数が70万～100万人にも達する疾患ですが、その実態はあまり理解されていないようです。痛みが神経痛のようにみられ、高齢者の病気と思われたり、治療法がなく治ることのない病気と思っている方もいたりしますが、実際はそうではありません。

最近、超高齢社会のためか、国内では高齢のリウマチ患者さんが増加していますが、関節リウマチの患者さんは、実は30～59歳のまさに働き盛りの年齢で発症する方が、約70％を占めています。また20歳代の患者さんも約10％にみられます。男女比は1対4と比較的女性が多いため、患者さんは、育児、家事、仕事、介護にさまざまな不安や悩みを抱えることになります。治療では、メトトレキサートや生物学的製剤など、効果の高い薬剤が登場し、早期に確実な診断をすれば、痛みを和らげるだけではなく、関節破壊が進む前に病気を抑え、まるで治ったかのように症状が治まる「寛解(かんかい)」を維持できる治療法が確立されつつあります。

しかし、早期に診断し早期に治療を開始するには、患者さん自身が、関節リウマチの症状をよく知ることが大切で、早期に専門医を受診し関節リウマチと診断されたら、前向きに治療に取り組むことが極めて重要です。

関節リウマチの症状のもとになっている滑膜《かつまく》の炎症について述べます。関節リウマチは関節内の滑膜に炎症が生じる病気です。関節内では、骨と

図1　関節リウマチの病態

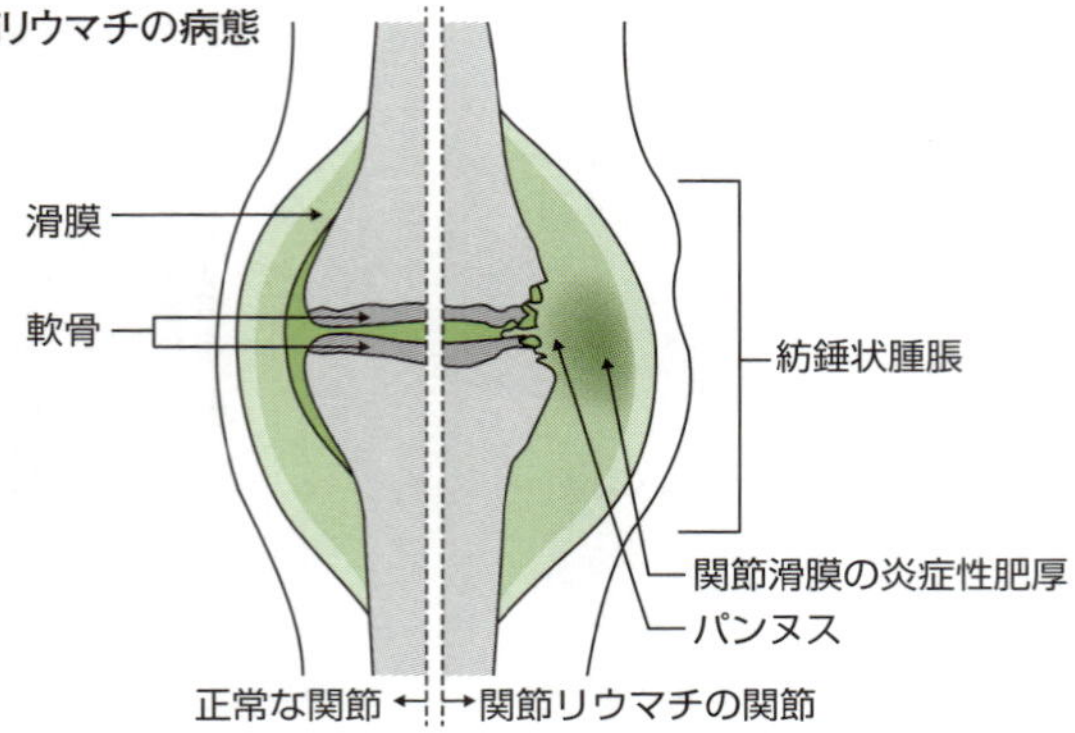

骨を連結するために、骨の向き合う面が軟骨でおおわれています。関節軟骨は関節をなめらかに動かす働きをしていますが、この軟骨を助けるのが滑膜です。滑膜は、関節液を分泌し、軟骨がこすれ合うときの潤滑剤や軟骨への栄養補給の働きがあります。この滑膜に異常な免疫活動が起こることで炎症が発生し、滑膜は充血し腫《は》れ、関節液を盛んに分泌します。免疫活動により発生した炎症性のたんぱく質（サイトカイン）や発痛物質が作られ、痛みや腫れが出現し、やがて骨・軟骨を破壊していくのが、関節リウマチの病態とされています（図1）。

●関節の痛み、関節リウマチの症状とは

関節リウマチは、いきなり激しい関節痛などの症状が出る病気ではありません。超早期には、食欲がない、体がだるい、熱っぽい、体重が減るなどの症状であるため、単なる疲れかとやり過ごしてしまい、症状もいつの間にか消えることも多いため、関節リウマチの症状と気づくのは困難です。

初期の症状として注意すべきことは、朝のこわばりと呼ばれる関節のむくみ（腫れ）です。眠っている間に炎症によって関節に体液が溜《た》まり、関節が腫脹《しゅちょう》することによる症状と考えられています。このこわばりが15分から1時間も続く場合は、関節リウマチの可能性が高いと考えられます。

関節リウマチの腫れは、多くの場合、初めは手の指（指先から数えて2つ目の関節や指の付け根の関節）や手首および足指の付け根の関節に始ま

■関節の腫れや痛みは通常、左右同じ関節に現れる

■握力、関節の機能が損なわれる

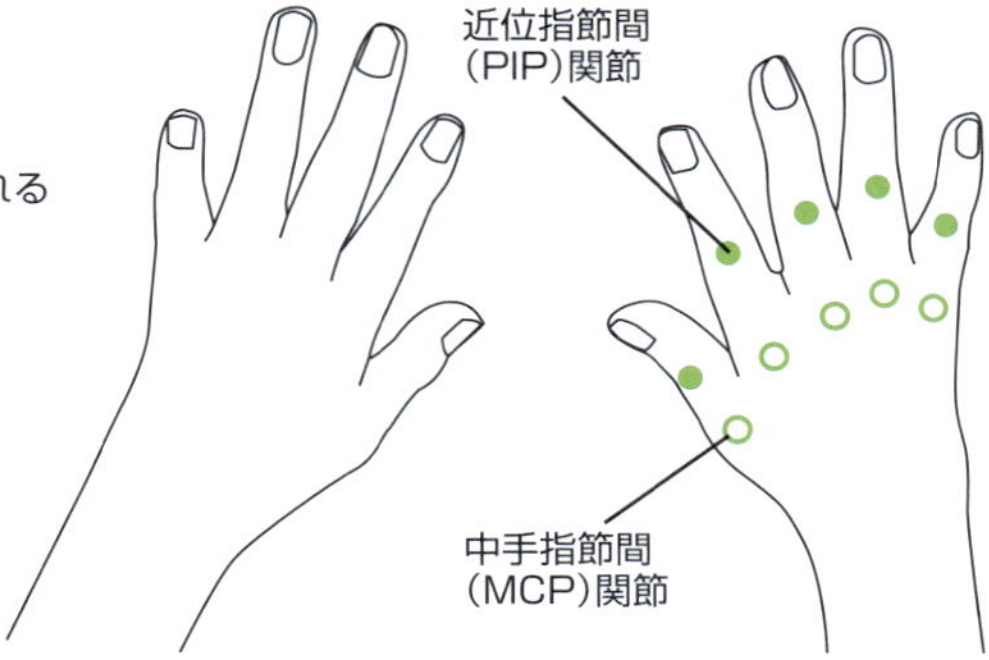

図2　関節の症状の現れ方

り、次第に足首、肘《ひじ》、肩、股関節などの四肢《しし》の大きな関節に出てきます（図2）。また、関節リウマチの痛みは、初期では常に持続するわけではなく、良くなったり悪くなったりしながら徐々に進むことが多いです。最初は、腫れている部分を押したり、関節を動かしたりしたときに痛みを感じますが、病状が進み炎症が強くなると次第にじっとしていても痛むようになります。これらは炎症性疼痛《とうつう》と呼ばれ、関節炎による痛みです。そのほか、病状の進行によって骨破壊などが進むと炎症以外の原因で、痛みが生じます。関節運動の障害により、筋肉や周囲の組織が萎縮することで血流が悪くなるために生じる阻血性疼痛、関節軟骨が薄くなることで、骨に衝撃がかかり生じる機械的疼痛、関節の腫れが大きくなると周囲の神経が圧迫され生じる絞扼性《こうやくせい》神経障害と呼ばれる痛みなどです。

これら関節や関節周囲の痛みに加え、関節リウマチが全身の結合組織（細胞と細胞の間にある組織）や血管にも炎症が起こることから、関節外症状といわれる皮膚のしこり（リウマチ結節）、目の炎症（強膜炎）、皮膚の血管炎から由来する皮疹や皮膚潰瘍《かいよう》、貧血、骨粗《こつそ》しょう症《しょう》、腎障害（たんぱく尿）、間質性肺炎（多くは無症状で、時に息切れや呼吸困難）などが生じることがあり、これらの症状には注意を払う必要があります。

●関節リウマチの早期治療による効果

関節リウマチの治療は、この20年で大変進歩しました（パラダイムシフ

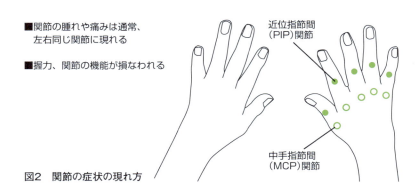

ト と呼ばれています）。特に治療（そのポイントは、痛みを和らげる、関節の変形や破壊を防ぐ、関節の機能を保つの3点）の中心的な役割を担う薬物療法では、以前は副作用の少ない薬から始めて段階的に強い薬へと進めていましたが、現在は関節リウマチと診断が確定したら、なるべく早期に積極的に、関節破壊を抑える効果のある抗リウマチ薬を使うことが推奨されています。その中で、２００３年から生物学的製剤（炎症の原因となるサイトカインをブロックする薬剤など）が使用可能になり、現在、７種類の薬剤が開発され、臨床使用されています。

生物学的製剤は、メトトレキサートなどの従来型の抗リウマチ薬では効果が不十分な活動性の高い関節リウマチの症状を改善し、関節破壊を抑えるだけではなく、壊れた関節が元に戻る可能性が出てくるなどの効果があります。

主に薬物療法を述べましたが、ほかの治療法も併用することで関節リウマチ治療はより確実になります。関節機能障害を改善する目的で行われる人工関節を始めとする手術療法、関節機能を維持するリハビリテーションはその有効性が認められています。

私たちは、これらの治療法を併せて、早期から治療介入することで、将来にわたり、痛みのない、機能障害のない関節を維持することをめざしています。

求められるリハビリテーションの多様性

リハビリテーション科 科長　整形外科　高宮《たかみや》 尚武《ひさたけ》

リハビリテーション（以下リハビリ）の定義は「能力低下のあるものを、彼のなしうる最大の身体的、精神的、職業的、経済的能力を有するまで回復されること」とあります。つまり、病気の治療を、社会生活を営む上で問題となる障害の治療へと発展させたものです。リハビリは脳性麻痺《のうせいまひ》、ポリオ、先天性股関節脱臼《せんてんせいこかんせつだっきゅう》など小児疾患から始まり、戦争や労働災害による外傷を主体とした整形外科疾患、そして脳卒中や内科疾患と発展し、徐々に対象疾患が増えてきました。

現在では、運動器障害、脳血管障害、循環器や呼吸器などの内科疾患、摂《せっ》食嚥下障害《しょくえんげしょうがい》、小児疾患、がん治療やスポーツ整形外科など、幅広い領域に及んでいます。

●高齢者の骨折

高齢者は転倒すると簡単に手関節や股関節《こ》が骨折します。尻餅をついて、腰や背中が痛い場合には脊椎《せきつい》が骨折している可能性があります。ほんの小さな外力で骨折するのは高齢で骨がもろくなる「骨粗しょう症《こつそしょう》」という病気が基盤にあると考えられています。

骨折の中でも体重を支える下肢《かし》の骨折は、自分で歩けなくなります。最も多いのが股関節周囲の骨折です。放って置くと筋力や呼吸機能が低下したり、誤嚥性肺炎《ごえんせいはいえん》を起こすなど命にかかわることもあるため、早期離床を目的に手術が行われます。

術後は、可能な限り早く座る訓練をし、立位から歩行へと徐々に訓練を進

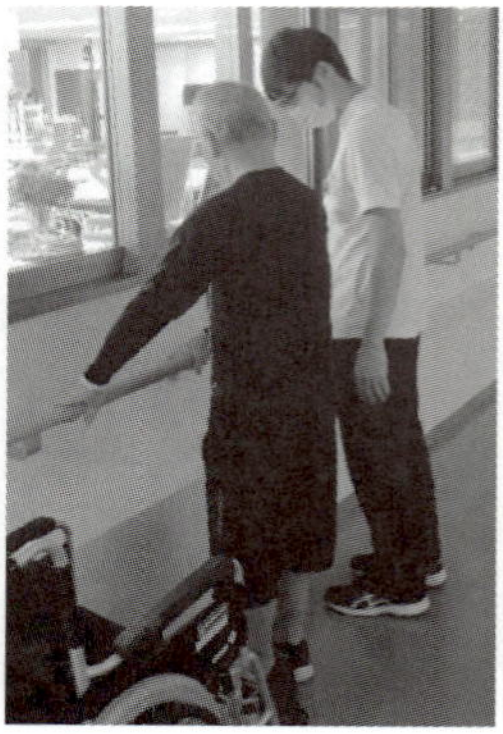

図1　理学療法での立位訓練

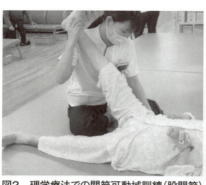

図2　理学療法での関節可動域訓練（股関節）

めます。同時に筋力や、関節可動域訓練を行い、行動範囲を増やしていきます。最終的には階段昇降や浴槽またぎなどの訓練を経て、自宅復帰します。骨折や転倒は寝たきりにつながり、寿命にも影響します。転倒を予防し、骨粗しょう症などの病気があれば、薬などで治療しましょう。

脳卒中

脳卒中は脳の血管の病気で、血管が破裂する脳出血と血管が閉塞《へいそく》する脳《のう》梗塞《こうそく》があります。麻痺や言葉によるコミュニケーション障害、摂食嚥下障害など、日常生活を妨げる多様な症状が残ることが多く、リハビリが必要となる頻度《ひんど》の高い病気です。

典型的な脳卒中では、発症から2週間程度は関節拘縮《かんせつこうしゅく》、つまり関節が固まらないよう関節を他動的に動かし、可能な限り早く座る練習を行います。発症から6か月程度までが最も効果が上がりやすい時期で、この間にリハビリを適切に行うことが良好な予後につながります。

心臓の病気

心筋梗塞《しんきんこうそく》や慢性心不全など、心臓の病気では適切なリハビリを行うことで死亡率が低下し、日常生活動作も増やせることが分かっています。血管や心臓の治療後も、早期からのリハビリを行うことが大切です。

心臓病に対する運動療法によって心臓の血管が詰まりにくくなり、心筋

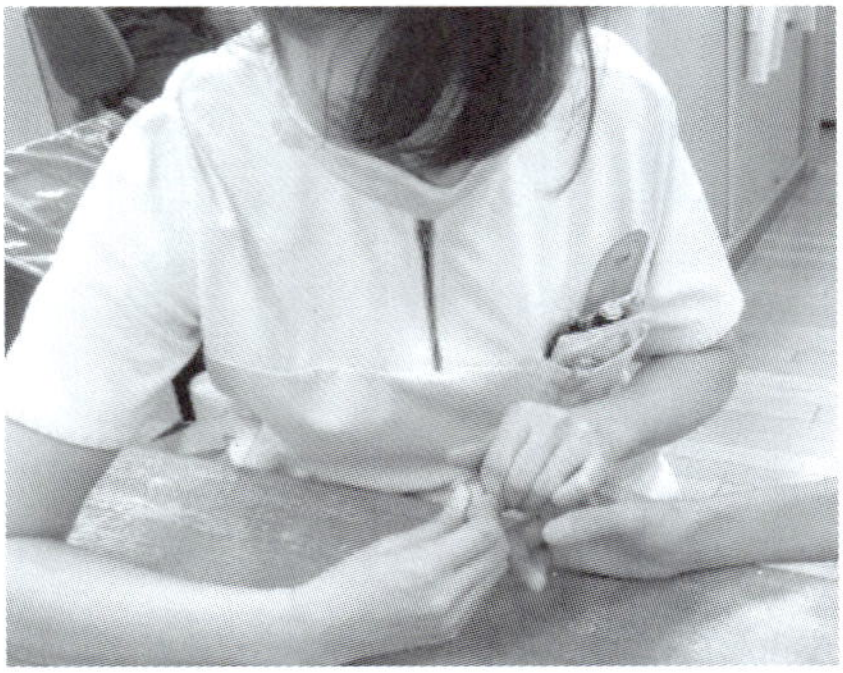
図3　作業療法での関節可動域訓練

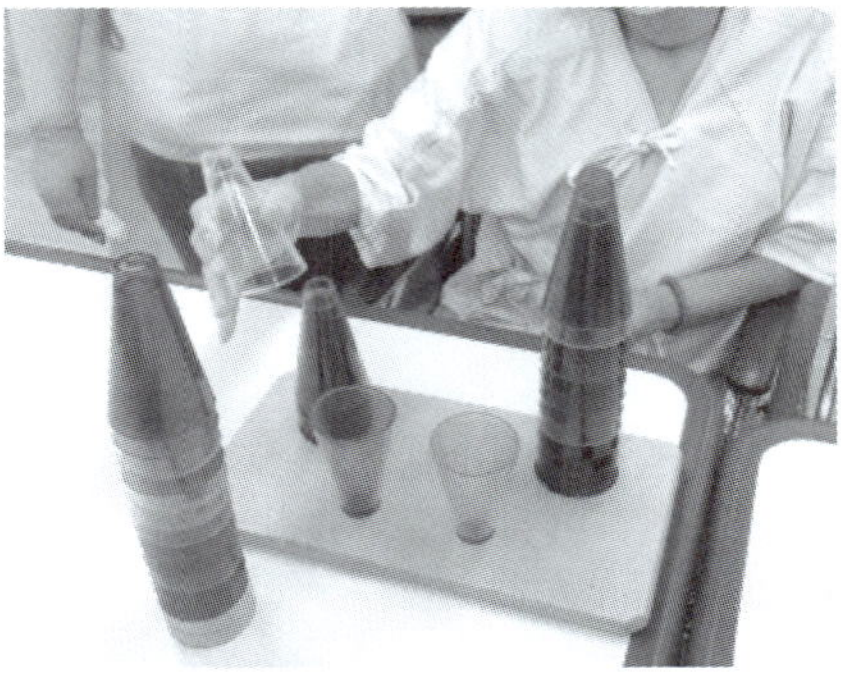
図4　作業療法での協調性訓練

梗塞や狭心症《きょうしんしょう》の予防にも役立ちます。さらに、自律神経の働きを整えることで不整脈を起こりにくくし、慢性の心不全でも寿命を延ばせます。

●リハビリテーションはチーム医療

リハビリテーション医療の現場では、医師、理学療法士、作業療法士、言語聴覚士、看護師、義肢装具士、医療ソーシャルワーカー、介護支援専門員（ケアマネージャー）、介護福祉士、管理栄養士など、目標を達成するために多くの専門職がチームを組みます。専門が異なるメンバーが連携をとりながら治療にあたるのが、リハビリにおけるチーム医療です。中でも理学療法と作業療法は、両輪をなすもので特に重要です。

理学療法の基本になるのは、筋力増強や関節可動域などの運動療法です。主として下肢の障害に対するものが多く、ベッド訓練・マット訓練・車いす訓練・平行棒訓練・松葉づえ訓練・応用訓練など段階的に行います。

作業療法は上肢《じょうし》、特に手のこまかい動作や協調性の回復を主な目的として行います。応用訓練として日常生活動作（ＡＤＬ）の訓練、あるいは耐久性増強などの訓練が多く、退院が近くなると職業前評価を行い、仕事への順応性、作業中の姿勢・腕や脚のかっこうなどを検討し、職業能力と身体能力の適性を、訓練を通して具体的に体得することをめざします。

さまざまな疾患に対して多様な職種が協力し、患者さんの社会復帰をサポートすること、それがリハビリの実際、そして目標なのです。

第4章

地域を守る——救急医療

救急受診の注意点について

救急科 科長 平山《ひらやま》 博《ひろし》

上手に救急室を利用しよう

夜間や休日に具合が悪くなって、どうしたらいいのか困ることは誰でも経験することです。我慢して翌日まで様子をみるべきか、救急受診すべきか、あるいは救急車を呼ぶべきか。

心疾患や脳卒中、急性腹症などを疑わせる症状などは、経過をみると「手遅れ」となってしまう可能性が十分にあります。一方、症状によっては、救急受診して担当医の応急処置を受けるよりも、日中に専門医の診察をしっかり受ける方がいいこともあります。一人暮らしで相談する相手もおらず、どうしたらいいか分からない場合も多々あります。具合が悪いときにどうしたらいいのか、救急室を上手に利用する方法を知りましょう。

まずは連絡してみる

家の近くのかかりつけ医にまずは電話で相談するのがベストです。しかし、夜の遅い時間や昼間でも午前診と午後診の間の時間帯では、電話がつながらないことがほとんどです。各地の救急隊や市や区、町などの行政組織で医療相談電話を設置している場合もあり、そちらに相談してもいいかもしれません。

当院の近隣にお住まいの方は、当院に（かかりつけであろうとなかろうと）、まずは電話で相談してください。救急のスタッフに症状を詳しく訴えてください。どのような具合なのか、いつから始まったのか、今も続いているのか、普段かかりつけの診療所や病院についても伝えてください。救急受診が必要と判断したら、当院から受診をお勧めします。来院されるまでの間に、診療準備を整えることが必要な場合もありますので、来院の方法と到着時間の目安をお聞きします。場合によっては救急車を呼ぶよう指示させていただきます。

病院に受診相談する余裕もない「せっぱつまった状況」では、119番に連絡し救急隊を呼びましょう。到着した救急隊員が状態を確認した上で、病状にあった病院への搬送を手配します。当院かかりつけの場合には、まずは当院に連絡が入ります。当院近隣の場合も同様です。

連絡なしに直接救急室に来られた場合、重症患者が立て込んでいると診察までに長時間待つこともあり、まずは連絡することが大事です。

●救急車を上手に使おう

救急車を呼んですぐに病院に連れて行ってもらうべきなのに、近所の目を気にして救急要請しない方、タクシーや電車利用での病院受診で問題ないのに救急車を呼んでしまう方など、さまざまな患者さんがいます。でも、自分が重傷で一刻を争う状況なのに救急車が出払っていて、病院への到着が遅れてしまったらどうでしょうか。やはり、救急車は適正に利用する必要があり、どうしたらよいか悩んだときには、病院に電話で相談し指示を得ましょう。受診手段についてもスタッフからアドバイスさせていただきます。

心疾患や脳卒中（脳梗塞《のうこうそく》、脳出血、くも膜下出血）では受診をためらうべきではありません。特に狭心症《きょうしんしょう》や脳梗塞起急性期は発症から可能な限り早く治療を開始することで「心筋梗塞《しんきんこうそく》や完全な脳梗塞に陥ってしまう（心筋細胞や脳細胞が死んでしまう）ことを防ぐ」ことにつながります。後遺症なく回復する可能性があるわけです。必要時はためらわない、一方でタクシー代わりには使わないことが大事です。

●当院救急センターの診療方針について

当院では、次のことを大原則として救急センターを運営しています。

①かかりつけ患者さんからの救急受診をことわらない

（専門診療を受ける方がいい場合にはそのように指導します）

②地域の医療機関からの診療要請をことわらない

（かかりつけの開業医さんからの緊急対応依頼に対して受け入れる）

③救急隊からの搬送依頼をことわらない

病状次第では他院への搬送が望ましい場合もありますが、32診療科があり、ほとんどの疾患に対応可能です。

ただし夜間外来ではありません。「仕事があって昼間受診できないから救急室に来ました」というのは、本当に救急対応が必要な方への十分な手当の妨げとなるため、このようなことは控えるようお願いします。診療の結果、入院の必要はなく経過観察でよいと判断した場合には、内服処方は原則1日分しか出していません。救急センターでの加療はあくまで応急対応で、その後については日中の専門診療を受けていただくようにお願いしています。

また、交通事故などでは後日、専門医が専門外来での診療後に診断書を作成することが多く、当院では救急室受診時には診断書を作成していません。診断書がほしくて受診したいという方は、結局2回の受診が必要となってしまいます。痛みがひどい場合は救急受診をためらう必要はありませんが、症状はないが診察と診断書だけを希望する場合には最初から翌朝の専門外来を受診する方が手間を省けます。

いろいろ述べましたが、結局どうしたらいいのかよく分からない場合は、病院(や救急隊)に電話で相談してみましょう。

内視鏡治療を中心とした救急医療
——消化管出血、異物除去、腸閉塞（イレウス）、急性胆道感染症など

消化器内科　天野《あまの》 一郎《いちろう》

内視鏡治療を必要とする救急疾患は多岐にわたります。吐下血《とげけつ》、血便などの原因となる消化管出血や高齢者に多い異物誤飲、嘔吐《おうと》を繰り返す腸閉塞《ちょうへいそく》（イレウス）、発熱・腹痛・黄疸《おうだん》などを伴うことが多い急性胆管炎《きゅうせいたんかんえん》などがあります。

救急医療において主に内視鏡を用いる治療について紹介します。

●消化管出血、異物除去

最も多いのが消化管出血です。消化管出血には、吐血や下血（黒色便）が症状の中心となる上部消化管出血と、血便を中心とする下部消化管出血があります。原因は「表」のように多数あります。

吐下血、血便などを主訴に受診された患者さんには、まずは血圧、脈拍などのバイタルサインや問診、診察などで全身状態を確認の上、血液検査・画像検査を行い、貧血の有無や出血源検索などを実施します。バイタルサインが落ち着いており、内視鏡治療が必要と考えられた際には、緊急内視鏡検査・治療を行います。特に上部消化管出血は症例も多く、またショックなどの状態に陥る頻度《ひんど》も比較的高いため、積極的に緊急内視鏡検査による止血術を行っています。

例えば、胃潰瘍《いかいよう》や十二指腸潰瘍《じゅうにしちょうかいよう》による出血であれば、焼灼術《しょうしゃくじゅつ》やクリッピングによる止血術（図1）、肝硬変《かんこうへん》の患者さんなどに多い食道・胃静脈瘤《いじょうみゃくりゅう》からの出血の際は、結紮術《けっさつじゅつ》などによる止血術を緊急で行います（図2）。

表 消化管出血の原因

上部消化管出血	下部消化管出血
胃潰瘍・十二指腸潰瘍・急性胃粘膜病変	憩室出血
胃食道静脈瘤	虚血性腸炎
Mallory-Weiss 症候群	痔出血・直腸潰瘍
胃がん・食道がん	大腸ポリープ・大腸がん
Dieulafoy's 潰瘍	血管異形成
その他（毛細血管拡張症・逆流性食道炎など）	炎症性腸疾患
	その他（放射線性腸炎、感染性腸炎など）

また、近年高齢者の増加により異物誤飲《いぶつごいん》が増加しています。異物誤飲の原因で最も多いのがPTP（錠剤など薬剤を包装した状態）です。ほかには義歯や電池などもあります。異物誤飲の場合、画像検査でも食道・胃内などに異物残存が疑われ、鋭利なものや毒性の強いものであれば、内視鏡的に異物除去を行っています（図3）。

●腸閉塞（イレウス）

腸閉塞（以後イレウスと表記）も救急外来で来院されることが多い疾患です。イレウスは主に嘔吐、排便・排ガスの停止、腹痛、腹部膨満感《ふくぶぼうまんかん》などを主訴に受診されます。

イレウスには閉塞が主体の機械的イレウスと腸管蠕動《ちょうかんぜんどう》の麻痺《まひ》が原因の麻痺性イレウスがあり、機械的イレウスを単純性イレウスと血流障害をきたす絞扼性《こうやくせい》イレウスに分類することが一般的です。血流障害をきたす絞扼性イレウスは、外科的に緊急手術が必要となることが多く、消化器内科で緊急治療を行う症例は、主に単純性イレウスです。単純性イレウスの中で最も多いのが術後の癒着性《ゆちゃくせい》イレウスで、CTなどの画像検査にて、腸管の拡張や内容物の貯留が目立つ際には経鼻《けいび》内視鏡を用い、腸管の減圧目的にイレウス管の留置を行います。

また、大腸がんなどの患者さんで大腸の閉塞によるイレウスの場合には下部消化管内視鏡を用い、金属ステント留置や経肛門イレウス管挿入も

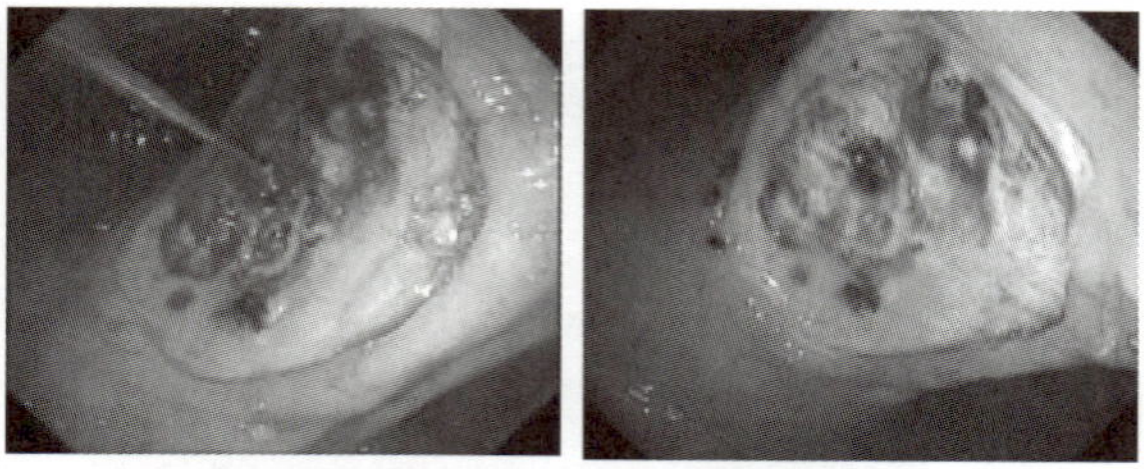

図1　胃潰瘍や十二指腸潰瘍による出血に対する止血術

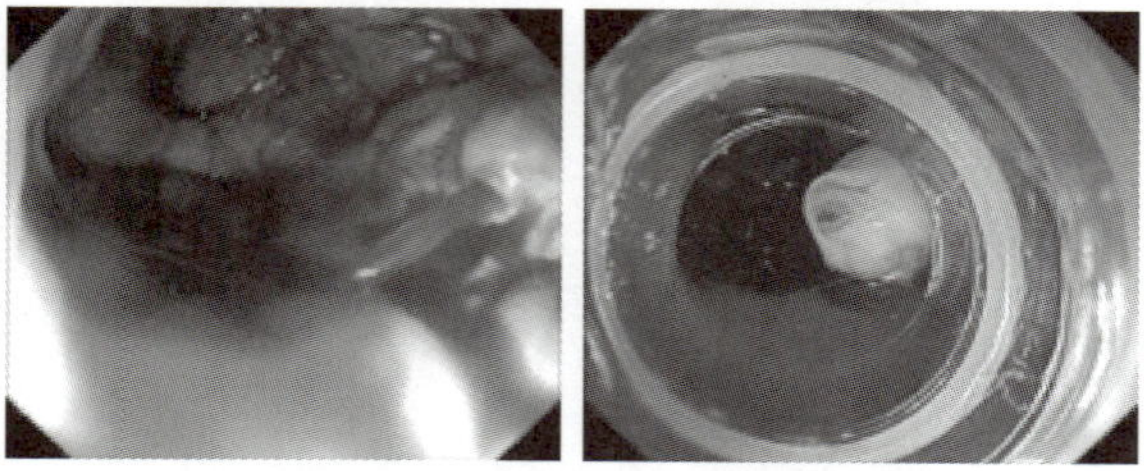

図2　食道・胃静脈瘤からの出血に対する止血術

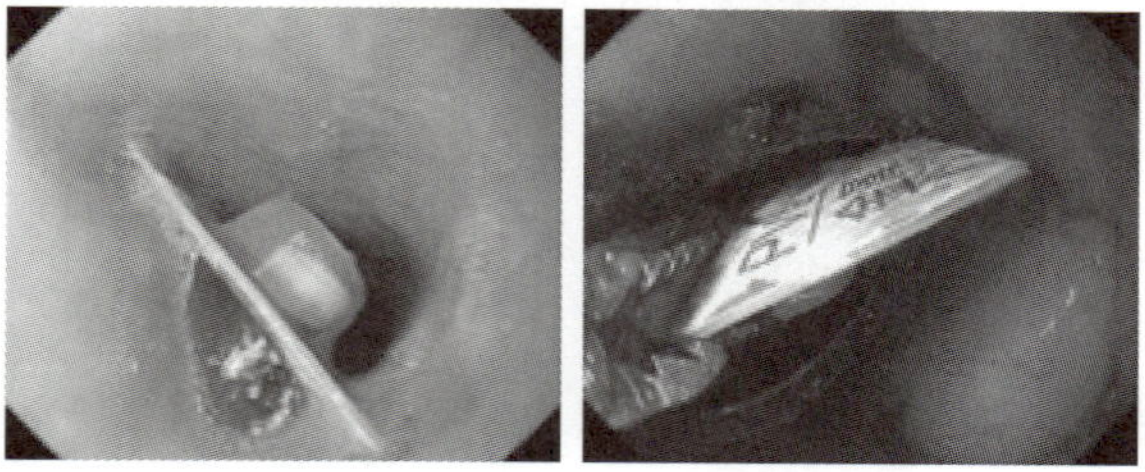

図3　異物誤飲（PTP）に対する内視鏡を用いた異物除去

行っています。

急性胆管炎

最後に急性胆道感染症についてですが、急性胆道感染症には急性胆管炎と急性胆嚢炎《きゅうせいたんのうえん》があります。内視鏡による緊急治療を行うのは主に急性胆管炎です。

急性胆管炎は総胆管結石や腫瘍性《しゅようせい》病変などによる胆管閉塞、胆汁うっ滞が背景にあり、主に腸管内の菌の逆行性感染によって生じます。

発熱、腹痛などの訴えで来院されることが多く、血液検査・画像検査などにて診断、重症度判定などを行った上で、胆汁のドレナージが必要と考えられた際には、緊急で内視鏡的胆道ドレナージ術を行っています。

当科では休日、夜間を問わず消化器内科医2人のオンコール体制で、消化器疾患における救急医療に対応しています。

第5章

いろいろな病気の治療

消化器・肝臓病センターの役割

副院長　消化器・肝臓病センター長　寒原《かんばら》 芳浩《よしひろ》

消化器疾患は多岐にわたり、１人の専門医のみでは対応が困難です。当院では、内科・外科の消化器病専門医を１つの部署にまとめ、効率的かつ専門的に診断・治療が行えるよう、消化器・肝臓病センターを設置しています。

●当センターで実施している治療について

食道がん・胃がん・大腸がんに対して、高度な知識と技術をもって診断を行っています。診断において内視鏡での治療が安全かつ治癒的なものと判断できれば、積極的に内視鏡治療を実施しています。内視鏡的治療件数は年々増加し、治療成績も良好です。内視鏡治療後の病理診断結果により、将来再発が疑われるときには、外科と連携し速やかな外科治療を行います。

消化器がんの外科治療には腹腔鏡《ふくくうきょう》を用いて、精密で侵襲《しんしゅう》の少ない（体への負担が少ない）治療を、日本の学会の治療ガイドラインを遵守し行っています。２０１８年度からは、胃がん・大腸がんに対してロボット手術が保険で一部認められました。当院でも実施に向け、準備を進めています。

胃の病気を引き起こすピロリ菌（ヘリコバクター・ピロリ）の除菌療法も以前より積極的に行っています。除菌できてもその後の経過観察が必要な方もいますので、担当医に相談してください。

胃潰瘍《いかいよう》、十二指腸潰瘍《じゅうにしちょうかいよう》、クローン病、潰瘍性大腸炎など専門性の高い疾患の加療を行っています。

良性の急性疾患である急性虫垂炎の治療は、年々変化しています。炎症が限局性で全身が安定している状態であれば、抗生剤で炎症を抑えた後に、腹腔鏡を用いて小さな穴をあけ、虫垂を切除します。ただ、緊急を要する人には腹腔鏡を用いる手術を第1選択として治療を行います。

急性胆嚢炎《きゅうせいたんのうえん》は状態に応じて、抗生剤治療や緊急手術を行います。

肝臓がんには、ウイルスやお酒が原因の肝細胞がん・転移性肝がん（年々増加しています）・肝内胆管がんがあります。切除が安全に行える場合は第1選択の治療法としています。

ラジオ波治療は内科・外科が協力して、肝臓のどんな場所にがんがあっても行えるようにしています。合併症はほとんどなく、症例によっては腹腔鏡を用いた負担の少ない治療を行っています。

膵臓《すいぞう》がんに対しては積極的に化学療法を行っています。20年前は切除できなければ余命3～6か月でしたが、今では1年以上の生存が期待できるようになっています。切除できる人でも、抗がん剤治療を行った後に手術をすることが増え、経過も良くなってきています。これらの治療を内科・外科がカンファレンスをしながら行っています。

当センターでは消化管の良性・悪性疾患に対して、内科医と外科医が一体となって、信頼ある確かな治療を実施しています。

胆嚢結石による
胆嚢炎と胆嚢がんの外科治療

副院長　消化器・肝臓病センター長　寒原《かんばら》 芳浩《よしひろ》

肝臓・胆のう・膵臓外科　岡﨑《おかざき》 太郎《たろう》（2018年3月31日まで所属）

●日本人の10人に1人は持っている胆石

一般人口の約10％が胆石を保有していると推定されています。胆石ができる原因は、食事の西洋化に伴うコレステロール過剰摂取、肥満、細菌感染、溶血性貧血、胃切除後、肝硬変《かんこうへん》などです。胆嚢結石などにより胆嚢に炎症を生じ、発熱、激しい腹痛、右上腹部にしこりを触れる場合があり、これを胆嚢炎といいます。治療は原則として「急性胆嚢炎診療ガイドライン」に基づいて手術加療、保存的加療（抗生剤投与など）を行っていますが、それぞれ患者さんの状態に応じて最も適切な治療を選択しています。

胆嚢結石の手術の主流となっているのは腹腔鏡下《ふくくうきょうか》胆嚢摘出術です。通常お腹《なか》に４か所の小さな穴を開け、その穴からカメラや手術鉗子《かんし》（マジックハンドのような器具）を挿入し、テレビモニターを見ながら胆嚢を取り出します。この術式のメリットは、これまでの開腹手術に比べ傷が小さく、手術後の痛みはかなり緩和され、回復が早いこと（通常、術後３～４日で退院）です。ただし、上腹部手術などの既往により癒着がひどい場合や、胆嚢の状態によっては腹腔鏡下手術が行えないことがあります。また、手術中の状況で開腹術に変更する場合もあります。

胆嚢結石による胆嚢がんの危険性については、どの程度関連があるかは完全に解明されたわけではありませんが、胆石症で手術をした場合の約０・５～１％に胆嚢がんの合併を認めます。

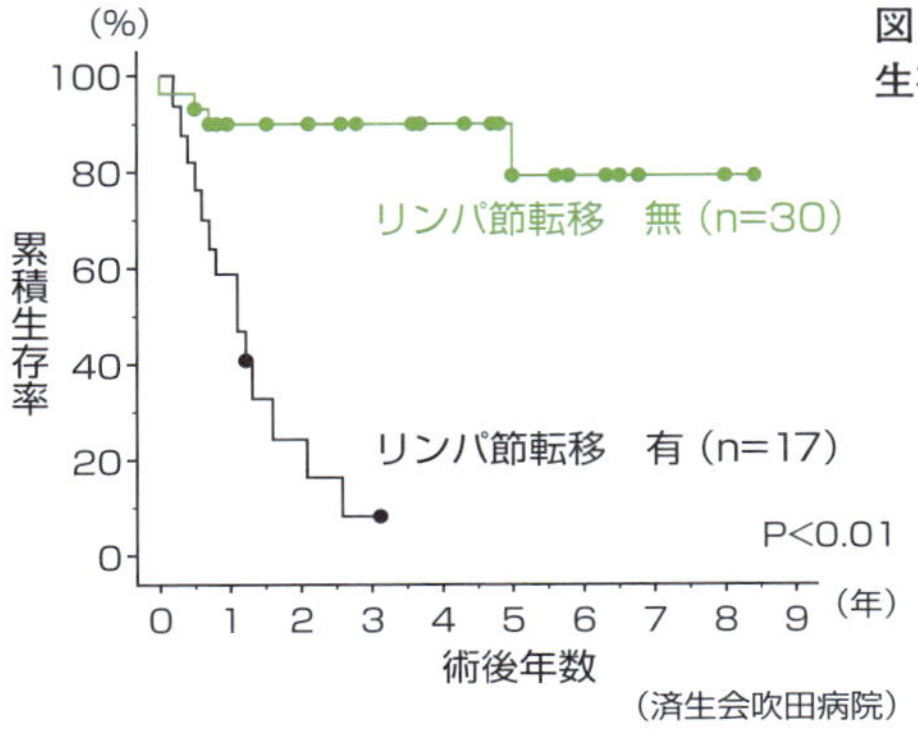

図　当科の胆嚢がんのリンパ節転移の有無別の生存率（2008～2018年）

胆石症は良性疾患とはいえ、重症化すると命にかかわることもあります。まずは胆石症にならないために、暴飲暴食をさけ、食物繊維を十分にとり、脂っこい食べ物を控えるなどの規則正しい食生活を送るようにしましょう。上腹部に違和感など症状を認める方は一度検査をお勧めします。胆石症と診断された方で腹痛・発熱などを認めた場合には、速やかに医療機関を受診し、治療を受けるようにしてください。

●胆嚢がんは早期発見が大切

胆嚢がんはその解剖学的特徴から、病気の進み具合により予後が大きく異なります。早期がんであれば、ほぼ手術切除により治癒可能ですが、進行がんになると非常に予後不良となります。外科的な治療も進行度に合わせた対応が必要となります。

そのためにまずは、CTや超音波内視鏡検査（EUS）などの検査を用いて、正確に病期診断を行います。その病期に応じて①全層胆嚢摘出、②肝床部切除±肝外胆管切除＋リンパ節郭清《かくせい》、③右肝切除（胆嚢だけでなく肝臓の広い範囲を含めて切除する）などの術式が選択されます。国内で手術が可能であった症例は胆嚢がん全体の68・7％で、その5年生存率は41・6％と報告されています。当科の治療成績を「図」に示します。リンパ節転移のない症例の経過は極めて良好で、早期発見と早期治療が大切です。

鼠径（大腿）ヘルニアについて

副院長　消化器・肝臓病センター長　寒原《かんばら》 芳浩《よしひろ》
肝臓・胆のう・膵臓外科　岡﨑《おかざき》 太郎《たろう》（2018年3月31日まで所属）

中年以降の男性に多い病気

正常の位置にある臓器が体の弱くなっている部分や、隙間からほかの部位へ飛び出してくる状態をヘルニアといいます。これは体のいろいろな所に起こりますが、足の付け根付近で起こるものに鼠径《そけい》ヘルニア、大腿《だいたい》ヘルニアがあります。鼠径ヘルニアは小腸が出てくることが多いため「脱腸」とも呼ばれます。鼠径ヘルニアは子どもの病気として知られていますが、その原因が先天的なものであるのに対して、大人の場合は年をとって体の組織が弱くなるために起こることが多く、中年以降の男性に多くみられます。

症状としては、立ち上がったりお腹《なか》に力を入れたりしたときに、足の付け根が膨らみます。男性の場合、大きなものでは陰嚢《いんのう》まで達することがあり、この膨らみは、横になったり手で押したりすることによって消えることがあります。腸が出たり入ったりしている際には、軽い痛みやつっぱり、便秘が起こる程度で強い痛みなどの症状はありません。腸が出たまま戻らない場合（嵌頓《かんとん》）は、激しい痛みや、吐き気、嘔吐《おうと》、発熱などの症状が出ることがあり、緊急手術が必要となります。

鼠径（大腿）ヘルニアを治すためには手術が必要です。ヘルニアバンドなどの器具では、ヘルニアの飛び出しを抑えることはできるかもしれませんが、治ることはありません。治療を行わずに様子をみた場合には、先ほど述べたように腸が出たまま戻らない状態（嵌頓）を起こすことがあります。

図　腹腔鏡手術／おへそと周辺にあけた穴からカメラや器具を挿入し、ヘルニア部分にメッシュを当てて修復

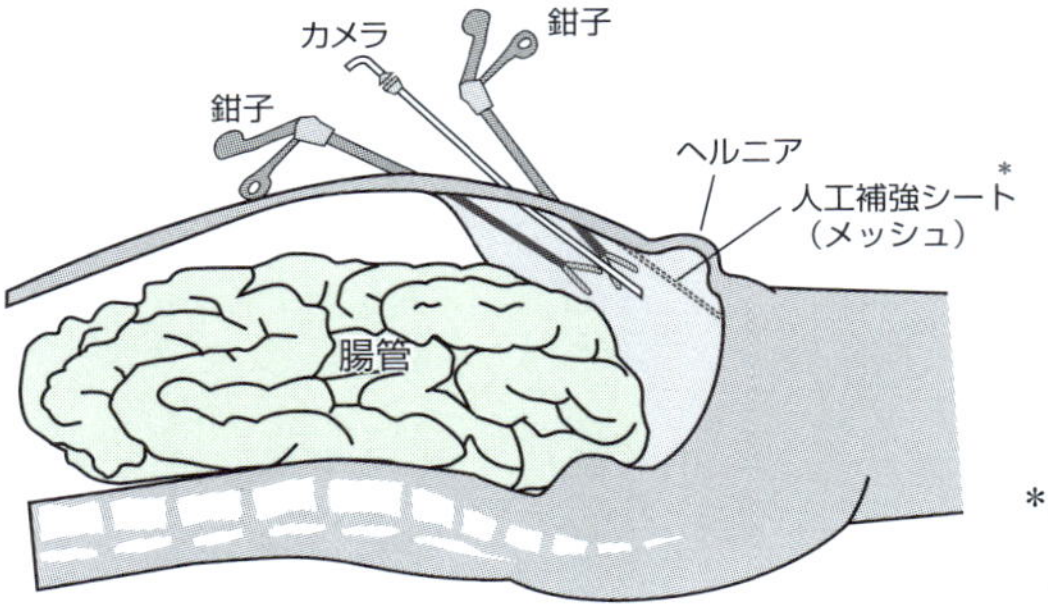

*人工補強シート／やわらかいメッシュ状のシートで身体に害がないといわれる人工素材でつくられています

また、長期的な経過をみると徐々に大きくなってくる可能性があります。

●近年は全国で腹腔鏡手術が導入されてきている

手術治療は主にお腹の外から鼠径部手術が行われていましたが、近年、新しいアプローチ法として、お腹の中から手術を行う腹腔鏡手術《ふくくうきょうしゅじゅつ》が実施されるようになってきています。鼠径部手術は鼠径部を5㎝ほど切開し、ヘルニアを処理した後、人工補強シート*を使ってヘルニアの出口をふさぎます。腹腔鏡手術はお腹に5～10㎜程度の穴を3か所開け、腹腔鏡（細い管の先端にカメラが付いた手術器具）を使ってお腹の中の映像をテレビモニターで見ながら、鉗子《かんし》（マジックハンドのような器具）を用いて手術を行います（図）。ヘルニアの出口は鼠径部手術と同じように人工補強シートを使ってふさぎます。手術にかかる時間は鼠径部手術に比べて長くなりますが、鼠径部手術より術後の痛みや違和感が少なく、より早期の社会復帰が可能です。

退院後は通勤、事務仕事、散歩、家事などの日常生活は平常と同じで結構ですが、手術で組織の弱い部分を補強しており、傷口に過度の負担がかかると再発の可能性があります。したがってお腹に強い力がかかること（水泳・ゴルフ・ジョギングなどのスポーツや重い物を運んだり、長時間歩いたり走ったりすること）は、手術後1か月位はなるべく避けてください。

虫垂はどこにある？
急性虫垂炎の症状は？

消化器外科　大浦《おおうら》 康宏《やすひろ》

お腹《なか》の右下、大腸の始まり部分にあるのが「盲腸」です。その盲腸の先端に紐のように付着しているのが「虫垂《ちゅうすい》」という部分で、長さは5～10㎝といわれています。虫垂炎とは何らかの原因でこの虫垂が炎症を起こし、腫《は》れ上がったり、まわりに膿《うみ》が溜《た》まったりする病気です（図1）。これまで、虫垂は体に必要のない組織と考えられていましたが、近年、虫垂が朝に免疫細胞を供給して腸内細菌のバランスを保つ役割をしていることが発見されました。

●急性虫垂炎の症状

急性虫垂炎の症状として、最初はみぞおちのあたりに痛みが起こり、次第に右下腹部に移るのが一般的ですが、お腹全体が急に痛くなったり、おへそのあたりが痛くなったりする場合もあり、人によってさまざまです。歩くと痛みが響くようになることもあります。吐き気や嘔吐《おうと》を伴うことが多く、食欲もなくなってきます。炎症に伴って38℃以上の発熱を認めることもあります。

虫垂炎が悪化すると虫垂が穿孔《せんこう》（やぶれること）を起こし、膿がお腹全体に広がって「汎発性腹膜炎《はんぱつせいふくまくえん》」という状態になることがあります。早期に手術をすれば予後は良好ですが、若い女性では骨盤まで広がった炎症により不妊の原因となることもあります。

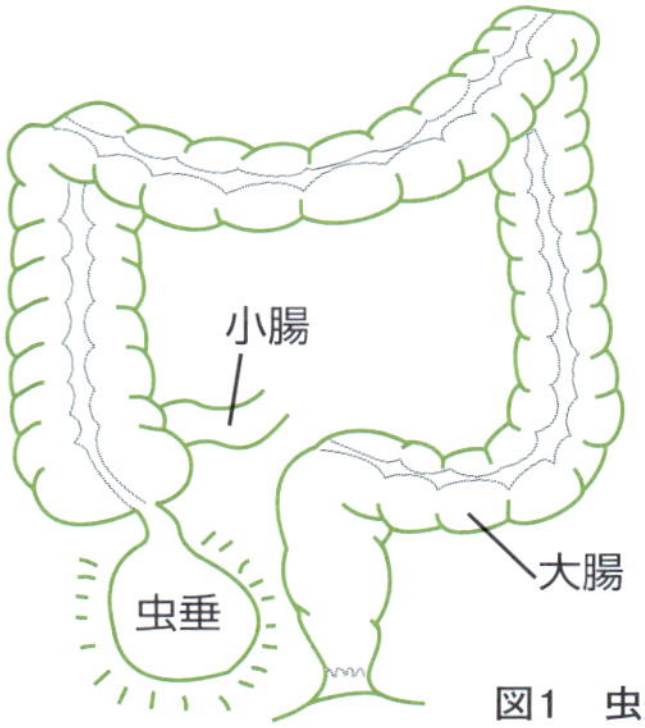

図1　虫垂炎

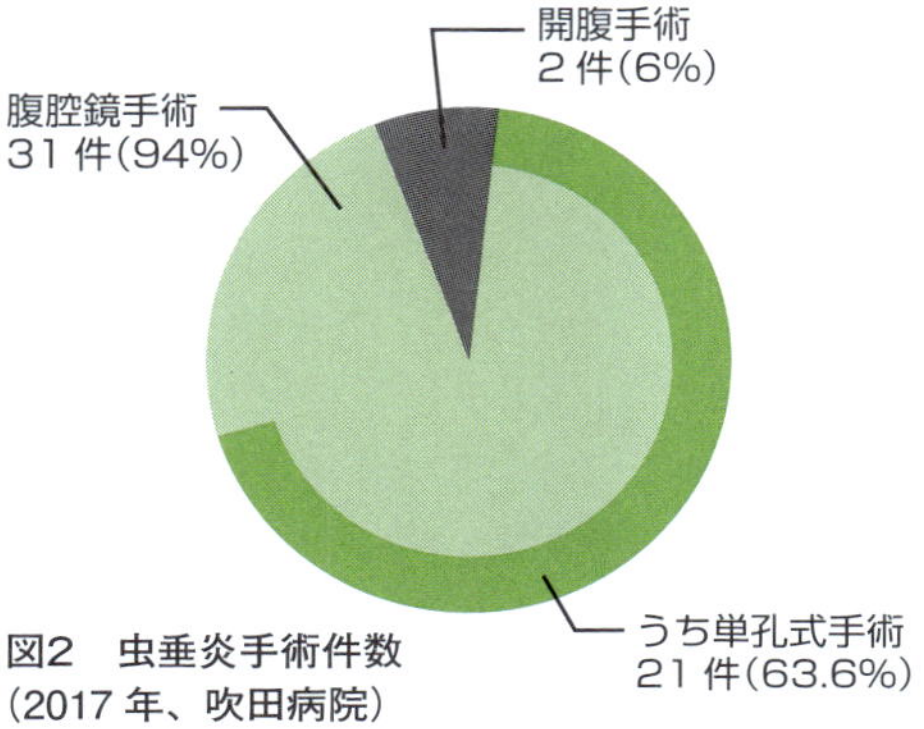

図2　虫垂炎手術件数
（2017年、吹田病院）

●急性虫垂炎の診断・治療は？

問診や身体診察で急性虫垂炎が疑われる場合は、血液検査、腹部エコー検査または腹部CT検査を行って診断します。急性虫垂炎の最も確実な治療は手術療法です。

手術方法には開腹手術または腹腔鏡下《ふくくうきょうか》手術がありますが、最近では腹腔鏡下手術が一般的となっています。通常の腹腔鏡下手術はお腹に3か所の穴を開けて、腹腔鏡（カメラ）や手術用の器具を挿入して手術を行います。傷が小さいため体への負担が少なく、術後の回復が早くなります。さらに傷を目立たなくする方法として、おへそ1か所のみに2cmの穴を開けて手術を行う「単孔式《たんこうしき》手術」という方法も行っています（図2）。

手術療法以外に、抗生物質を使用して炎症を抑える（俗にいう「薬でちらす」）保存的治療もありますが、発症してからの経過時間や炎症の程度、患者さんの体の状態を総合的に判断して治療が行われます。ただし、保存的治療を行っても虫垂炎が再発する確率が高いという報告もあります。

膿瘍《のうよう》（膿の溜まり）があるような虫垂炎は、その時点で手術を行うと開腹手術となって傷が大きくなり、術後に傷が膿《う》むなどの合併症が多くなります。そのような虫垂炎では、いったん炎症を落ち着かせてから後日、腹腔鏡で手術を行う「待機的虫垂切除」としています。

ウイルス肝炎

名誉院長　消化器内科　岡上《おかのうえ》 武《たけし》

沈黙の臓器"肝臓"

肝炎治療の進歩は目覚ましく、肝硬変《かんこうへん》もほとんど治る時代になりました。

主として肝臓で増殖し、肝細胞を障害するウイルスを肝炎ウイルスと称し、これにはA型（HAV）、B型（HBV）、C型（HCV）、D型（HDV）、E型（HEV）肝炎ウイルスがあります。A型とE型は経口感染し慢性化しませんが、B型とC型は血液を介して感染し（経皮感染）慢性化するため、臨床的には重要なウイルス肝炎です。

これらの肝炎は血液検査で、それぞれのウイルスマーカーを調べれば簡単に診断できますが、B型肝炎ウイルスには種々のマーカーがあり、それぞれ極めて重要な意味があります（表1）。また肝炎ウイルスには種々の遺伝子型があり、遺伝子型の差により経過や予後がやや異なります。

●**A型（HAV）**／衛生状態の悪い国で流行し、生ガキなどから感染しますが、近年、わが国での発症はまれです。

●**B型（HBV）**／現在、B型慢性肝炎の多くは母児感染など3歳未満時の感染によるものです。大人の感染ではB型肝炎はほとんど一過性感染で治癒しますが、0.5～1％は劇症肝炎となります。新たなHBV感染のほとんどは性行為によるものですが、遺伝子型AのHBV感染では5～10％は慢性化します。

●**C型（HCV）**／C型慢性肝炎の多くは1989年以前の輸血や医療行為

表1　B型肝炎ウイルスマーカーの臨床的意義

HBs 抗原		HBV 感染状態を示す
HBs 抗体		過去の HBV 感染（中和抗体）
HBc 抗体	低抗体価	過去の HBV 感染（多くの場合，HB s抗体陽性）
	高抗体価	HBV 感染状態（ほとんどの場合，HB s抗原陽性）
IgM・HBc 抗体	低抗体価	B 型急性肝炎とその数ヵ月後，B 型慢性肝炎の急性増悪
	高抗体価	B 型急性肝炎
HBe 抗原		血中 HBV 多く，HBV の増殖が顕著（感染力が強い）
HBe 抗体		多くは血中 HBV 少なく，感染力は弱く，肝炎は沈静化しているが，ウイルス量の多い（HBV DNA 量高値）例は予後不良
HBV DNA		血中 HBV 量を示す（抗ウイルス効果の指標）
HBcrAg		血中ウイルス量とウイルスの増殖能力を反映

C 型肝炎ウイルスマーカーの臨床的意義

HCV 抗体　：現在の HCV 感染 (high titer)，HCV 既感染 (low titer，この場合は HCV RNA は陰性)
HCV RNA　：C 型肝炎ウイルスの存在（定性，定量）
HCV 遺伝子型：わが国では遺伝子型 1 が 70-75%(1b>1a)，遺伝子型 2 が 25% 前後 (2a>2b)，3 型は稀，他は極めて稀

で感染しており、最近は新たなHCV感染はまれです。30%は急性肝炎で治癒しますが、70%は慢性化します。

●E型（HEV）／猪や豚などの生レバーや生肉に感染しており、熱を通さずに食べるとHEVに感染することがあり注意が必要です。特に妊婦が感染すると重症化します。

●多くの治療は肝臓の専門医や一部の専門施設でのみ薬剤投与が可能

近年、治療法は格段に進歩し、B型慢性肝炎・肝硬変は核酸アナログで（一部はインターフェロンで）ウイルスは排除できないものの、炎症を抑え肝硬変・肝臓がんの発生を抑制できます。C型慢性肝炎・肝硬変治療の進歩は著しく、直接ウイルスの増殖を抑制する薬剤（DAA）投与で97～98%の患者さんは完全にウイルスが排除できます（SVRといいます）。「表2」にB型肝炎、「表3」にC型肝炎の最新治療法を記載しました。DAAで治療を行う場合には種々の併用禁止薬、併用注意薬があり、医師の指導の下、注意して服用する必要があります。

B型、C型ともに肝臓がんが生じ、特に線維化の進展したC型肝炎（肝硬変やそれに近い状態）では極めて高率に肝臓がんが発生します。B型肝炎とC型肝炎では肝発がん機序（仕組み）が異なります。C型では軽度の炎症・線維化の状態から発がんする可能性は極めて低いのに

表2　最新のB型肝炎治療法

		長所	欠点
慢性肝炎 (HBV DNA 3.3logIU/ml 以上で ALT31 以上)	→ 核酸アナログ[1]	副作用が少ない	治療期間が長い ETV では稀に耐性株出現
	→ インターフェロン[2]	治療期間が一年以内	副作用が多い，効果が限定的
肝硬変 (HBV DNA 陽性)	核酸アナログ (ETV, TDF, TAF)		

メモ
1)：挙児希望のある患者には本剤の特徴を十分に注意し投与の可否を決める事。
ETV, TDF,TAF の特性を理解し , 投与薬剤を選択する。投与中止時期は HBs 抗原量，HB コア関連抗原量をみて判断する。
2)：HBe 抗原陽性，若年女性で ALT 高値例に有効であるが , それ以外の症例への効果は不十分。
HBs 抗原の消失を期待し PEG-IFN 投与後に核酸アナログを投与することもあるが，このような治療法は専門性が高く，肝臓専門医での治療が望ましい。

表3　DAA による遺伝子型 1 の C 型肝炎治療

薬剤名	投与期間	注意点
ハーボニー (sofosvir/ledipasvir)	12 週	腎障害 (eGFR<30) は適応外，腎・心機能低下に注意
ヴィキラックス (ombitasuvir/paritaprevir/ritonavir)	12 週	Y93 変異の無い例が対象，腎障害例に使用可
グラジナ・エレルサ (grazoprevir/elbasvir)	12 週	Y93 変異例にも有効，腎障害例にも使用可
マヴィレット (glecaprevir/pibrentasvir)	8 週	全遺伝子型に有効でDAA 無効例や遺伝子型3 が対象。p32 変異例に注意　代償性肝硬変にも有効（12 週間投与）
プクルーサ (sofosbuvir/velvatasvir) ± ribavirin	12 ～ 24 週	全遺伝子型に有効で DAA 無効例が対象（2019 年）

遺伝子型 2 の C 型肝炎治療

薬剤名	投与期間	注意点
Sofosvir/ribavirin	12 週	腎障害 (eGFR<30) は適応外
ヴィキラックス	16 週	Y93 変異の無い例が対象，腎障害例に使用可
マヴィレット	8 週	AA 無効例，代償性肝硬変にも有効（12 週間投与）
エプクルーサ	12 ～ 24 週	DAA 無効例が対象

対し、B型ではHBV遺伝子が患者さんの遺伝子に組み込まれることにより、発がん(HBV遺伝子組み込み)することがあり、20歳代での肝臓がん例があります。

1個のがん細胞が増殖し、画像検査で発見できる大きさのがん(直径1cm位)に発育するには5年以上を要するため、治療前の検査では発見できない小さな肝臓がんが既に存在している症例があります。C型の肝硬変例や高齢者の慢性肝炎ではDAA治療でウイルスが排除されても、数年以内に肝臓がんが発見される例が多々あり(ウイルス排除後10年以上経過し肝臓がんが発見される例も存在)、肝臓がんの早期発見のために、年数回の採血や画像検査を受けることが大切です。

肝臓がんが早期に発見されると、数日の入院で内科的に確実に治療でき(ラジオ波《は》焼灼療法《しょうしゃくりょうほう》/RFA)、比較的簡単に手術を受けることも可能です。

ウイルス肝炎治療は専門医を受診することをお勧めします。

薬剤性肝障害

健康管理センター長　水野《みずの》 雅之《まさゆき》

●薬剤性肝障害の原因と分類

薬剤を服用することで肝臓の機能が障害されることがあり、これを薬剤性肝障害といいます。

肝臓は体の化学工場として、生きていくのに必要な種々の化学反応を担当しています。薬剤の代謝も肝臓で行われることが多く、そのため、薬剤の副作用が生じやすいとされています。

薬剤性肝障害の多くは薬剤アレルギーが原因ですが、解熱鎮痛薬、抗生剤、抗がん剤、睡眠剤や抗うつ剤などでその頻度《ひんど》が高く、まれに死に至ります。一般に副作用が少ないと認識されている漢方薬や市販薬やサプリメント（健康食品）でも肝障害を起こす可能性があります。

何らかの薬剤を服用しているときに食欲不振・全身倦怠感《けんたいかん》・発熱・黄疸《おうだん》・吐き気・皮膚の発疹・かゆみなどの症状が現れたときは、医療機関を受診し、医師や薬剤師に相談してください。

薬剤性肝障害にはいくつかの分類があります。

障害の種類では、肝細胞障害型・胆汁うっ滞型・混合型があり、それぞれ特徴ある肝機能異常を示します。血液検査などで調べます。

薬剤性肝障害の発症様式にもいくつかのパターンがあります。

①たくさん服用してはじめて肝障害が出る場合

これを中毒性肝障害といいます。薬剤やその代謝産物に肝臓への影響がある場合、極めて多くの量を服用すれば肝機能障害が生じます。解熱鎮痛剤に使われているアセトアミノフェンという薬剤などで起こります。

②飲んだ量に関係なく肝障害が出る場合

ほかの人には何もなくても、ある人にとっては少量でも肝機能障害を引き起こす場合では、アレルギーが関与しているとされています。服薬後すぐに、少量でも障害が生じる可能性があります。予測は困難ですが、アレルギー素因の人、過去に同じ種類の薬剤で副作用が出たことがある人は注意する必要があります。

③ある特定の人に肝障害が出る場合

薬剤を代謝する酵素などに遺伝的な個人差があり、薬剤の代謝、分解に影響が出ることで生じる肝障害です。比較的長期服薬後に障害が出ることがあります。

④特殊な場合

ある種の薬剤を長期服用することで、脂肪肝や非アルコール性脂肪肝炎（NASH）を生じることがあります。また、経口避妊薬などを長期服用することでまれに肝腫瘍《かんしゅよう》を発症することがあります。

薬剤性肝障害を防ぎ、早期に発見するためには、ご自身が服用する薬剤の作用・副作用について、普段から医師・薬剤師からよく説明を聞いて理解しておくことが重要です。また、用量・服薬方法はしっかり守ることが必要です。お薬手帳はしっかりと管理し、医療機関を受診する際には必ず持参されることをお勧めします。過去に体に合わなかったり、副作用が出たりした薬剤がある場合は、その薬剤名を記録しておくことも大事です。

自己免疫性肝疾患とは
自己免疫性肝炎(AIH)・原発性胆汁性胆管炎(PBC)

副院長　消化器内科　島《しま》 俊英《としひで》

●自己免疫性肝炎(AIH)

免疫の異常で肝細胞が障害され、血液検査でASTやALTが上昇します。通常は自覚症状がなく、健康診断や定期血液検査などで偶然に発見されることが多いです。急性肝炎様に発症する際は、食欲不振、黄疸《おうだん》などの症状がみられますが、自己免疫性肝炎に特徴的な症状ではありません。50～60歳代の女性に多い病気ですが、近年は高齢者の発症が増えています。ウイルス性肝炎などほかの病気が否定され、血液検査で抗核抗体陽性でIgGが高値であると自己免疫性肝炎の可能性が高いと考えられます。英語の略号でAIHと呼ばれることがあり、2015年から指定難病になっています。

基本的な治療は、副腎皮質ステロイドであるプレドニゾロンの内服です。肝機能検査値が改善してくると徐々に投与量を減量しますが、急に悪化することがあるので定期的な内服と検査を継続することが大切です。当院には、2017年に81人の患者さんが通院しており、軽症の場合はウルソ(ウルソデオキシコール酸)単独を処方したりするなど、できるだけ少量のステロイドで治療するようにしています。

●原発性胆汁性胆管炎(PBC〈旧称/原発性胆汁性肝硬変〉)

肝臓の中に"胆管"と呼ばれる胆汁が流れる管がありますが、非常に細い胆管の細胞が免疫異常のために障害され胆管が壊れる病気です。胆汁の流れが

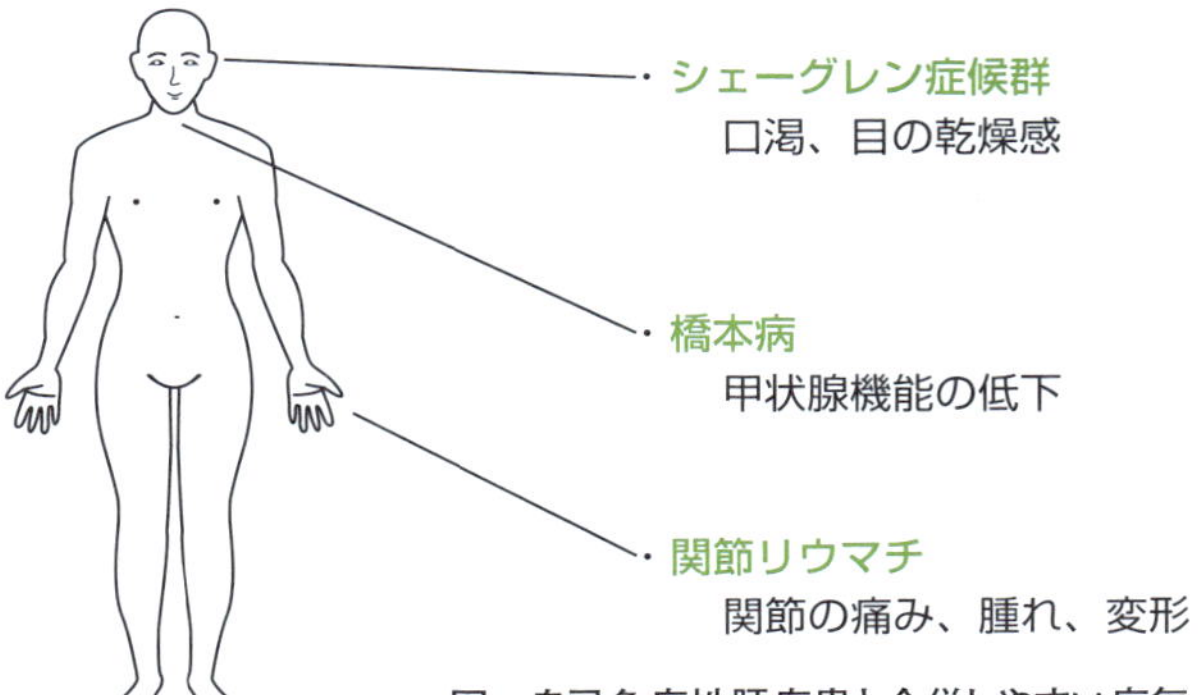

図　自己免疫性肝疾患と合併しやすい病気

滞るため、血液検査で胆道系酵素といわれるアルカリフォスファターゼ（ALP）やガンマ・グルタミル・トランスペプチダーゼ（γGTP）が上昇します。ASTやALTも上昇しますがその程度は軽度で、自己抗体の1つである抗ミトコンドリア抗体（AMA）の陽性化が特徴です。以前は病気が発見された時点で肝《かん》硬変《こうへん》に進行している場合が多く「原発性胆汁性肝硬変」と呼ばれていましたが、最近は血液検査を契機に早期の状態で見つかり、肝硬変まで進行していない場合がほとんどです。実際の病状とかけ離れていることが多いので、2016年から「原発性胆汁性胆管炎 Primary biliary cholangitis／PBC」と病名が変更されました。自己免疫性肝炎と同様に国の難病に指定されています。

自覚症状は初期の場合ありませんが、進行すると胆汁の流れが悪くなり、胆汁の成分が血液に逆流し全身のかゆみが出現してきます。また、ほかの臓器の自己免疫による病気を合併しやすく、口や目が乾燥するシェーグレン症候群や甲状腺の病気である橋本病、さらに関節リウマチを合併することがあります（図）。病気を完全に治す薬はまだありませんが、ウルソは胆汁の流れを良くし病気の進行を抑える働きがあるため、標準的に使用しています。肝機能が悪化した患者さんに対しては、適切な時期に肝移植を提案し大学病院に紹介しています。当院では2017年に123人の患者さんの治療を行っており、自己免疫性肝炎とともに豊富な診療実績があります。

なお、原発性硬化性胆管炎（PSC）という病気があり、これはPBCと異なり大きな胆管が障害される難病ですが、PBCよりも低い頻度《ひんど》の病気です。

潰瘍性大腸炎、クローン病の治療最前線

消化器内科　化学療法センター科長　澤井《さわい》 直樹《なおき》

はじめに

潰瘍性大腸炎《かいようせいだいちょうえん》とクローン病に代表される炎症性腸疾患は、免疫異常により腸管粘膜に炎症や潰瘍が生じる原因不明の慢性疾患です。

潰瘍性大腸炎は大腸のみに、クローン病は口から肛門までのすべての消化管に病変が生じます。いずれも難病疾患で根本的な治療薬はありませんが、２００２年にクローン病に対するＴＮＦα阻害薬インフリキシマブが承認されて以降、次々と治療薬が開発・承認され、炎症性腸疾患に対する治療の選択肢は飛躍的に広がり、治療効果も大変良くなりました。

これらの疾患の診断・治療は専門性が高く、当院ではたくさんの患者さんを治療しています。このような病気が疑われたら、ぜひ病院を受診することをお勧めします。

潰瘍性大腸炎の症状と検査方法

発症は若年者から高齢者まで幅広くみられ、発症のピークは10歳代後半から20歳代後半にあります。症状は持続性または反復性の粘血・血便・下痢・腹痛です。

検査方法は大腸内視鏡検査が最も重要です。ただし、感染性腸炎でも似た症状が出る場合がありますので便培養検査も行います。多くの患者さんは、薬物治療により症状の改善や消失が認められますが、再発することも

表　潰瘍性大腸炎の内科的治療

	寛解導入	寛解維持
5-ASA	○	○
ステロイド	◎	×
血球成分除去療法	○	―
免疫調節剤（アザチオプリン）	△	○
免疫調節剤（タクロリムス）	◎	△
生物学的製剤	◎	○

多く、また発病後7～8年を過ぎると大腸がんのリスクが高くなるため定期的な内視鏡検査が必要です。

選択肢が増えた潰瘍性大腸炎の治療（表）

完治できる治療薬はありませんが、腸の炎症を抑え症状をコントロールすることで治療します。基本となる薬剤は抗炎症作用を持つ5－ASA（5－アミノサリチル酸）です。5－ASA製剤は、サラゾスルファピリジンとメサラジンがあり、最大使用容量はそれぞれ異なりますが、薬剤の特徴をうまく使うことにより、軽症から中等症の多くの患者さんは症状が消失します。

直腸からS状結腸の局所に炎症の強い場合は、経口5－ASA製剤だけでなく、局所製剤である坐剤《ざざい》、注腸剤を単剤あるいは経口薬との併用で治療を行います。

5－ASA局所製剤の効果がない場合、ステロイド局所製剤を使用します。全身への影響の少ないブテソニド注腸フォーム剤も使用できるようになり、治療の選択肢が増えました。

副作用の少ない血球成分除去療法

顆粒球・単球を吸着する顆粒球除去療法（GMA）と顆粒球・単球・リンパ球を除去する白血球除去療法（LCAP）があります。ステロイド治療の効

図1　クローン病医療受給者証交付件数の推移

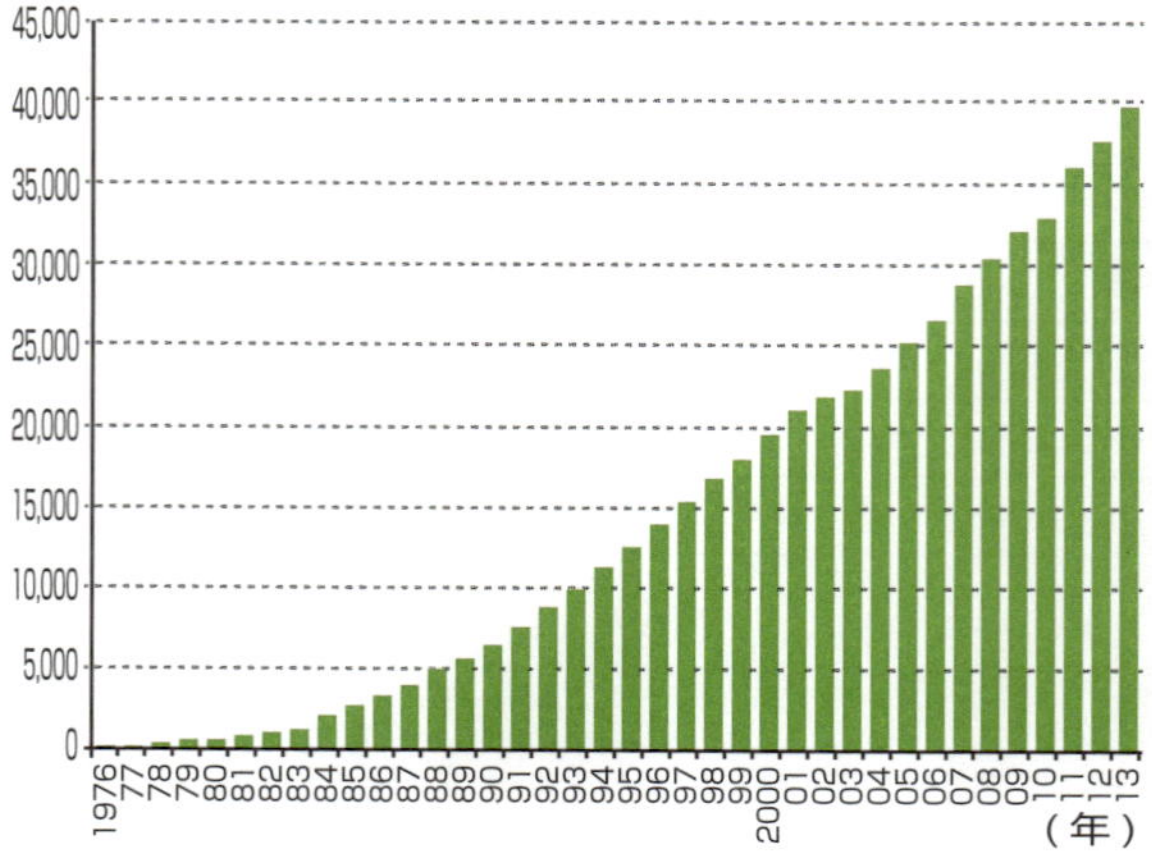

果が不十分な場合やステロイドの使いにくい場合に行われます。特徴としては、副作用がほとんどなく、ほかの治療法と併用が可能です。

●中等症から重症、難治例の薬物治療

5－ASA製剤で効果がない場合や不十分な場合、経口ステロイド剤、免疫調節剤のアザチオプリン、血球成分除去療法を併用します。中等症から重症、難治例で入院が必要な場合、ステロイド剤の点滴治療を行います。

ステロイドが効きにくい場合、TNFα阻害薬や免疫調節剤のタクロリムスを用いて治療を行います。患者さんの多くは、薬物療法で症状が改善、消失し寛解状態となりますが、再び悪化すること（再燃）がしばしばあるため、継続治療が非常に大切です。寛解維持療法は、5－ASA製剤、アザチオプリン、TNFα阻害薬を単剤あるいは組み合わせて行います（表）。

●クローン病の症状と検査方法

発症は、10歳代後半から20歳代の若い人に多くみられます。クローン病の症状は下痢や腹痛の消化管症状と発熱、体重減少などの全身症状です。診断は、大腸、小腸、胃の内視鏡検査、組織検査、

図2　潰瘍性大腸炎医療受給者証および登録者証の交付件数の推移

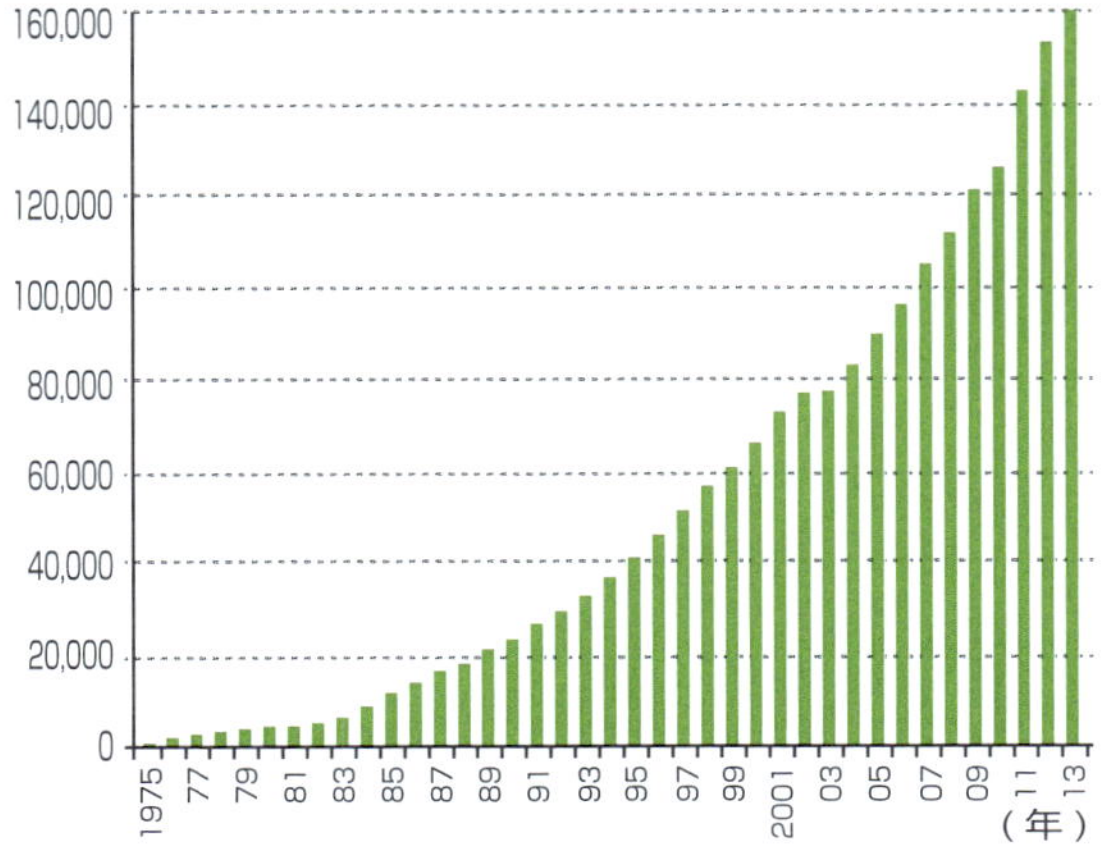

図1、2／「難病情報センターホームページ（2018年3月29日現在）から引用」

造影検査などで行います。

●クローン病の治療

クローン病の治療は、生物学的製剤のTNFα阻害薬の登場により生活の質が劇的に改善し、寛解導入に成功すると長期にわたり寛解を維持することが可能となりました。また、新しい生物学的製剤としてヒト型抗ヒトIL－12／23P40モノクローナル抗体製剤や、副作用の少ない経口ステロイド剤ブデソニドが使用できるようになり治療の選択肢がさらに増えました。

そのほか内科的治療は、潰瘍性大腸炎でも使用する5－ASA製剤、ステロイド、免疫調節剤のアザチオプリン、血球成分除去療法、栄養療法があります。

クローン病は、狭窄《きょうさく》、膿瘍《のうよう》、瘻孔《ろうこう》などにより外科手術が必要になることも多く、TNFα阻害薬を中心に寛解を維持することが重要です。

ピロリ菌除菌で胃がん予防！

消化器内科　松本《まつもと》 淳子《じゅんこ》

●ヘリコバクター・ピロリ（ピロリ菌）とは

ヘリコバクター・ピロリは１９８３年に発見された細菌で、乳幼児期に家族内で口から口へ感染することが多いとされています。ピロリ菌は胃粘膜に感染し胃炎を起こします。慢性的な胃の炎症が続くと、胃がんを発症する危険が高くなり、１９９４年に世界保健機構（ＷＨＯ）から、ピロリ菌は胃がんにおける第一級の発がん因子と認定されました。ピロリ菌を除菌すると胃炎が改善し、胃・十二《じゅうに》指腸潰瘍《しちょうかいよう》や胃がんなど、ピロリ菌に関連する病気の予防につながることから、原則感染者全員が治療対象になります。

●ピロリ菌の診断と治療

ピロリ菌の診断と治療を保険診療で行えるのは、２０００年から①内視鏡または造影検査において胃潰瘍または十二指腸潰瘍の確定診断がなされた患者さん、２０１０年から②胃ＭＡＬＴリンパ腫《しゅ》の患者さん、③特発性血小板減少性紫斑病の患者さん、④早期胃がんに対する内視鏡治療後の患者さん、２０１３年からは⑤内視鏡検査において胃炎の確定診断がなされた患者さんで、ヘリコバクター・ピロリ感染が疑われる場合が承認されました。それを機に当院でもピロリ菌の除菌治療を受ける患者さんが増加し、１０００人を超えています。

ピロリ菌の除菌治療では、胃薬と抗生剤２種類を１日２回（朝夕）１週間

表　当院でのピロリ菌の除菌成功率（2015年3月～2017年9月）

	総数	1次除菌	2次除菌	3次除菌	ペニシリンアレルギー
除菌処方を受けた人数	1315	986	282	36	11
除菌判定を受けた人数	1216	918	258	31	9
除菌成功した人数	1032	772	227	27	6
除菌成功率（%）	**84.9**	**84.1**	**88.0**	**87.1**	66.7

服用します。副作用は下痢、軟便、味覚異常、皮疹《ひしん》、全身倦怠感《けんたいかん》などがありますが、服薬が終了すれば改善することが多いです。

●除菌判定と当院の治療成績

除菌の成否は、除菌薬服用終了後8週間以上経過してから尿素呼気試験や便中ピロリ抗原検査で判定します。当院の1次除菌成功率は約84％です。1次除菌失敗の主な原因は、クラリスロマイシン（以下ＣＡＭ）耐性（ＣＡＭが効きにくい）ピロリ菌の増加です。日本ヘリコバクター学会の２０００年全国集計ではＣＡＭ耐性率7％でしたが、その後約10年で約30％に急上昇しており、当院でも最近では35％を超えています。ＣＡＭ耐性の場合、従来の胃薬では1次除菌成功率は約50％ですが、新しい胃薬のボノプラザンでは80％を超える除菌成功率で、抗生剤と組み合わせることが重要です。

当院では、まず上部消化管内視鏡検査で胃に潰瘍やがんなどがないか確認し、できるだけピロリ菌培養検査で薬剤感受性を確認してから除菌治療を行うことで、除菌成功率を上げるようにしています。1次除菌不成功の場合でも2次除菌まで保険適用になり、当院の2次除菌成功率は約88％です（表）。ペニシリンアレルギーや2次除菌失敗、どうしても上部消化管内視鏡検査を受けたくない方は、自費診療になりますがピロリ専門外来で対応しています。

ピロリ菌の除菌に成功しても胃がんの予防効果は１００％ではないので、定期的な上部消化管内視鏡検査をお勧めします。

胆道・膵疾患の診断と治療

消化器内科　大矢《おおや》 寛久《ひろひさ》

胆膵内視鏡――内視鏡的逆行性胆管膵管造影／ERCP

消化器内科では胆道や膵臓の疾患の診断や治療も行っています。その代表的な検査として、内視鏡的逆行性胆管膵管造影《たんかんすいかんぞうえい》（ERCP）があります。この検査は専用の内視鏡を用いて、胆管や膵管に直接器具を挿入して診断や検査、治療をします（図1）。

まず造影剤を用いてレントゲンで目的の部位の評価を行い、胆管や膵管の狭くなっている箇所（狭窄《きょうさく》）があれば細胞を調べる検査（細胞診）、総胆管結石がある場合は採石を行います。さらに胆管炎などドレナージ*が必要な場合は、チューブの留置をします。処置の内容によっては長時間を要する場合があり、また終了後に膵炎や穿孔《せんこう》（消化管の壁に穴が開く）、感染症など合併症を起こすこともあるので、原則入院での検査となります。

*ドレナージ／体内に貯留した消化液、膿、血液や浸出液などを体外に排出すること

胆道疾患――黄疸を引き起こす病態

胆道疾患によって引き起こされる症状として特徴的なものに黄疸《おうだん》があります。これは、総胆管結石が胆管で引っかかって取れなくなること（陥頓《かんとん》）や（図2）、腫瘍《しゅよう》などで胆管が狭窄し胆汁の流れがうっ滞し、本来消化管に流れる胆汁成分が血液内に漏《も》れることで、皮膚や白目が黄色くなり、また尿が濃く便が白っぽくなります。さらに流れが滞った胆汁が感染すると、

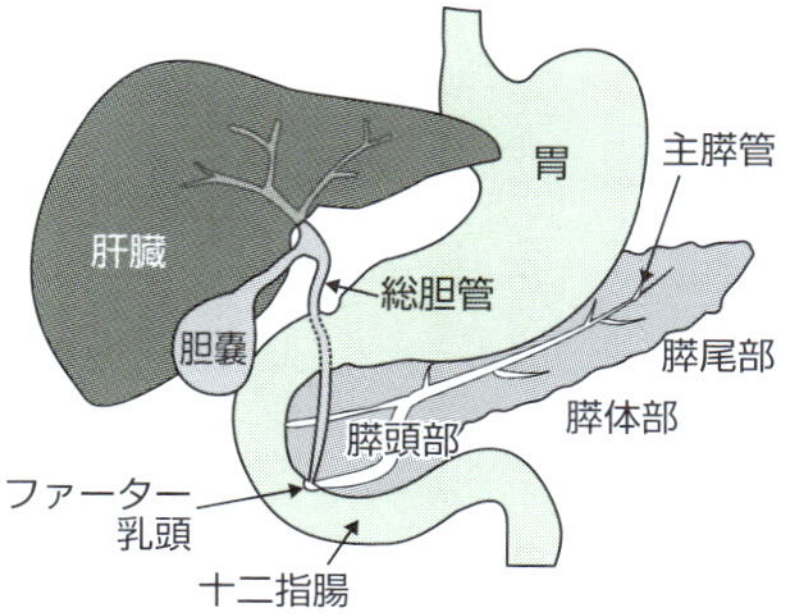

図1　ERCP／ファーター乳頭から総胆管・主膵管にアプローチ

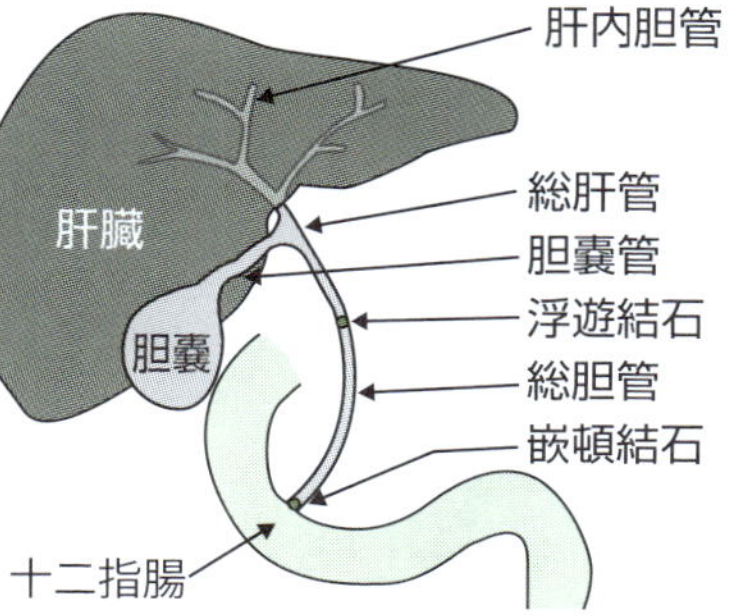

図2　胆道疾患による黄疸／浮遊結石が胆管の出口に嵌頓することで発症

腹痛や発熱がおき、その細菌が血中に回ることで敗血症《はいけつしょう》となり重篤化することがあります。この場合、速やかな処置が必要で前述したＥＲＣＰを行い、感染した胆汁をドレナージするためのチューブ留置を行います。

総胆管結石が原因の場合は、状態が落ち着いたところで採石を行います。また悪性疾患が原因の場合、のちに手術による切除が可能なケースではプラスチック製のステントを留置しますが、抗がん剤など手術以外の治療を行う場合は、より強度がある金属製のステントを留置することもあります。

●膵疾患——自己消化によって引き起こされる膵炎

膵臓は胃の後ろ（体の中央）の背中側に位置する臓器で、食物を消化する消化酵素を産生し、十二指腸に分泌する外分泌腺と、インスリンなど血糖を調整するホルモンを血中に分泌する内分泌腺からできています。その消化酵素がいわゆる膵液であり、膵炎という疾患はその外分泌腺に炎症が起こった状態で、みぞおちや背中の痛みが起こります。また急性で激しい炎症を起こす急性膵炎と慢性の経過で進行性の慢性膵炎に分類されます。

急性膵炎は胆石による膵管の閉塞《へいそく》やアルコール多飲によって起こります。膵臓内に貯留されたタンパクを分解する酵素が膵臓内で活性化され、膵臓と周囲の臓器が消化されてしまいます。血液検査や画像検査にて重症度を判定し、原則、入院加療を行い絶食や点滴による治療を実施します。

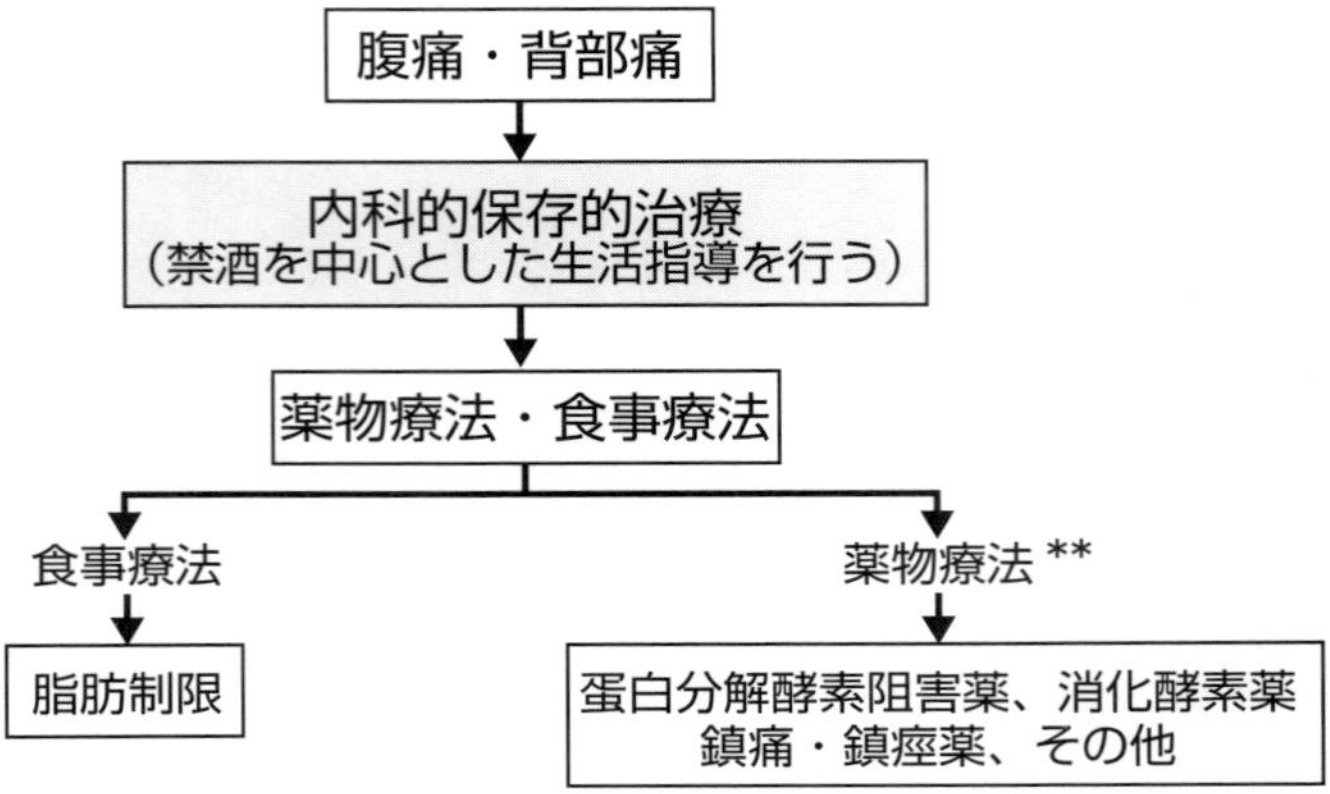

**：薬物療法に関しては個々により治療薬の選択、投与量を決定する。
（日本消化器病学会編集：慢性膵炎診療ガイドライン、南江堂、2009 より）

図3　慢性膵炎診療ガイドラインの治療フローチャート

原因が胆石の場合、ＥＲＣＰを行い乳頭切開や結石の除去、胆管・膵管にドレナージチューブを留置することもあります。重症膵炎は致死率が15～20％と高く、専門医の下で集学的治療が必要です。

慢性膵炎は消化酵素の活性化が徐々に起こるので緩徐に進行します。原因としてはアルコール多飲が最も多く、男性では原因の7割を占めます。女性は2割強であり、原因不明の特発性が最多です。症状は急性の場合と同様に腹痛、背部痛ですが、進行すると消化不良となり下痢が起こり、栄養状態の悪化や糖尿病の原因となります。

治療は飲酒が原因の場合は禁酒が不可欠で、脂肪の過剰摂取を避けるなど、生活習慣の改善と投薬による保存的加療が行われます（図3）。しかし進行すると膵管内に石灰化した結石ができたり（膵石）、膵管の狭窄が起こることもあるので、ＥＲＣＰによる処置（チューブ留置、結石除去など）が必要になり、また外科治療を行う場合もあります。

慢性腎臓病に気をつけましょう

腎臓内科 科長　孤《こ》杉《すぎ》 公啓《たかあき》
腎臓内科 前科長　岡本《おかもと》 恵介《けいすけ》（2018年6月30日まで所属）

慢性腎臓病という病気をご存じですか？

「慢性腎臓病《まんせいじんぞうびょう》」という病気をご存じでしょうか？　慢性腎臓病とは、長い期間をかけて腎臓の機能が障害されていくことで、専門的には「腎臓の障害（蛋白尿《たんぱくにょう》など）、もしくはGFR（糸球体濾過量）60㎖／分／1・73㎡未満の腎機能低下が3か月以上持続するもの」と定義されます（表）。

難しい病気のように感じますが、実は日本の人口の約13％が慢性腎臓病といわれており、がんや心疾患、脳卒中などと並んで、新たな国民病と考えられています。13％というのは、言いかえれば約8人に1人で、通りを少し歩くだけで慢性腎臓病の患者さんに出会うことになります。しかし、問題は8人に1人いる慢性腎臓病の患者さんが、病院に通院をして適切な診察や治療を受けていないのではないかということです。

病院を受診するきっかけは、「熱が出た」「胸が痛い」「お腹《なか》が痛い」など、日常生活に支障が出るような症状が現れた場合でしょう。それでは、慢性腎臓病にはどのような症状があるのでしょうか？

実は慢性腎臓病の初期段階では、自覚症状はないか、あってもごく軽いもので、日常生活に支障が出ることはほとんどありません。ただし、慢性腎臓病が進行していくと、最終的には「透析」が必要な体になってしまいます。そのような特徴を持った慢性腎臓病は、初期段階で治療を開始するのが重要なのですが、早期発見には何が必要なのでしょうか？　それは、「健

表　慢性腎臓病の定義

①尿異常、画像診断、血液、病理で腎障害の存在が明らか、特に0.15g/gCr以上の蛋白尿（30mg/gCr以上のアルブミン尿）の存在が重要
②GFR<60mL/分/1.73㎡
①、②のいずれか、または両方が3ヵ月以上持続する

（出典：『CKD診療ガイド2012』社団法人 日本腎臓学会編著、東京医学社、2012年）

診」です。

●慢性腎臓病を早期発見し、予防しましょう

健康診断を職場で毎年受けている方もいれば、人間ドックを定期的に受診している方もいると思います。慢性腎臓病をどのように診断していくかは、先に述べた慢性腎臓病の定義で分かるように「腎臓の障害（蛋白尿など）」「GFR（糸球体濾過量）60㎖／分／1・73㎡未満の腎機能低下」など、血液検査や尿検査を受けて初めて分かる項目を用いて診断します。つまり慢性腎臓病は、特に早期発見のためには、検査を受けないと診断できない病気なのです。

繰り返しになりますが、慢性腎臓病は初期段階では、自覚症状はないか、あってもごく軽いもので、日常生活に支障が出るような症状が現れる頃には、かなり進行した状態、あるいは透析が必要な状態になってしまう病気です。健康診断での早期発見がとても大事です。

早期発見に次いで大事なのが、慢性腎臓病を予防していくことです。

慢性腎臓病の原因は多岐にわたります。例えば糖尿病、高血圧症、慢性腎炎などが主な原因として挙げられます。糖尿病は現在、透析を開始する方の最多の原因といわれています（図）。そして糖尿病が原因の慢性腎臓病（正確には、糖尿病性腎症といいます）は、糖尿病の治療そのものが慢性腎臓病の進行予防につながります。

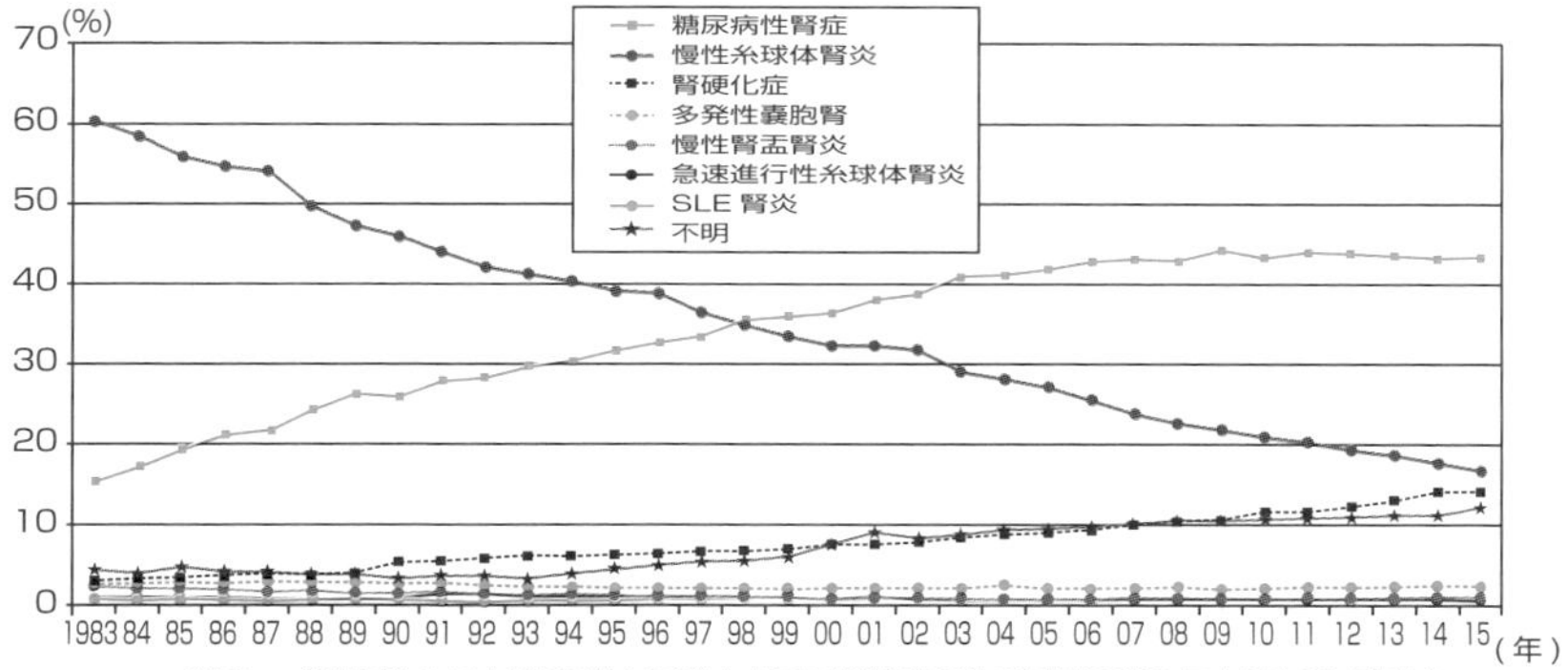

(出典：一般社団法人 日本透析医学会「図説 わが国の慢性透析療法の現況」2016年12月31日現在)

図　血液透析導入患者の原疾患割合(糖尿病性腎症が最も多い)

高血圧症が原因の慢性腎臓病は、高血圧症の治療、つまり減塩や降圧薬の服用が慢性腎臓病の進行予防につながります。

慢性腎炎の場合は、少し特殊な治療が必要になる場合がありますが、糖尿病や高血圧症などが「生活習慣病」といわれる通り、生活習慣の改善が慢性腎臓病の予防となることが多いです。

まず、①慢性腎臓病であるかどうかを早期発見すること、②慢性腎臓病の原疾患がなにかをつきとめること、そして、③慢性腎臓病の原疾患に適した治療を受けること、が非常に重要となります。

"腎代替療法"って何ですか?

腎臓内科 科長　孤杉《こすぎ》 公啓《たかあき》
腎臓内科 前科長　岡本《おかもと》 恵介《けいすけ》（2018年6月30日まで所属）

"透析療法"って何ですか?

前項でまず慢性腎臓病《まんせいじんぞうびょう》を早期発見し、予防することがとても大事であると説明しました（「慢性腎臓病に気をつけましょう」179ページ）。しかし、早期発見や予防ができなかったり、治療が奏功しなかったりした場合には腎機能障害が進行し"腎代替療法"が必要になります。"代替"とは、「それに見合うほかのもので代用すること」を意味し、腎代替療法とは"腎臓が機能しなくなった（腎不全）ときに腎臓の機能に見合うほかのもので代用する治療法"のことです。

腎臓内科の外来には、たくさんの慢性腎臓病の患者さんが通院しています。腎機能障害が進行し、近い将来に腎代替療法が必要となった際に「図」に示す『腎不全　治療選択とその実際』という冊子を手渡しています。そこには、"血液透析""腹膜透析""腎移植"の3つが示されています。透析療法に関しては、「透析療法とは」（184ページ）で詳しく説明していますので、ここでは、それぞれの治療法ついて簡単に説明します。

腎臓の働きの1つは、体の中で作られたさまざまな毒素や余分な水分を尿として体の外に排泄することです。腎臓が機能しなくなると、その毒素や水分を排泄することができなくなり、体内に蓄積されます。蓄積された毒素や余分な水分を取り除く治療が透析療法です。

血液透析は、ある一定量の血液を体外に取り出して、ダイアライザと呼

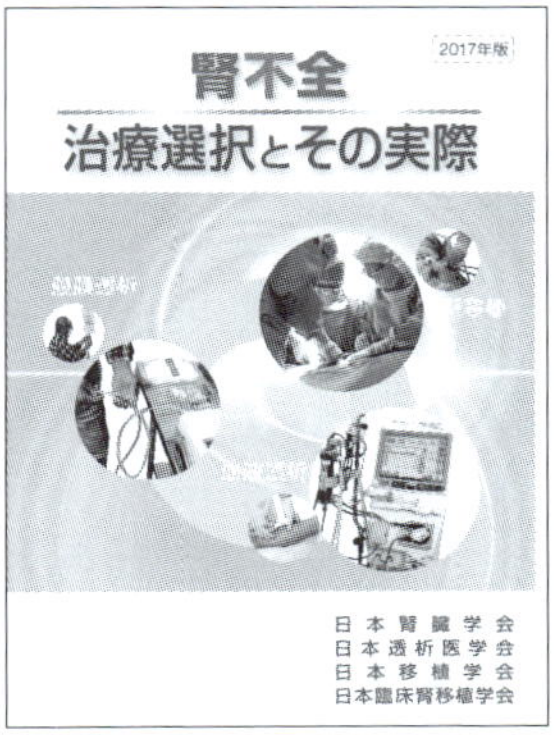

図　出典：『腎不全　治療選択とその実際』2017年版（日本腎臓学会、日本透析医学会、日本移植学会、日本臨床腎移植学会）

ばれる特殊な装置を用いて血液中に含まれている毒素や余分な水分を取り除き、体内に戻します。

腹膜透析は”透析液“と呼ばれる特殊な液体をお腹《なか》の中（専門的には腹腔《ふくくう》内《ない》といいます）に注入し、一定時間貯留後に排液します。そして一定時間貯留している間に体内の毒素や余分な水分を透析液内に排泄します。国内では、腎代替療法として血液透析を受けている患者さんが最も多く、次いで腹膜透析となっています。そして最も少ないのが腎移植です。

●”腎移植“って何ですか？

腎移植とは、臓器提供者（ドナー）から1つの腎臓を臓器被提供者（レシピエント）へ移植する治療のことです。前述しました、腎臓の働きの1つである毒素や余分な水分の体外への排泄を代用するものが透析療法ですが、腎臓にはそれだけではなく、ホルモン産生といった内分泌機能など、さまざまな働きがあります。腎移植によって、腎臓のすべての機能を代用することができるため、3つの腎代替療法の中で、最も有効な治療法といわれています。

以上のように、腎不全の患者さんには3つの治療法があり、患者さんの状態に合わせて選択していくこととなります。

透析療法とは

腎臓内科 科長 孤杉《こすぎ》 公啓《たかあき》 腎臓内科 前科長 岡本《おかもと》 恵介《けいすけ》（2018年6月30日まで所属）
前透析センター科長 上原《うえはら》 彰允《あきまさ》（2018年1月31日まで所属）

●末期腎不全とは

糖尿病性腎症《とうにょうびょうせいじんしょう》、慢性糸球体腎炎、腎硬化症などにより腎臓の機能が低下し末期腎不全と呼ばれる状態になると、嘔気《おうき》や食思不振などの尿毒症状、全身の浮腫《ふしゅ》や息切れをきたすため、腎代替療法により本来の腎臓の機能を補う必要があります。治療には透析療法（血液透析、腹膜透析）、腎臓移植の選択肢がありますが、各療法は相互に移行が可能なものであり、長期的な視野に立ち検討する必要があります。腎臓移植の適応があり患者さんが希望する場合は、大学病院など移植治療が可能な施設へ紹介しています。本稿では当院で行っている透析療法について紹介します。

●透析療法とは

日本透析医学会による2014年末時点での統計では、年間の新規透析導入患者数は約3万8千人、慢性透析患者は約32万人とされます。

●血液透析

血液透析は、週3回、1回3〜5時間をかけて間歇的《かんけつてき》に行われる透析療法です。血管から取り出した血液と血液透析液をダイアライザ（透析器）に収納された透析膜を介して交通させ、尿毒素などの老廃物や貯留した水分を除去し、腎不全によって不足する電解質などを補います。

血液透析では1分間に200〜250㎖もの血液を安定して取り出す必

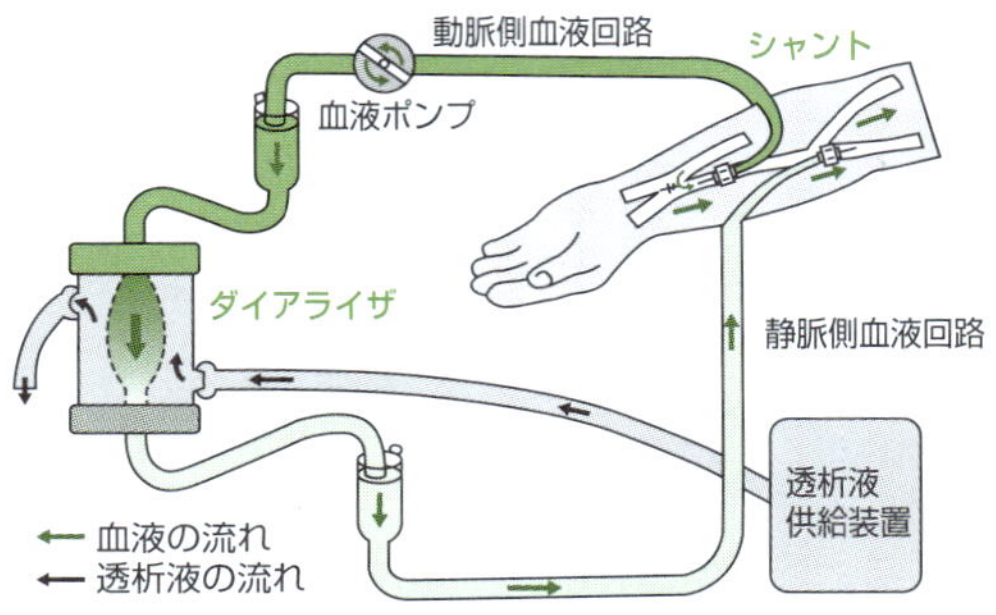

図1 血液透析の仕組み

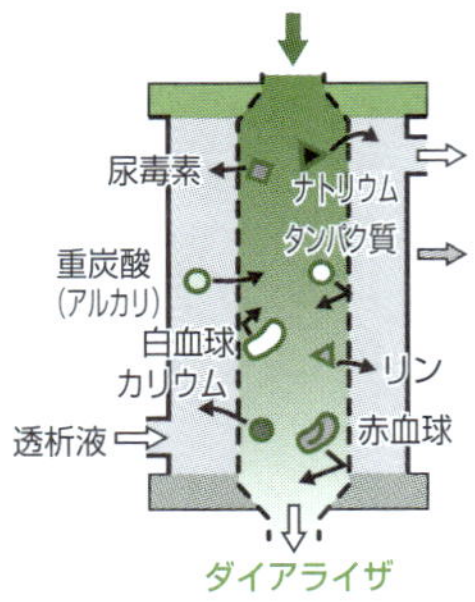

図2 ダイアライザ(透析器)の仕組み

(出典:「腎不全 治療選択とその実際」2017年版、日本腎臓学会、日本透析医学会、日本移植学会、日本臨床腎移植学会)

要があるため、上肢《じょうし》の動脈と静脈を吻合《ふんごう》する内シャント手術を行い、表在の静脈をシャント血管として発達させます。ほかに人工血管による動静脈グラフト、動脈表在化、長期留置型カテーテルなどの選択肢もあります。

入院をして血液透析を開始し、不均衡症候群などの導入期合併症がないことの確認、透析処方や内服薬の調整を行います。退院後は自宅近隣の透析施設へ紹介します。週3回の通院が必要ですが、自宅への送迎サービスがある施設も多くあります(図1、2)。

●腹膜透析

腹膜透析は、腸管などが存在している腹腔内《ふくくうない》を覆う腹膜を利用する透析療法です。全身麻酔手術で腹腔内に腹膜透析カテーテルと呼ばれるチューブを留置します。そのチューブの先端は点滴のカテーテルのように体表に出た状態で固定されますので、それに腹膜透析液が入ったバッグを自宅で患者さん自身あるいは介護者が接続し、腹腔内に腹膜透析液を貯留します。腹膜を介して血液と腹膜透析液の間で老廃物や水分の移動が行われます。

標準的なCAPDと呼ばれる腹膜透析では、1日に4回バッグを接続して腹膜透析液を注入・排液し、日常生活を送りながら24時間かけて緩徐に透析療法が行われます。APDと呼ばれる腹膜透析では、腹膜透析カテーテルと腹膜透析液のバッグを専用の機械に接続し、夜間就寝中に自動的に透析液を交換して効率の良い透析を行うため、日中の交換が不要となります。

腹膜透析では通院は月1~2回で、日常的な透析療法は自宅や職場で完

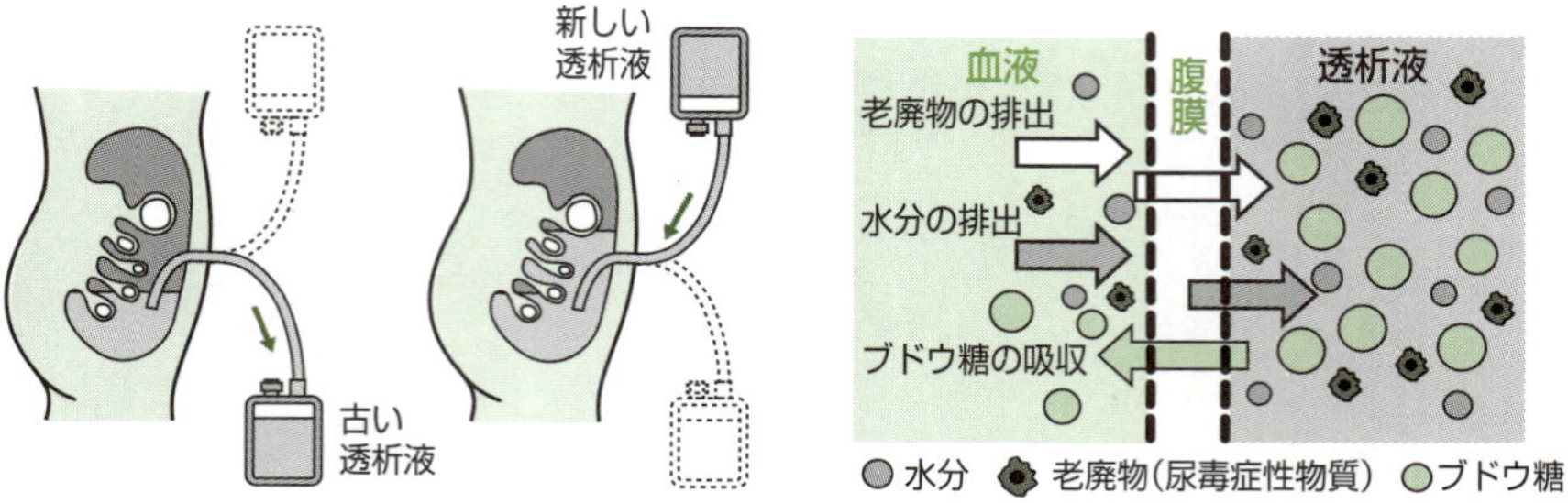

（出典：「腎不全 治療選択とその実際」2017年版、日本腎臓学会、日本透析医学会、日本移植学会、日本臨床腎移植学会）

図3　腹膜透析の仕組み

結できる治療法ですが、腹膜炎などの合併症に注意が必要です。残腎機能が廃絶した状態では継続が難しく、また腹膜透析の継続で腹膜が徐々に劣化するため、個人差はありますが5年程度で血液透析への移行や腎移植を検討する必要があります（図3）。

透析療法を開始した後に、安定した維持透析療法を継続することも大切ですが、末期腎不全に至って透析療法を必要とするまでの慢性腎不全の期間の管理も重要です。当院では、腎臓内科で腎生検検査を含めた腎疾患の診断・治療を行い、かかりつけ医療機関とも連携して慢性腎不全の管理を行っています。また現在は、新規透析導入患者の半数以上が糖尿病性腎症を原疾患としますが、当院の糖尿病内科では糖尿病性腎症の初期の段階から糖尿病治療に加えて、食事療法を含めた透析予防指導を行い、腎不全の進行を遅らせることに努めています。

それでも腎不全が進行した場合は、嘔気や食思不振などの尿毒症状や、強い呼吸困難を伴う心不全などの身体的につらい症状を患者さんが経験することのないよう、適切なタイミングで透析療法を導入することが理想的です。そのためには事前に、保存期腎不全に対する教育入院などの機会に腎代替療法について説明し、患者さんに合った治療法をともに選択し、シャント手術などの透析療法に向けた準備を計画的に行います。医師・看護師・薬剤師・栄養士・ソーシャルワーカーといった各スタッフがチームとして協力し、患者さんが前向きに透析療法に向き合えるよう努力しています。

安心安全で快適なお産を！

周産期センター長　亀谷《かめがい》 英輝《ひでき》

●私たちの理念

済生会吹田病院は済生（生命を救うこと）の心を基に医療を提供しています。妊娠・出産に関しても、妊婦さんの立場にたった医療の提供を第一とし、安心できる医療環境のもとで医療を行うことをモットーにしています。正常妊娠はできるだけ自然分娩することを心掛け、異常妊娠・異常分娩や新生児異常に対しては迅速に対応し、専門性の高い医療を提供します。

●「周産期センター」「NICU/GCU」って何？

産婦人科の領域である産科は、文字通りお産（分娩）を扱う診療科です。これをさらに充実させて新生児科の機能を加え、それぞれの専門のスタッフや施設を備えて出産前後（周産期）の時期を母子ともに手厚くフォローするようにつくられたのが「周産期センター」です。１９９６年、厚生省（現厚生労働省）が周産期の母子医療を守る目的で全国に設置しました。当院も大阪府から「地域周産期母子医療センター」の認定を受けています。赤ちゃんが早く生まれてしまったり、小さく生まれてしまったり、重い病気を抱えて生まれた場合、赤ちゃんの救命のための集中治療を行う施設が「新生児集中治療室」で、周産期センター認定の条件にもなっています。中でも最も重症の赤ちゃんを扱うのがＮＩＣＵ、容態が落ち着いた赤ちゃんを扱うのがＧＣＵで、当院は両方を備えています。

お産中に、お母さんやお腹《なか》の中の赤ちゃんが急変することは少なくありません。当院は「周産期センター」を併設することで安心安全なお産を提供できるよう努めています。

●スタッフ、設備、システムの充実でさらなる安心安全を！

開設当時より、全国有数の分娩数を誇ってきた当院は、少子化の進む現在も多くの分娩を扱っています。近年、深刻な産科医師と小児科医師の不足が全国的に進んでいますが、当院は常に多数のスタッフ（産婦人科医師9～11人、小児科医師9～10人、助産師40人前後）を確保しています。特に全国的にもまだ少ない周産期医療について、高度な医学知識とスキルを有するスペシャリスト「周産期専門医」は産婦人科医師４人と小児科医師４人が在籍し、自律して助産業務を行えることを日本助産評価機構から認められた「アドバンス助産師」は16人在籍しています。

一方、出生前診断として胎児心臓専門医師による胎児心臓外来では先天性心疾患を診断しています。外来の診察室には全室４Dエコーのある超音波断層装置を備えて異常を早期診断できるようにしています。

また、当院は大阪府の母体救急搬送システム（ＯＧＣＳ）の準基幹病院として、大阪府内一円から切迫早産、多胎妊娠《たたいにんしん》、前置胎盤、妊娠高血圧症、胎《たい》盤早期《ばんそうき》剥離《はくり》などのハイリスク妊娠や、分娩中・分娩後の大量出血などの搬送を多数（年間１００件以上）受け入れて、24時間対応しています。

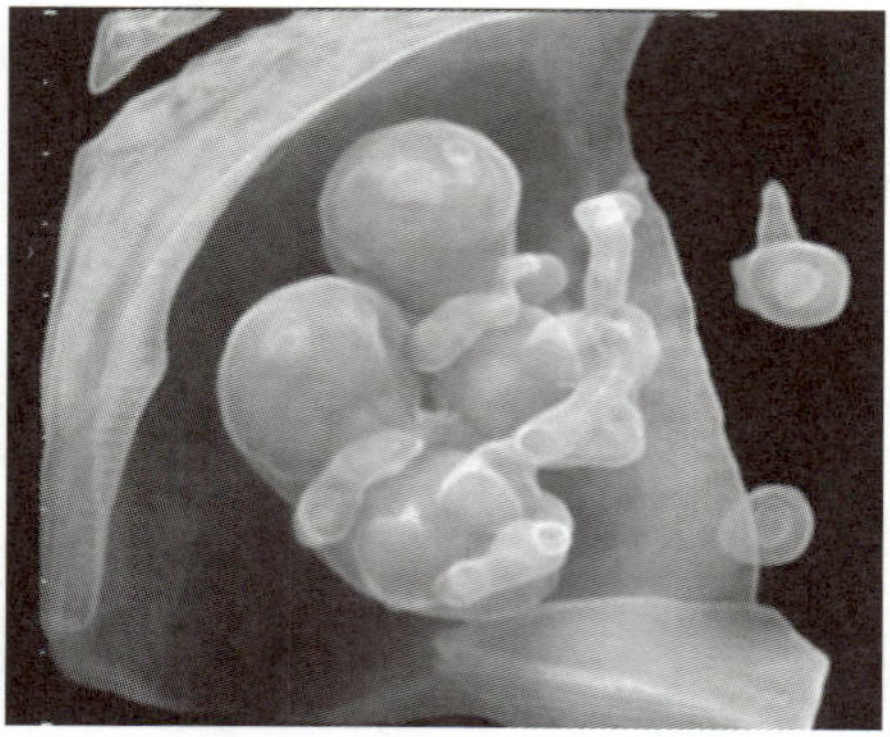

図1　双子の超音波像

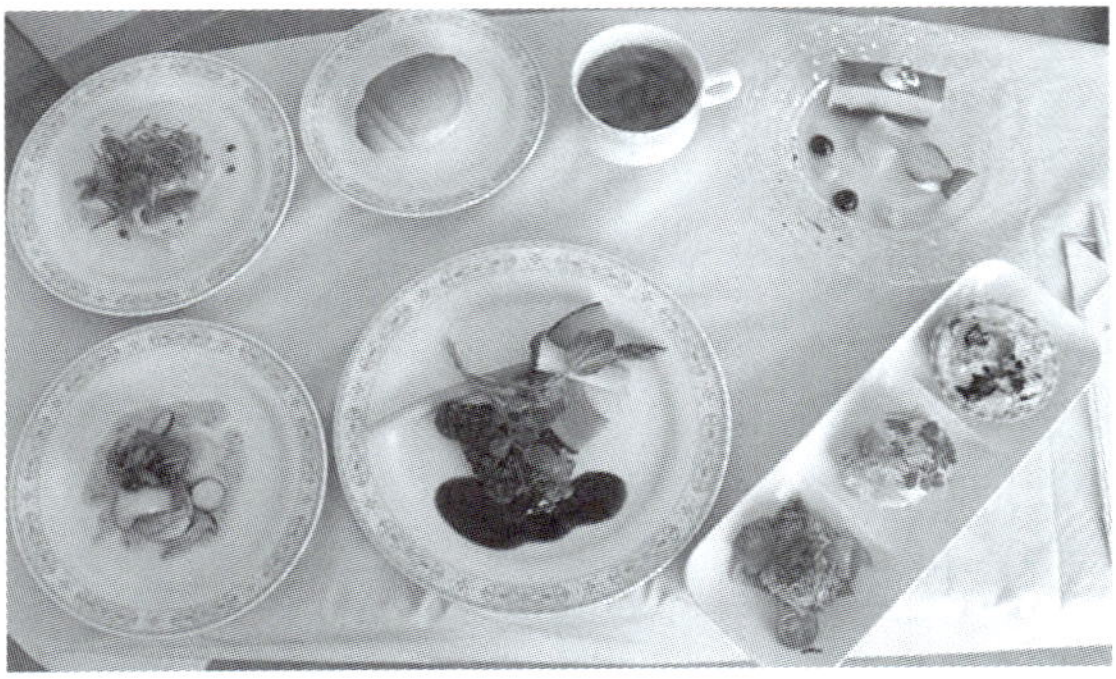
図3　祝膳（フランス料理コース）

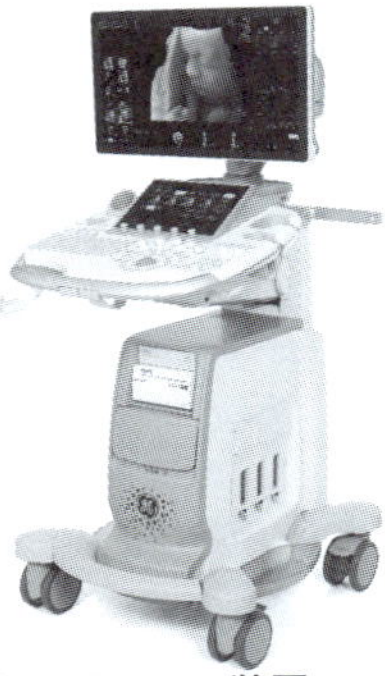
図2　4D エコー装置

●快適な妊娠生活、快適なお産、快適な育児を！

妊娠すると自身の妊娠・出産・育児のことや赤ちゃんの健康が心配で、精神的にも不安定な状態になることがあります。当院では病棟も外来も全員が助産師の資格を持っていますので安心して気兼ねなく相談できます。産婦さんの不安に寄り添えるよう日々鍛錬したスタッフが対応します。

妊娠中は3回のマタニティー教室、パパママクラス、ベビーマッサージなど、各種教室を開催しています。また、助産師外来では出産準備状況の確認や、陣痛室での過ごし方などのバースプランを一緒に考えています。お産後は2週間後健診、1か月後健診でお母さんの身体的回復だけではなく、疲労や精神状態、母乳育児の状況の確認を行い、育児に対する不安や相談にいつでも対応します。

特に近年、核家族化が進み、家族からの育児支援を充分受けられない方が増え、社会問題となりつつあります。当院は大阪市、吹田市の産後ケア事業（退院直後に、支援が必要な母子を対象にショートステイやデイケアの利用を通じて、母親の心身のケアや育児サポートをし、産後も安心して子育てができる支援体制の確保を図ること）の委託施設であり、「産後ケア」を積極的に取り組んでいます。大阪市、吹田市以外でも、当院以外で出産された方でも利用可能な当院オリジナルな産後ケアもあります。「産後ケア」は母子同室で、専門スタッフが、体と心・育児のサポートを行います。

生まれてくれてありがとう

小児科 科長　新生児集中治療室・GCU科長　小川《おがわ》 哲《さとる》

入院になる赤ちゃん

新生児に特化した治療を行う新生児集中治療室は「NICU」と呼ばれます。そこで行われている新生児医療は産科とともに"命の誕生"に携わり、医療の世界では特異分野です。高度で特殊な技術を必要とし、常に赤ちゃんの変化への対応を求められます。当院には2018年2月現在、全国に786人しかいない周産期専門医（新生児）が4人在籍し、専門的な知識や高い技術を持って日々の新生児診療にあたっています。

日本は新生児死亡率が他国の追随を許さないほど低く、世界一安全に赤ちゃんが生める国です。でも分娩や出生が安全なら周産期医療は必要なく自宅でお産をすれば良いわけですが、そうではないということは分娩、出産には少なからず危険性があることを示しています。生まれてきてしんどい赤ちゃんを助けるのが新生児科医の仕事です。

入院する赤ちゃんはいくつかのグループに分かれます。1つ目は「適応障害」です。赤ちゃんは胎内ではお母さんにずっと守られ、酸素も栄養もお母さんからもらっています。出生すると呼吸することも、おっぱいを飲むこともすべて自分でしなければなりません。これが上手にできない場合に赤ちゃんを手伝ってあげる必要があります。

次に「早産児」です。現在の日本の医療では、肺がつくられ始める在胎22～24週の赤ちゃんを助けることができます。早産になった事情はさまざまあるものの、赤ちゃんは生まれてきた週数としては〝正常〟で生まれてきます。自分で呼吸することができない、感染に対する抵抗力がない、頭に出血しやすいなど未熟なところが数多くあります。人工呼吸器や薬剤で呼吸や循環をコントロールして、合併症が起こらないように管理します。

3番目に胎内で感染している、生まれつき心臓に穴が開いている、染色体に異常があるなど「生まれたときから病気」がある場合です。診断技術の向上により、胎内で出生前に病気が見つかることも増えてきました。その赤ちゃんの病気の専門医師のいる施設で出産してもらうこともあります。

最後に、お腹《なか》の中や生まれてくるときにしんどくなった「新生児仮死」の赤ちゃんです。ダメージを受けた脳を守るために脳低体温療法を施します。再生医療による治療が研究されています。

いずれの場合も健康な赤ちゃんを望んでいた家族、特にお母さんにとって赤ちゃんが入院の必要な状況になることはとても悲しいことです。保育器に収容され、管やモニターをつけられているわが子を見て涙を流すお母さん、NICUにはこのお母さんの気持ちを受けとめる臨床心理士も在籍していま す。スタッフもお母さんに寄り添い、自分たちも家族の一員のように赤ちゃんと接しています。赤ちゃんも日々成長し、命の大切さを教えてくれます。

赤ちゃんたちがNICUを退院する日が来ます。笑顔になったお母さんに抱っこされて、祝福されて帰っていきます。この風景を見るたびに赤ちゃんに「生まれてくれてありがとう」と、思います。

呼吸器病センターについて

副院長　呼吸器病センター長　長《ちょう》 澄人《すみと》

●内科・外科・放射線科の緊密な連携

呼吸器内科は1990年、呼吸器外科は1994年に開設され、新病院移転後の2008年に呼吸器病センター（内科・外科）となりました。それまでは呼吸器内科・呼吸器外科は別々の外来でしたが、センター化してからは同じ外来で診療するようになり、診療や手術の相談などが今まで以上にスムーズにできるようになりました。

肺がんなどの腫瘍性疾患《しゅようせいしっかん》では呼吸器内科（診断・化学療法などの治療）、呼吸器外科（手術・術後治療）、放射線科（画像診断・放射線治療）の緊密な連携が不可欠ですが、当院では毎週木曜に3科合同の検討会を行って相談の上、診断・治療を進めるようにしています（図）。また、初診から治療開始までの期間をできる限り短縮するよう努力しています。

●呼吸器の専門医による最新の医療

当呼吸器病センターには、呼吸器内科9人（呼吸器学会認定呼吸器専門医7人）、呼吸器外科2人（呼吸器外科専門医合同委員会認定呼吸器外科専門医1人）の常勤医が在籍し、地域の呼吸器疾患の中核病院として、専門的な治療を行っています。抗がん剤による化学療法の専門医（日本臨床腫瘍学会認定がん薬物療法専門医）も在籍していますので、安心して治療を受けていただけます。

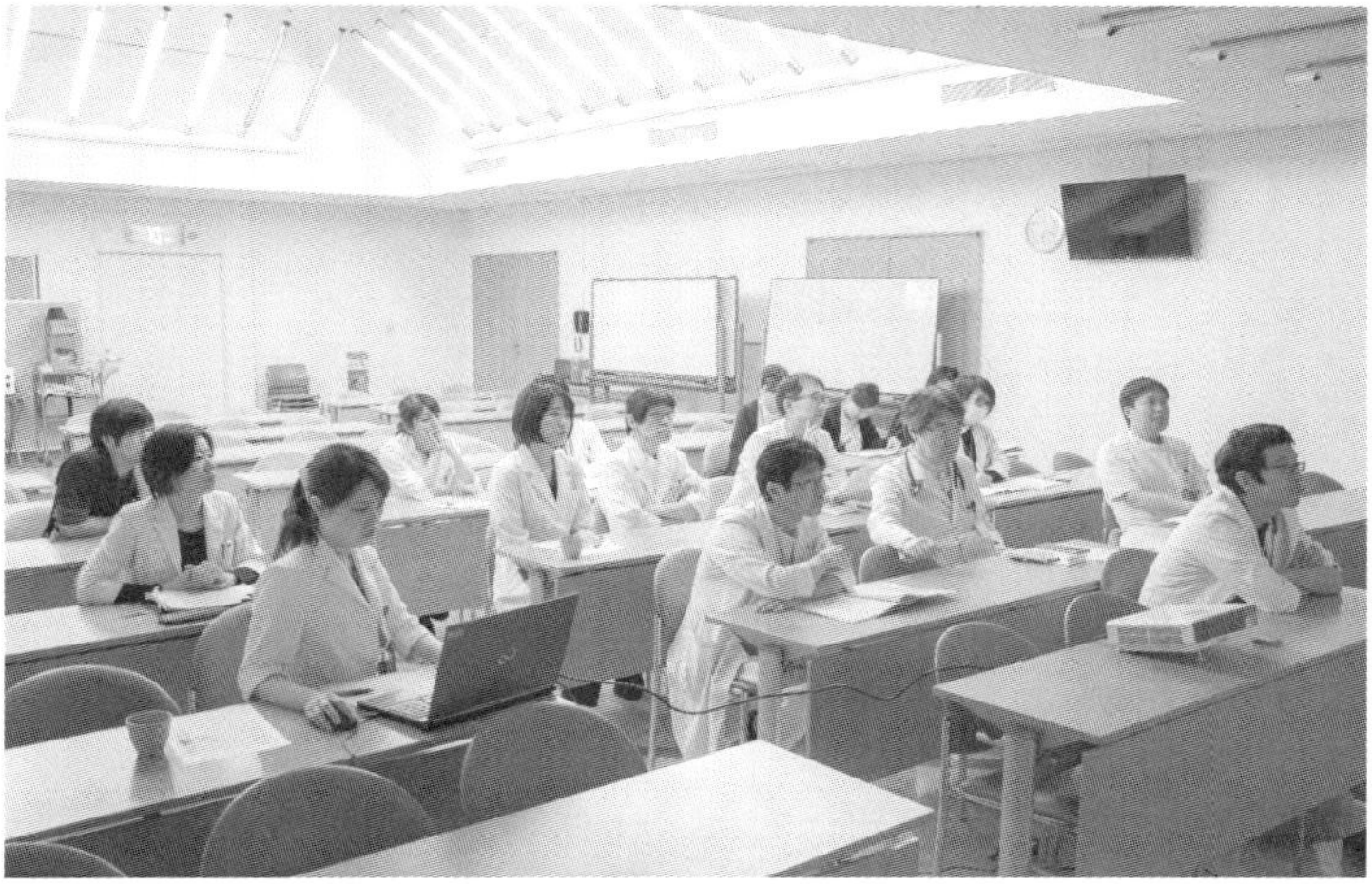

図　呼吸器内科・外科・放射線科の3科合同カンファレンス

内科では肺がんなどの腫瘍性疾患、間質性肺炎《かんしつせいはいえん》などのびまん性肺疾患、肺炎などの感染症、慢性閉塞性肺疾患《まんせいへいそくせいはいしっかん》（肺気腫《はいきしゅ》）、喘息《ぜんそく》、気胸《ききょう》、睡眠時無呼吸などを、外科では肺がんや縦隔腫瘍《じゅうかくしゅよう》、気胸などを主に診療しています。

診断では内視鏡に力を入れており、呼吸器内科で気管支鏡、局所麻酔下胸腔鏡《きょうくうきょう》を行いますが、気管支鏡では超音波気管支鏡（ＥＢＵＳ）による小型腫瘤《しゅりゅう》やリンパ節病変の診断を積極的に実施しています。呼吸器内科の透視室・手術室での気管支鏡件数は年３００例以上です。呼吸器外科では、ほぼ全例に胸腔鏡を用いて年間約１００例（肺がんが約60例）の手術を行っています。

また、放射線治療部門には２０１４年度、高精度放射線治療システムが導入され、従来の胸部放射線照射に加え、肺の定位放射線治療や肺がん脳転移に対する定位手術的照射法など、より精密な治療が可能となっています。

肺に穴が開いて呼吸が苦しくなる！
――気胸について

呼吸器外科 科長 西村《にしむら》 元宏《もとひろ》

気胸ってどんな病気？

気胸とは、肺に穴が開いて空気が漏《も》れて肺が縮んでしまう病気です（図）。そのため、息が苦しくなったり胸が痛くなったりします。通常は左右どちらか片方に起きますが、漏れた空気で心臓が強く圧迫されたり、両側の肺が強く縮んでしまうと命にかかわることもあります。

●どんな人がなりやすいの？

若い男性（10歳代後半から30歳代前半）と高齢男性に多く、女性には少ないです。若い人の場合、肺の表面にできる「ブラ（気腫性肺嚢胞《きしゅせいはいのうほう》）」と呼ばれる空気の袋のようなものが原因であることがほとんどです。ブラがなぜできるのか、なぜ穴が開くのかについてはよく分かっていません。高齢者では大抵の場合「肺気腫《はいきしゅ》」が原因です。肺気腫の原因は長い間の喫煙です。たばこの煙によって肺がボロボロになり、穴が開いてしまいます。肺気腫がひどいほど気胸になったときの症状もひどくなります。

●治療はどうするの？

縮んだ肺を広げなければなりません。症状が軽く、縮み具合も軽ければ自然に穴が閉じて広がる場合もあります。しかし症状が強い場合は、空気を外に吸い出さないといけなくなります。これを胸腔《きょうくう》ドレナージといいます。この場合は通常、局所麻酔で細いチューブを肋骨の間から入れ、そのまま空気漏れが止まるまで入れておきます。その後は状況次第で変わります。

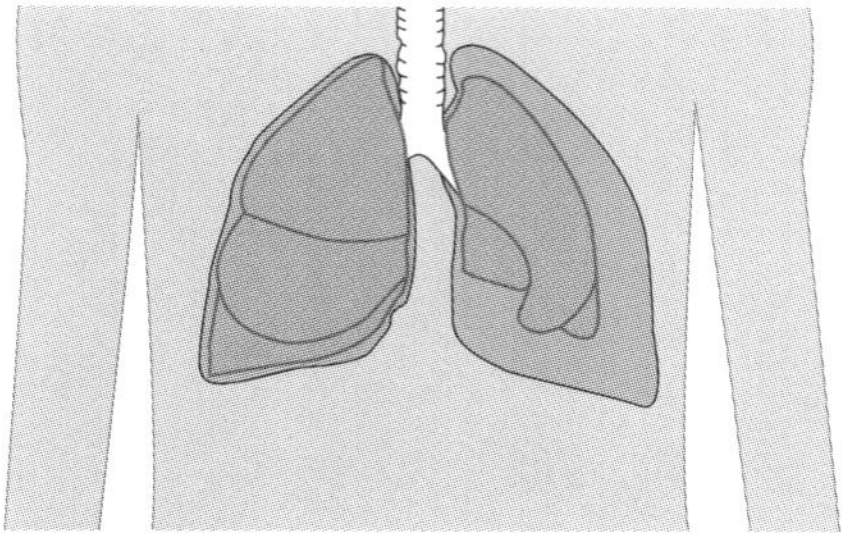

図　気胸のイメージ

●手術は必要ですか?

患者さんの年齢や全身状態、希望を聞きながら決めますが、手術を強く勧めるのは次の3つの場合です。①空気漏れが止まらないとき、②両側とも気胸になったとき(同時の場合もそうでない場合も)、③多量の出血を伴うときです。

①の場合、通常1週間をめどに手術を考えます。長い間チューブが入っていると、そこから細菌感染が起き膿胸《のうきょう》という合併症が起こる可能性があるからです。ブラなどの原因が明らかな場合は、気胸再発の可能性を考え、患者さんの希望も考慮し早期に手術を行うこともあります。再発の可能性は、初めて気胸になった人で2~5割、2回目の人では5割以上といわれています。原因を手術で除去してしまうのが最も再発の少ない方法です。

②の理由は、両側同時に気胸になると命にかかわる可能性が高くなるため、片方だけでも手術をして両側同時になる可能性を減らすことが大事だからです。③の理由は、出血が止まらないと命にかかわるからです。

手術を行うと危険な患者さんの場合は、薬剤をチューブから入れる「癒着術」を行います。

●どんな手術ですか?

全身麻酔で行います。胸腔鏡を用いて小さな傷で行うことがほとんどです。空気漏れの部分を閉鎖したり、再発予防を含めて原因となる部分を切除したりします。補強材料を使用することで再発率を減らすように工夫しています。難治性の場合は、薬剤使用による癒着術を追加で行うこともあります。

縦《じゅう》隔《かく》腫《しゅ》瘍《よう》って何ですか？

呼吸器外科 科長　西村《にしむら》 元宏《もとひろ》

縦隔腫瘍について分かりやすく説明します

●縦隔って何ですか？

横隔膜《おうかくまく》という言葉は聞いたことがあると思いますが、横隔膜は胸とお腹《なか》を横に隔（へだ）てる膜のことです。縦隔とは、胸を右と左に縦に隔てる部分のことで、つまり胸の真ん中の部分で、そこには心臓や気管、食道、大血管、胸腺、リンパ節、神経などがあります。

縦隔腫瘍とは〝心臓の近くにできた肺以外の腫瘍〟ということです。あまり耳にしたことのない言葉かもしれませんが、珍しいわけではありません。若い人から高齢者まで幅広い年齢の方に発症しますが、症状のないことが多くレントゲンやＣＴで偶然見つかることが多いです。縦隔腫瘍の中には胸腺腫瘍や奇形腫・神経鞘腫《しんけいしょうしゅ》などがあり、悪性腫瘍は比較的少ないです。良性でも悪性でも治療は手術が中心となります。

●胸腺腫瘍

縦隔腫瘍で最も多いのが胸腺腫瘍です。胸腺にはリンパ球を育てる機能があり、思春期以降は退化しその役割を終えます。残った胸腺の細胞が変化し、異常に増殖したものが胸腺腫瘍です。胸腺腫瘍には胸腺腫や胸腺嚢《のう》胞《ほう》があります。胸腺腫は良性のものから悪性のものまでさまざまですが、その約3割に重症筋無力症を合併するといわれています。嚢胞とは中に液体成分の入った袋のようなものです。

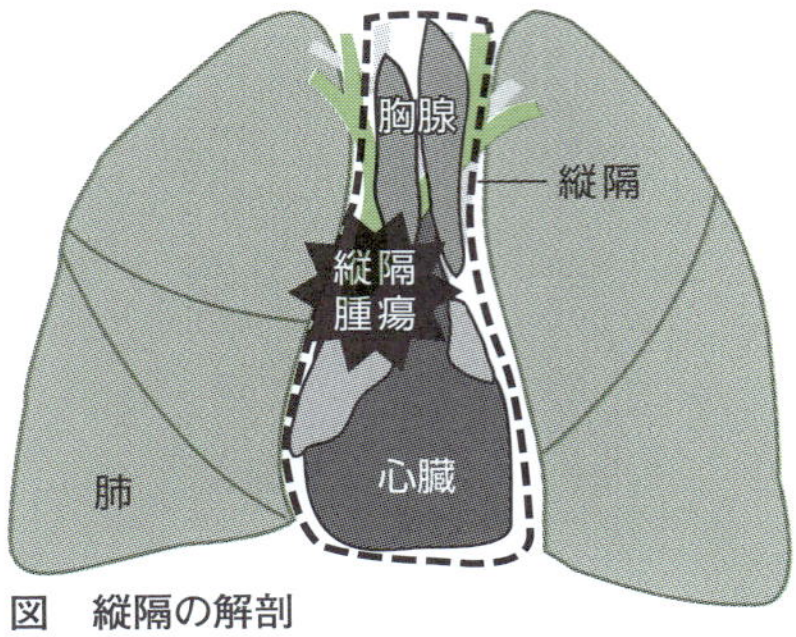

図　縦隔の解剖

●重症筋無力症について

体を動かすのは筋肉の力ですが、「動け」という刺激は神経から筋肉に伝わります。その刺激が伝わるのを邪魔する抗体が、体の中で異常につくられてしまうことで発症する自己免疫疾患の1つです。比較的珍しい病気で、その病態や原因についてまだよく分かっておらず、完治する人は少なく難病に指定されています。手術による胸腺切除や薬による治療を行います。重症筋無力症の約3割に胸腺腫が合併しています。

●縦隔腫瘍に対する手術

全身麻酔による手術を行います。縦隔腫瘍は、良性か悪性かを含めて手術前に正確な組織診断のつかないことが多く、診断と治療を兼ねて手術することがあります。良性の腫瘍でも大きくなったり、悪性になったり、また破裂したりなどの危険があるため、手術するのが一般的です。

当科では胸腔鏡《きょうくうきょう》を使用し、体の負担を軽くする工夫をしています。心臓の手術のように、胸骨(胸の前の骨)を縦に切る場合もあります。入院期間は数日から10日程度です。抗がん剤の注射や放射線療法などと組み合わせる場合もあります。

肺炎
――診断・治療と予防について

副院長　呼吸器病センター長　長《ちょう》 澄《すみ》人《と》

肺炎はわが国の死因第3位、特に高齢者では要注意！

肺炎とは肺の急性感染症のことで、呼吸器系の疾患としては「ありふれた」病気といえます。

抗菌薬（抗生物質）による化学療法が普及している現代では、比較的簡単に治る病気と考えられがちですが、１９７０年代以降死亡率が上昇し、２０１１年には脳血管障害を上回って日本人の死因第３位を占めています。もちろんこれには、わが国の人口の高齢化が関係しており、肺炎で亡くなる人の９割以上が高齢者であることはよく知られています。高齢化が進むにつれ、肺炎にかかる人がさらに増えると予想されますが、一方でここ数年は肺炎の死亡率の低下傾向がみられ、２０１４年に定期接種が始まった高齢者への肺炎球菌ワクチンの効果ではないかともいわれています。

肺炎にはどんな分類があるか

肺炎は原因となる微生物（細菌など）により細菌性肺炎と非定型肺炎に分類されます。非定型肺炎とはβラクタム剤（ペニシリン系など）抗菌薬が効かない肺炎の総称で、マイコプラズマ肺炎・クラミドフィラ肺炎・ウイルス性肺炎などが該当します。またこれとは別に、病院外で発症した肺炎と院内で発症した肺炎とに分ける考え方もあり、患者さんの状態や原因微生物も異なるため、治療薬の選び方にも影響してきます。

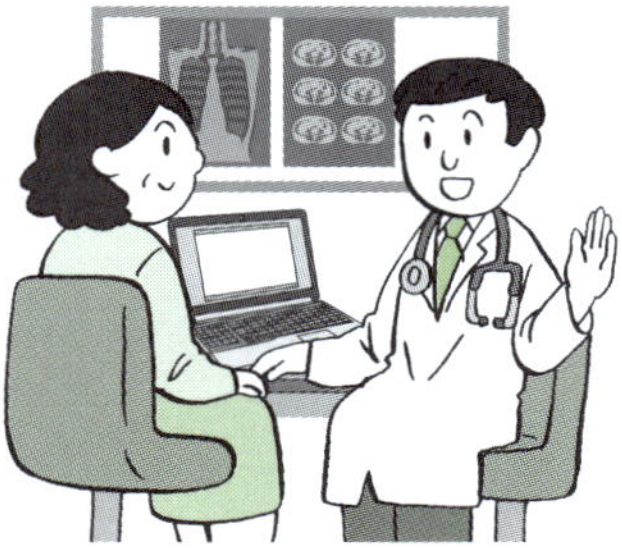

院外発症肺炎の患者さんは約7割が65歳以上の高齢者で、年齢に伴い罹患率は上昇します。原因菌としては肺炎球菌やヘモフィルス・モラキセラなどが多く、誤嚥性肺炎《ごえんせいはいえん》は3分の1とされますが6割以上に誤嚥が関与しているという報告もあります。

肺炎ではどのような症状が出るか

発熱、咳《せき》、喀痰《かくたん》などの症状が一般的ですが、胸痛や呼吸困難を伴うこともあります。高齢者や脳血管障害（脳梗塞《のうこうそく》など）の患者さんでは食欲減退・活動性の低下（会話しなくなる、ぼんやりしている等）で発症する場合がありますので、このような症状が数日以上持続する場合は、早めにかかりつけ医を受診しましょう。肺炎の症状の経過はさまざまで、肺炎球菌肺炎のように症状を自覚して1日以内に重篤な状態になる場合もありますが、軽症のマイコプラズマ肺炎などでは1週間以上にわたって症状が持続し、患者さん本人は風邪としか認識していないこともまれではありません。重症肺炎では意識障害を伴う場合もあります。

診断・治療は？

問診で肺炎を疑う場合、注意深い診察（特に聴診）の上、胸部X線（レントゲン）を撮影し肺炎に矛盾しない異常陰影を認めれば診断が確定します。次に血液（尿）検査、可能であれば喀痰検査などを行い、年齢・症状・診察所見を考慮して重症度を判定します。軽症であれば外来で抗菌薬投与、中等症以上で必要と判断されれば入院での治療となります。

●肺炎の予防はどうすればいいか?

ものを飲み下す働きを嚥下機能、口腔《こうくう》から食道へ入るべきものが気管(から肺)に入ってしまうことを誤嚥といいます。誤嚥性肺炎は嚥下機能低下のため、唾液・胃液や逆流した胃液などを口腔内の細菌とともに誤嚥することによって発症しますが、夜間の微量誤嚥は自覚のないことが多いといわれます。歯垢《しこう》や歯肉ポケットには歯周病菌などの細菌が多数存在するため、適切な口腔ケアは誤嚥性肺炎の発症を減らす効果が認められています。歯磨きの徹底、お茶などによるうがいの励行、義歯の手入れなどの口腔ケアに努めましょう。また誤嚥性肺炎の再発予防には、食事の仕方の指導(摂食・嚥下指導といいます)を受けたり、場合によっては誤嚥予防の薬剤を服用したりすることが必要になります。

肺炎球菌は肺炎の重要な原因菌の1つであり、肺炎球菌ワクチンの接種は肺炎発症の予防と重症化予防に一定の効果があると考えられます。また、高齢者ではインフルエンザウイルス感染後に細菌性肺炎を発症することも多いので、インフルエンザワクチンの接種もできれば毎年受けることをお勧めします。

慢性閉塞性肺疾患（COPD）の診断と治療

呼吸器内科 科長　竹中《たけなか》 英昭《ひであき》

●慢性閉塞性肺疾患は肺の生活習慣病

慢性閉塞性肺疾患《まんせいへいそくせいはいしっかん》（Chronic Obstructive Pulmonary Disease／ＣＯＰＤ）とは、これまで慢性気管支炎や肺気腫《はいきしゅ》と呼ばれてきた病気の総称です。その原因の大部分はたばこによるもので、喫煙習慣を背景に中高年に発症する生活習慣病といえます。長年にわたる喫煙は空気の通り道である気管支の炎症を引き起こし、それによる気管支粘膜の浮腫《ふしゅ》や分泌の増加が咳《せき》や痰《たん》、息切れの原因となります。さらに、気管支の末梢は肺胞という袋状の部屋になっていますが、喫煙による炎症から起こる肺胞壁の断裂や破壊が、酸素の取り入れや二酸化炭素の放出というガス交換を障害し、息苦しさにつながります（図１）。

厚生労働省の調査によると、２０１６年のＣＯＰＤによる死亡者数は１万５６８６人で、特に男性では死亡順位の第６位でした。喫煙率の増加や喫煙開始年齢の若年化により、今後ＣＯＰＤの患者数はさらに増加すると予測され、女性喫煙率の上昇による女性患者の増加も心配されています。２０１４年のＣＯＰＤ総患者数は26万１０００人でしたが、住民調査研究から推測されている40歳以上の日本人ＣＯＰＤの患者数は約５３０万人で、ＣＯＰＤであることに気づかずに暮らしている人が５００万人以上いると考えられます（図２）。

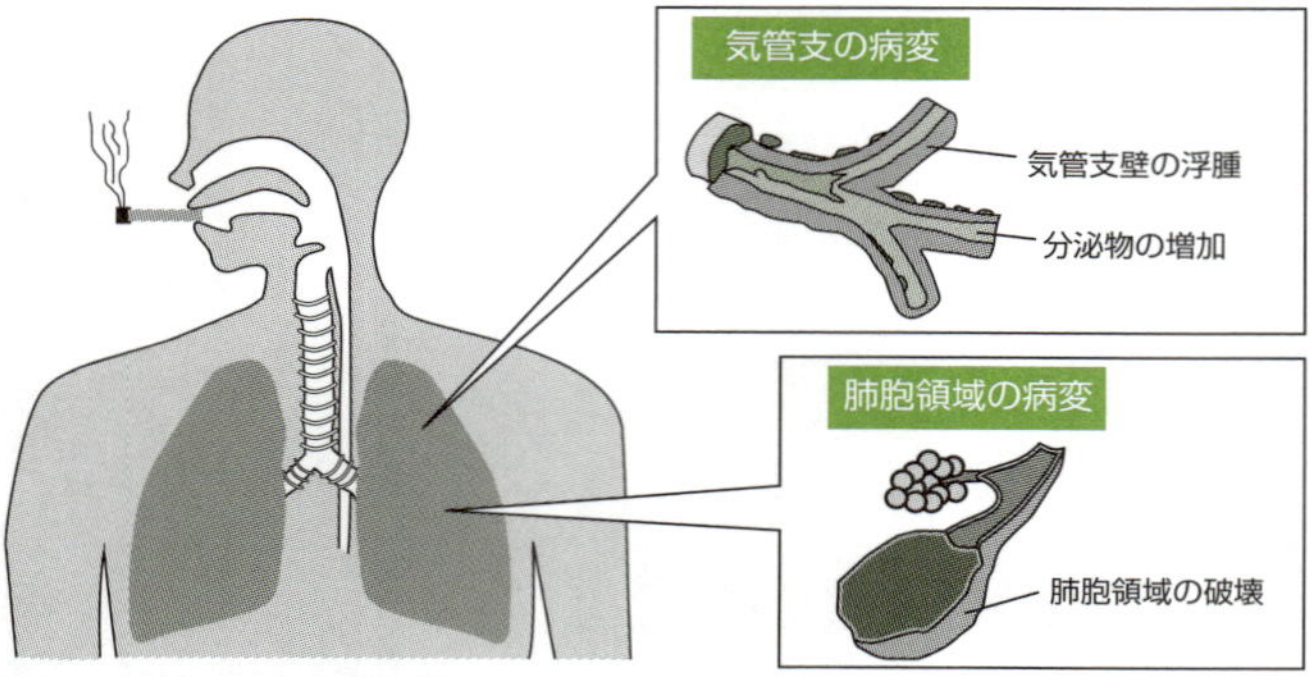

図1　COPDの気管支と肺胞の病変

COPDの診断

COPDの診断には呼吸機能検査（スパイロメトリー）を行います。健康な人では最大努力で吸い込んだ空気の7割以上を1秒間に吐き出すことが可能ですが、COPDの患者さんはそれができなくなっています。COPDの進行による肺胞破壊や気道の炎症の確認、他疾患との鑑別のためには胸部レントゲン撮影を行います。高分解能の胸部CT撮影では、肺胞破壊や炎症による気道壁の肥厚の程度が早期から評価できます。低酸素血症の有無を判断するためには、パルスオキシメーターを用いた経皮酸素飽和度測定や動脈血液ガス分析を行います。

COPDの治療

症状の程度にかかわらず、すべてのCOPD患者さんに勧められる治療は、禁煙とワクチン接種です。禁煙はCOPDの発症リスクを減少させ、進行を抑制する最も効果的な方法です。インフルエンザワクチンの接種はCOPDの増悪頻度《ひんど》を減少させ、インフルエンザや肺炎による入院や死亡を減少させる効果があります。肺炎球菌ワクチンは高齢者の肺炎発症を減らし、重症のCOPD患者さんの肺炎を減少させます。

持続する症状のあるCOPDでは薬物療法を行います。治療の中心となるのは気管支拡張薬です。気管支拡張薬には吸入薬、内服薬、貼付薬があ

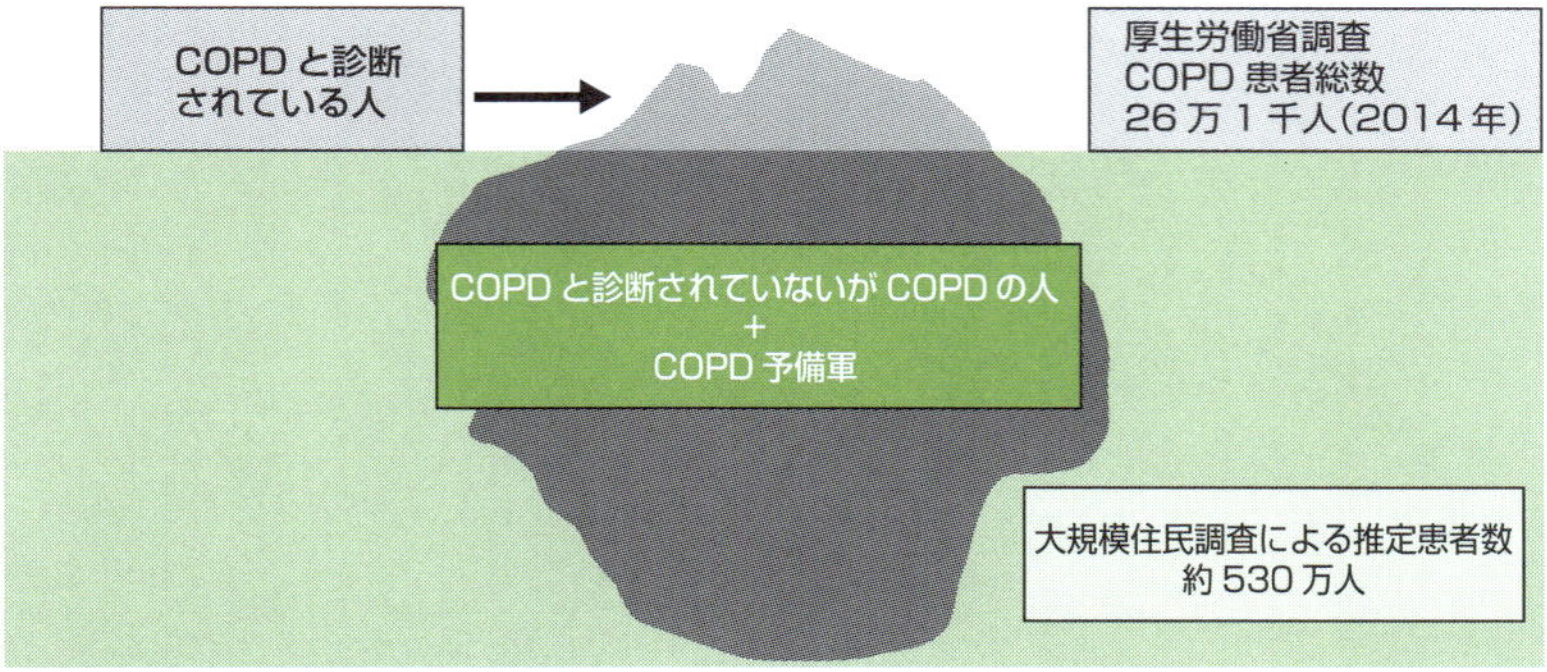

図2　COPDと診断されている人は氷山の一角

りますが、有効性が高く、全身への副作用が少ない吸入薬による治療が推奨されています。粉末もしくはスプレー式の吸入薬を決まった回数定期的に吸入することで、COPDによる症状を軽減し、疾患から受ける日常生活での制限を改善します。症状や病状によっては副腎《ふくじん》ステロイドの吸入薬や去痰薬、鎮咳薬なども治療に用います。

進行した呼吸機能障害による低酸素血症が存在する場合には在宅酸素療法を行います。酸素吸入は息苦しさの改善とともに、低酸素による心臓への負担などを軽減し、日常生活の制限を緩和します。酸素吸入は医師が適切な流量を指示して、家庭では酸素濃縮器から、外出時は携帯酸素ボンベから吸入します。これらの機器は病院から貸し出され、その費用には医療保険が適用され、外来診察時に診察費とともに支払います。

COPDによって生活活動に制限があり、病態が安定している場合は呼吸リハビリテーションも考慮されます。呼吸リハビリテーションは薬物療法と併用して行われ、日常の症状を緩和し、息切れによる身体活動性を改善することを目標にしています。

気管支喘息の診断・治療

呼吸器内科 科長 竹中《たけなか》 英昭《ひであき》

気管支喘息の症状

気管支喘息《きかんしぜんそく》は、日頃は症状がなくても比較的急に咳《せき》や痰《たん》、喘鳴《ぜんめい》（ゼーゼー、ヒューヒューという音）を伴う息苦しさが出現します。これを喘息発作と呼びますが、気管支喘息では発作のない状態でも気管支粘膜に好酸球や肥満細胞、リンパ球と呼ばれる炎症細胞が集まり、これらの細胞が放出する化学物質のため、空気の通り道である気道が慢性的な炎症状態になっています。気温の変化やストレス、風邪をひく、ホコリやタバコ煙を吸入するなどのわずかな刺激で気管支周囲の筋肉が収縮し、気管支が狭くなり発作を起こします（図）。

気管支喘息の診断

咳や痰、喘鳴などの症状は、気管支喘息以外の肺や心臓の病気でもみられることがありますが、気管支喘息ではこれらの症状が発作性に反復して出現します。特に夜間や早朝に多いことが特徴的で、そのほかにも季節の変わり目や天気が良くないとき、疲れているときなどにもしばしばみられます。

気管支喘息の呼吸機能検査では、一定の時間に吐くことのできる空気の量が健康な人より少なく、気管支拡張薬の吸入でこれが改善する（気道可逆性）のも特徴です。吐き出す息の中に含まれる一酸化窒素（呼気NO）濃度の測定は気道炎症の状態をみるのに役立ちます。血液検査では、アレルギー反応に関与する好酸球という細胞やIgEという免疫タンパクの増加の有無、特定の物質に

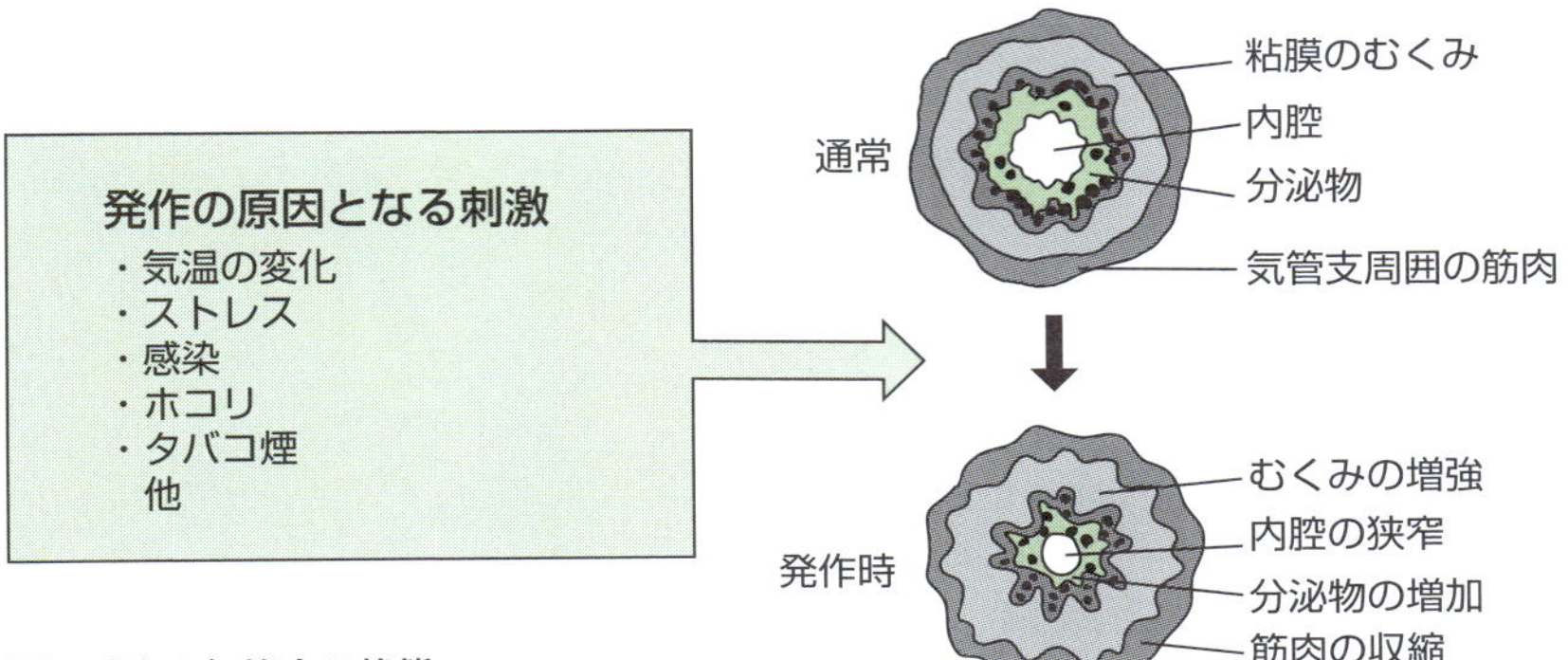

図　喘息の気管支の状態

対するアレルギー反応の有無を調べます。気管支喘息以外の病気との鑑別や併存症の診断には、胸部レントゲン検査や胸部CT撮影を行います。

●気管支喘息の治療

気管支喘息の治療には、発作が起こらないように毎日継続する長期管理薬と、起こってしまった発作をしずめる発作治療薬の2種類の薬剤を使用します。長期管理薬には気管支の慢性炎症を抑える抗炎症薬と、気管支を広げる長時間作用性気管支拡張薬があります。

吸入ステロイド薬には強い抗炎症作用があり、喘息治療薬の基本となります。ステロイドというと副作用を心配する方も多いですが、気管支に直接届く吸入薬のため用いる量は非常に少なく、全身への影響はほとんどありません。症状が強かったり、吸入ステロイドだけでは症状が持続したりするときには、長時間作用性気管支拡張薬や抗炎症薬の抗ロイコトリエン薬を併用します。長時間作用性吸入気管支拡張薬には吸入ステロイドとの合剤もあり、1回の吸入で2種類の薬剤による治療を行うことが可能です。気管支拡張薬には内服薬や貼り薬もあり、吸入が困難な場合など患者さんの状態や年齢などに応じて選択します。

吸入ステロイド薬や抗ロイコトリエン薬、数種類の長時間作用性気管支拡張薬でも症状が持続する場合には内服ステロイド薬を併用することもあります。このような重症の気管支喘息については、ＩｇＥやアレルギー反応に関与する炎症化学物質（インターロイキン）の作用を抑制する生物学的製剤の使用も可能になっています。

発作治療薬としては、速効性のある短時間作用性吸入交感神経刺激薬を使用するのが一般的ですが、短時間に続けて吸入すると手の震えや動悸《どうき》がみられることがあるので注意が必要です。発作の重篤なときや、指示された発作治療薬の使用でも症状が改善しない場合には医療機関を受診してください。

発作が起こらない状態を長期間続けるためには、喘息の原因である炎症を抑える治療を毎日続けることが重要です。治療によって症状が改善しても、自己判断ですぐに薬をやめたり減量したりすると気道の炎症が再び悪化し、また発作が起きてしまいます。自分の判断で薬をやめずに、医師の指示に従ってきちんと治療を継続することが大切です。

●特殊な喘息——咳喘息

咳喘息は、喘鳴や呼吸困難を伴わない咳が8週間以上持続し、気管支拡張薬で症状の改善がみられるのが特徴です。咳は夜間～早朝に悪化することが多く、季節性のみられることもしばしばあります。痰はないか、あっても少量で喘鳴はみられず、呼吸機能検査もほぼ正常です。呼気ＮＯ濃度は上昇がみられます。診断がつけば吸入ステロイドによる治療を行いますが、症状が改善しても吸入ステロイドの中止で再増悪したり、将来的に気管支喘息を発症したりすることがあるので注意が必要です。

虚血性心疾患（狭心症・心筋梗塞）について

循環器内科 科長 石神《いしがみ》 賢一《けんいち》

●心臓は一生の間絶え間なく動き続ける臓器

心臓は1日に約10万回、生涯休みなく拍動するポンプで、心筋と呼ばれる筋肉からできています。心筋が規則正しく動き続けるためには、十分な酸素が必要であり、その酸素を心筋に送るための血管が冠動脈《かんどうみゃく》です。

虚血性心疾患《きょけつせいしんしっかん》とは冠動脈が何らかの原因で狭くなり、血流が悪くなって心筋に十分な酸素が供給できなくなり、胸痛を引き起こす病気のことをいいます。冠動脈が狭窄《きょうさく》する原因は、主に血管の内壁に沈着したコレステロールや血栓により血管の内腔《ないくう》が狭くなる動脈硬化ですが、何らかの原因によって冠動脈が痙攣《けいれん》（攣縮《れんしゅく》）して細くなる場合もあります。

冠動脈がさらに狭くなって、血管が完全に詰まって心筋に酸素が行き届かず、細胞の一部が壊死《えし》してしまうと心筋梗塞《しんきんこうそく》になります。いったん壊死した心筋は二度と再生することはなく、その部分は全く機能しなくなるため、早い段階で冠動脈を再開通させなければ生命の危険にかかわります。

●虚血性心疾患は大きく分けて4種類

①労作性狭心症

階段を上がったり、力仕事をしたりするときには、心臓から体内に血液をたくさん送り出す必要があり、心筋の働きも増加します。このときに冠動脈に狭窄があると、心筋への十分な血液の供給ができなくなります（心筋虚血状態)。こうして起こるのが労作性狭心症《ろうさせいきょうしんしょう》です。

狭心症の典型的な胸痛は「胸が締めつけられる」「胸が圧迫される」などと表現されますが、その苦しさには個人差があります。一般的に安静にしていると2~3分で治まりますが、長くても15分程度で症状は消失します。このとき、ニトログリセリンを舌下で溶かすと胸痛はなくなります。ニトログリセリンには冠動脈を広げて心臓の負荷を減らし、心筋虚血を改善する作用がありますが、血圧も下げるので、倒れても差し支えないように、座った状態で口に含みます。なお、胸痛は胸部だけでなく、心窩部《しんかぶ》(みぞおち)、左肩、首、のど、あご、背中、わきの下など、さまざまな所で感じることがあり、同時に冷や汗、めまい、動悸《どうき》あるいは呼吸困難を伴うこともありますので、注意してください。

② 冠攣縮性狭心症

「夜、就眠中、ことに明け方、胸が苦しく押さえつけられたようになる」という発作があります。これを安静時狭心症といいます。安静にしていて起こるためにこういうのですが、痛みの性質や部位などは労作性狭心症の場合と同じです。

多くの場合、冠動脈が一過性に痙攣を起こして収縮し、血流を一時的に途絶えさせるために起こる狭心症で、攣縮性狭心症ともいいます。冠動脈の攣縮もまた、動脈硬化の進行過程にみられる現象といわれています。

この場合もニトロ製剤がよく効きますが、ほかにカルシウム拮抗薬もよ

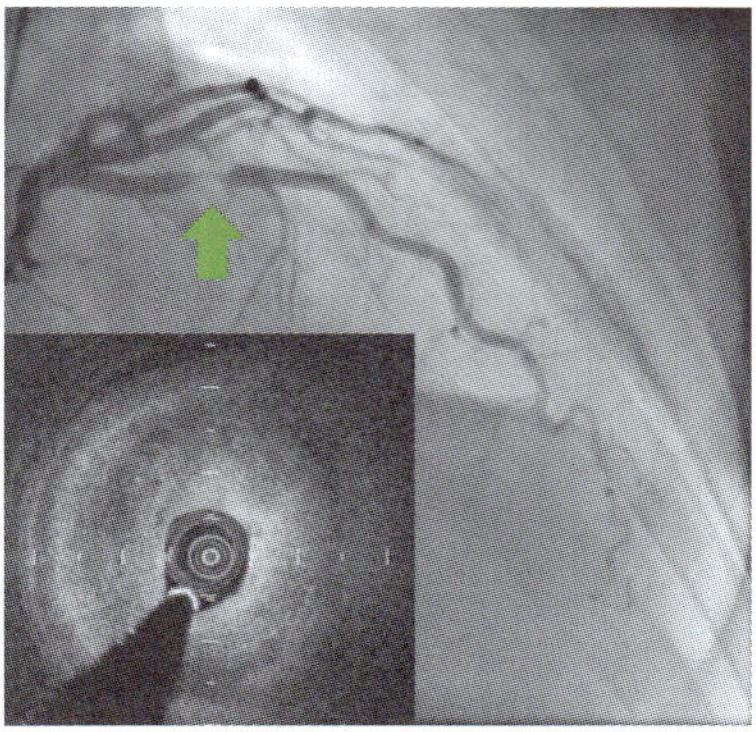

図1　冠動脈の狭窄病変（矢印）と狭窄した血管内腔

く効きます。特に喫煙者では冠動脈の痙攣が起きやすくなるので、速やかな禁煙が必要です。

③ 不安定狭心症

「狭心症発作が次第に頻回《ひんかい》に起こるようになり、労作時ばかりでなく、安静にしていても起こる」というようなときには、不安定狭心症といいます。

心筋梗塞の前触れです。発作が繰り返し起こっている間に、大きな発作に至らない前に心筋梗塞が出来上がってしまうこともあります。できる限り速やかに病院を受診してください。

④ 急性心筋梗塞

「突然に胸が焼けるように重苦しく、押しつぶされるような、締めつけられるようになって冷や汗が出る、吐き気を伴う胸痛が長く続き、30分以上、時には数時間も続く」というのは心筋梗塞の症状です。痛みは多くの場合、狭心症のときよりも激烈です。

ニトログリセリンを含ませてもよいのですが、狭心症のときほど、有効ではありません。このような症状が出現したら安静にし、救急車を呼んで病院を受診してください。

また、無痛性心筋梗塞といって、痛みの発作がなく、いつの間にか心筋梗塞になっている場合もあります。高齢者や糖尿病の患者さんに多く、心不全状態となってはじめて気づかれています。

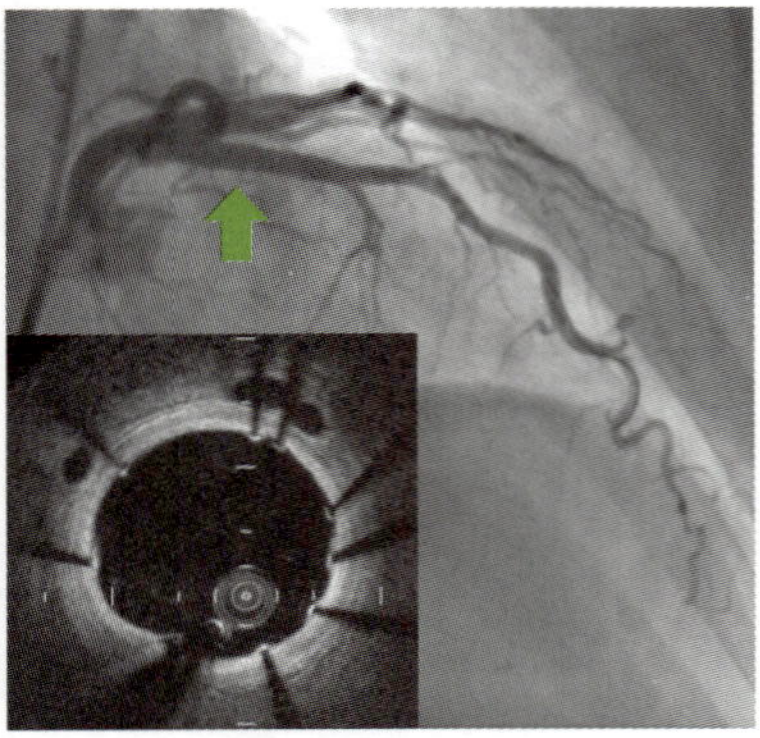

図2　ステント留置後の冠動脈造影（矢印）と良好に拡張されたステント

●治療の主役は心臓カテーテルインターベンション

内科的治療法には、冠動脈内で詰まった血栓を血栓溶解薬の注射で溶かす治療法や、風船（バルーン）が先についた細い管（カテーテル）を血管内に入れて、詰まった部分を風船で広げたり、その後、再び閉塞《へいそく》するのを防ぐためにステントと呼ばれる筒状の金網を血管内に留置するインターベンション治療があります。

最近は、ステントにも改良が加えられ、ステントに薬を塗って血管の再狭窄を防ぐＤＥＳ（薬剤溶出性ステント）と呼ばれるものが一般的に用いられています。

当院では24時間体制で専門スタッフを配置し、いつでも心臓カテーテル治療を行える環境を備えています。

ステントを留置した後には、抗血小板薬という血液をさらさらにする薬を2種類服用する必要があります。治療直後に服用を中止すると、ステント内に血栓が生じて心筋梗塞を起こすおそれがありますので、安易な中止をしないよう、特に注意してください。

外科的治療としては、別の血管を使って詰まった血管部位を回避する道を作る冠動脈バイパス術があります。冠動脈バイパス術は、狭心症に対する薬物療法が無効で、カテーテルによる治療も困難または不可能な場合に行います。冠動脈の狭い部分には手をつけず、体のほかの部分の血管を使って狭窄部分の前と後ろをつなぐ別の通路（バイパス）を作成して、狭窄部を通らずに心筋に血液が流れる道を作ります。

●虚血性心疾患の予防のために

狭心症や心筋梗塞の治療は、動脈硬化を完治させるわけではありません。病気にならないためには、動脈硬化の進行を予防することが大切です。それには危険因子と呼ばれる因子の除去に努めることが重要です。

禁煙、塩分・糖分・脂肪分の取り過ぎに注意し、バランスの良い食事をして、高血圧症・糖尿病・高脂血症を予防すること、適度な運動、気分転換を図り、ストレスを避け、規則正しい生活を送ること、血縁の方に心筋梗塞や狭心症の方がいれば、特に長年の悪い習慣を改める必要があります。

また、心筋梗塞は過度の疲労や緊張、暴飲暴食、天候の急変などをきっかけに生じることが多いので、それらを避けることが大切です。虚血性心疾患の素地は長い時間をかけて形成されていきます。このような病気を起こさないために、何にも増して若い頃からの心掛けが大事といえるでしょう。

心不全について

循環器内科 科長 石神《いしがみ》 賢一《けんいち》

息切れは、年のせいだけではありません

心臓は全身に血液を送り出すポンプの働きをしています。心不全は、このポンプの働きに障害が生じた状態を指すものです。心臓を養っている血管が詰まって血液の流れがなくなり、心筋が死んでしまう心筋梗塞《しんきんこうそく》や、突然発症した不整脈などによって急激にポンプの働きが弱まり、短期間に悪化する急性心不全があります。一方、心筋症や高血圧、弁膜症などが原因で長年にわたって心不全症状を認める場合を慢性心不全といいます。慢性心不全は高血圧、脂質異常症、糖尿病などの生活習慣病との関連性が高く、生活習慣の欧米化に伴う虚血性心疾患《きょけつせいしんしっかん》の増加、高齢化による高血圧や弁膜症患者の増加といった、循環器疾患における疾病構造の変化は心不全患者さんの増加の大きな要因です。わが国では、65歳以上の老年人口割合の急増が予測されている中、2030年に心不全患者さんは130万に達すると推計されています。

心不全を発症すると、健康な人なら何でもない平地歩行など、ちょっとした動作でも動悸《どうき》や息切れがしたり、疲れやすくなる、さらには、咳《せき》や痰《たん》が止まらない、むくみが出るなどの症状がみられます(図)。

高齢者に多い心不全

冠動脈《かんどうみゃく》疾患は収縮機能障害の一般的な原因の1つです。心筋が正常に収

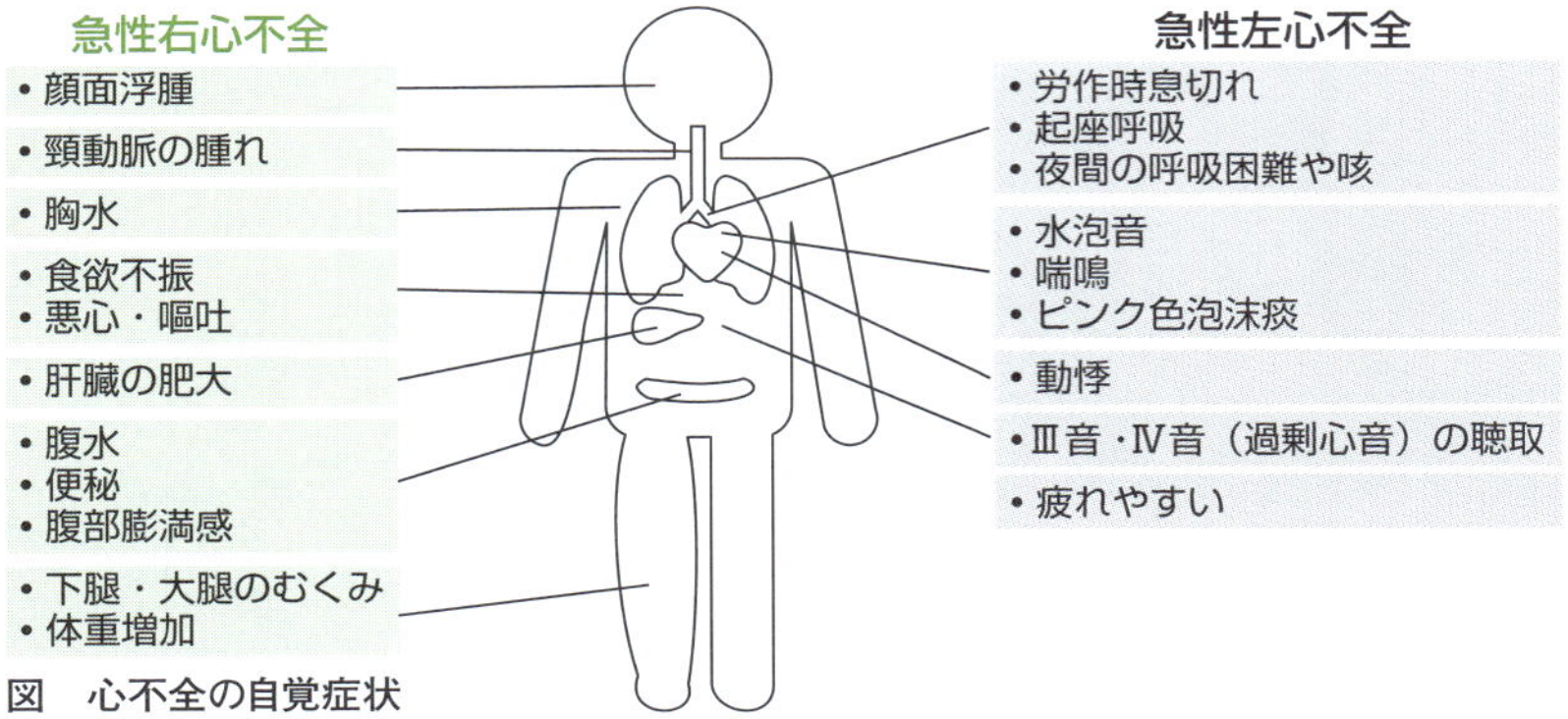

図　心不全の自覚症状

縮するためには酸素が必要なため、冠動脈の血流量が減少すると、広範囲の心筋に損傷が生じます。冠動脈が閉塞《へいそく》することで、心筋が壊死《えし》する心筋梗塞が発生します。心臓弁膜症とは、心臓の弁の開口部が狭くなって心臓を通る血流が妨げられたり、血液が弁を逆流したりする病気ですが、この種の病気も心不全の原因になります。弁の狭窄《きょうさく》と血液の逆流は、どちらも心臓にとって大きな負担になりますので、次第に心臓が拡大していき、十分に収縮できなくなります。不整脈による心拍の変化（特に頻脈《ひんみゃく》などの不整脈）が長期にわたって起こることで、心不全が発生する場合もあります。心拍が異常になると、心臓は血液を十分に送り出せなくなります。高血圧と糖尿病の併発は高齢者に多く、これに加齢による心臓の壁の硬化が加わるため、心不全は特に高齢者でよくみられます。

心不全の診断方法として簡単な検査では胸部レントゲンがあります。また、超音波を利用した心臓の画像検査である心エコー検査は、心拍出量や心臓弁の働きなど、心機能を評価するのに最も優れた検査法の1つです。心不全の原因を究明するため、当院では核医学検査、CT検査、心臓カテーテル検査などを必要に応じて実施しています。拡張型心筋症のような心筋疾患、細菌やウイルスなどの感染症による心筋炎が疑われる場合は心筋生検で正確な診断をし、それに基づく治療を行っています。

●治療は患者さん自身が主役

心不全の治療には、生活習慣の改善、心不全に対する薬の服用が必要です。心不全の治療薬には、利尿薬、アンジオテンシン変換酵素（ACE）阻害薬、アンジオテンシンⅡ受容体拮抗薬、ベータ遮断薬、ジゴキシンなど、いくつかの種類の薬が使用されます。多くの場合、多剤併用となりますので、薬を一包化するなど飲み忘れを防ぐことが大事です。

喫煙は血管を傷つけ、心不全を悪化させるため、大量のアルコールは心臓に直接悪影響を与えます。いずれも心不全を悪化させるため、禁煙および禁酒するようにします。

塩分の多い食事は体液が貯留する原因になるため、塩分の過剰摂取は症状を悪化させます。心不全の人は、食塩や塩辛い食べものの摂取を控えた食事をとる必要があります。体に溜《た》まった体液の量を調べる簡単で信頼性の高い方法は、毎日体重を測ることです。1日当たり約1キログラム以上の体重増加は、体液の貯留を示す早期の警告です。

心不全の治療において安静にすることが重要と思われるかもしれませんが、心臓リハビリテーションといって、定期的に一定の運動を行うことにより心機能の改善が見込めます。当院では入院中や外来でも、専門の資格を持った心臓リハビリ指導士の監督の下で、安全に運動療法を行っています。このように、心不全治療は薬を服用する以外に自分自身の生活習慣を変えることがとても大事です。

ホルモンの異常による病気——内分泌疾患

内分泌内科 科長　稲葉《いなば》 聡《さとる》

●ホルモンってなに？

人の体は約60兆個の細胞でできています。それらの細胞の集まりが協調してひとりの人間として機能するためには、お互いにきめ細かい情報交換を行う必要があります。その細胞間の情報のやりとりを担っているのが「神経」と「ホルモン」です。

神経には、すばやく情報を伝えるという長所がありますが、1つの神経からは一定の限られた範囲にしか情報を伝えられません。一方で、ホルモンには神経のような、すばやい情報伝達力はありませんが、全身のさまざまな臓器の多くの細胞に対して一括して情報を伝えることができるという特徴があります。

人の体で働いているホルモンは100種類以上といわれていますが、実際はもっと多いと考えられています。ホルモンを作って放出(分泌)している臓器を総じて内分泌腺といいます。一般によく知られている甲状腺や下《か》垂体《すいたい》、副腎《ふくじん》のほかにも、最近では心臓や胃腸などの消化管、脂肪までもがホルモンを分泌していることが確認されています。これらの数多くのホルモンは、それぞれに決められた役割を果たす中で、互いに協力あるいは拮抗し合いながら複雑に制御され、その結果ひとりの人間としての生命を維持することができるのです。

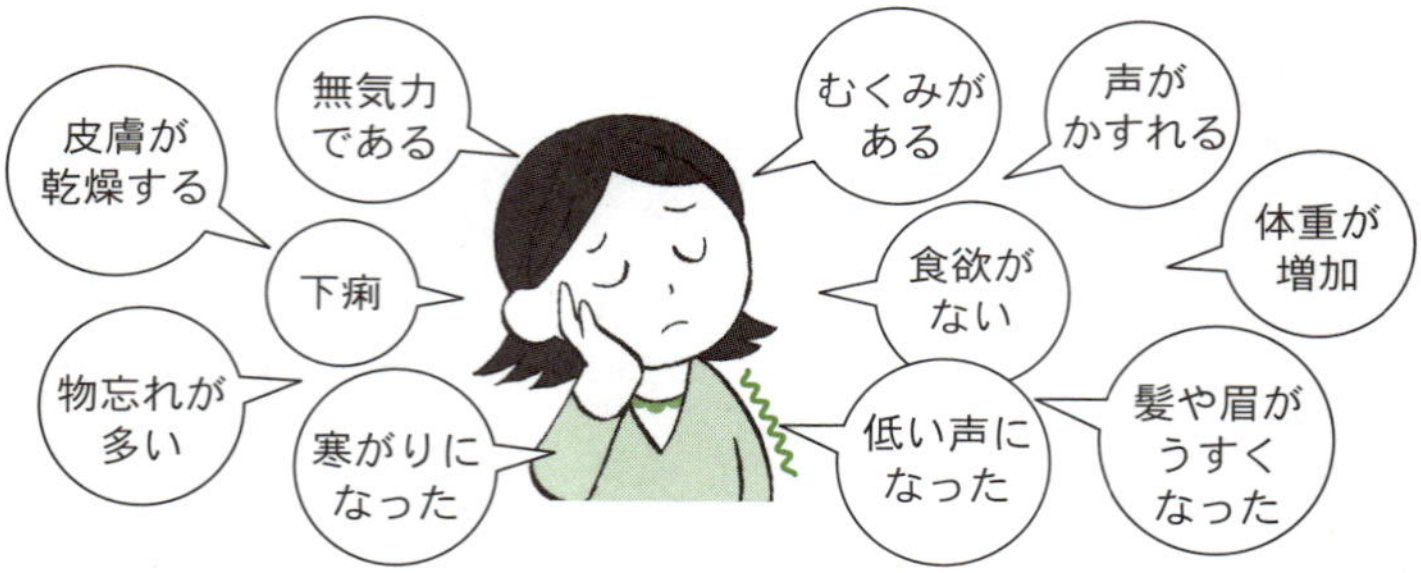
皮膚が
乾燥する
無気力
である
下痢
物忘れが
多い
寒がりに
なった
むくみが
ある
声が
かすれる
食欲が
ない
体重が
増加
低い声に
なった
髪や眉が
うすく
なった

図　甲状腺機能低下症の症状

●ホルモンの異常による病気

通常、血液中のホルモン濃度は適切に調節されていますが、内分泌腺の機能に異常が生じると、ホルモンのバランスが崩れて体調に変化をきたすことがあります。このような状態(病気)をまとめて内分泌疾患といいますが、その多くはホルモンの過剰や不足が原因です。多くのホルモンは体全体に拡散して機能するため、たった1つのホルモンの不調でも全身にさまざまな症状が出る可能性があります。

例えば、甲状腺ホルモンは代謝を活発にし、エネルギー産生に関与するホルモンなのですが、これが増加するバセドウ病では動悸《どうき》がしたり、汗をかきやすくなったり、体重が減ったりします。逆に減少する甲状腺機能低下症では元気がなくなったり、心臓が弱ったり、体重が増えたりなど、さまざまな症状が出現する可能性があります(図)。また、内分泌疾患は高血圧の原因となることも多く(表)、それに気づいていない高血圧症の患者さんも多いと考えられています。

ホルモンの働きは多種多様であり、その過不足による症状もホルモンの種類によってさまざまです。その多様さは、時として内分泌疾患の診断を困難にする原因となります。甲状腺疾患のように日常的に経験する病気や、典型的な症状が確認できればそれほど難しくはありませんが、まれな病気や症状が非典型的な場合は、診断に至らず見過ごされることも

先端巨大症
バセドウ病
副甲状腺機能亢進症
腎血管性高血圧症
原発性アルドステロン症
クッシング症候群
褐色細胞腫

表　血圧上昇の原因となる内分泌疾患

少なくありません。

●内分泌疾患の治療

症状がさまざまで時として発見が困難な内分泌疾患ですが、いったん診断がついてしまえば治療に困ることは多くはありません。ホルモンが足りなければ補い、多ければ分泌を減らすなどの適切な処置ができれば、正常な、あるいはそれに近い状態まで体調を回復することができます。

重要なのは、まず体調の変化に気がつくこと、次に内分泌疾患が疑われたら専門外来を受診すること、診断が確定したら適切な治療を受ける（受け続ける）ことです。もちろん体調の変化がすべて内分泌疾患によって起こるわけではありませんが、気になる症状があって時間が経っても改善しない、いろいろ調べてもはっきりとした診断に至らないという場合は、内分泌疾患の可能性を検討してみることが問題解決のきっかけになるかもしれません。

脳梗塞などの一般的な疾患から神経難病に至る病態に対応

神経内科 科長　田上《たがみ》 宗芳《むねよし》

●神経内科とはどんな診療科でしょうか

皆さん、神経内科とはどのような病気を扱っているかご存じですか。神経内科はその名の通り内科の1分野で、脳神経などの中枢神経から末梢神経までの神経の障害に対する治療を行う診療科です。当院では、日本神経学会認定神経内科専門医、指導医、難病指定医の資格を持った2人の常勤医と1人の非常勤医で、広い範囲の神経系疾患に対応しています。

●最も多いのは脳梗塞

当科を受診される患者さんの中で最も多い疾患が脳梗塞《のうこうそく》です。脳血管障害は２０１８年3月時点で日本人の死因の第4位であり、後遺症に苦しむ方も全国で１００万人を超えています。脳梗塞とは脳の血管が動脈硬化や血栓などが原因で閉塞《へいそく》をきたし、その部分の脳が壊死《えし》に陥ってしまう疾患です。頸動脈《けいどうみゃく》などの太い血管が狭くなった場合や、頭蓋内《とうがいない》の出血など脳神経外科に協力を仰ぐ場合もよくありますが、現在では脳梗塞の初期治療の90％以上は、抗血小板剤ｔ－ＰＡ（ティッシュプラスミノーゲン・アクチベーター）などの血栓を溶解する薬剤や、エダラボンなどの脳保護薬の点滴を行う内科的な治療が最も予後が良いとされています。よくテレビＣＭなどで「徴候があればすぐ救急車を」と放映されているように、脳梗塞は可能な限り早期の治療が必要で、治療の遅れは後遺症の悪化や生命の危険に

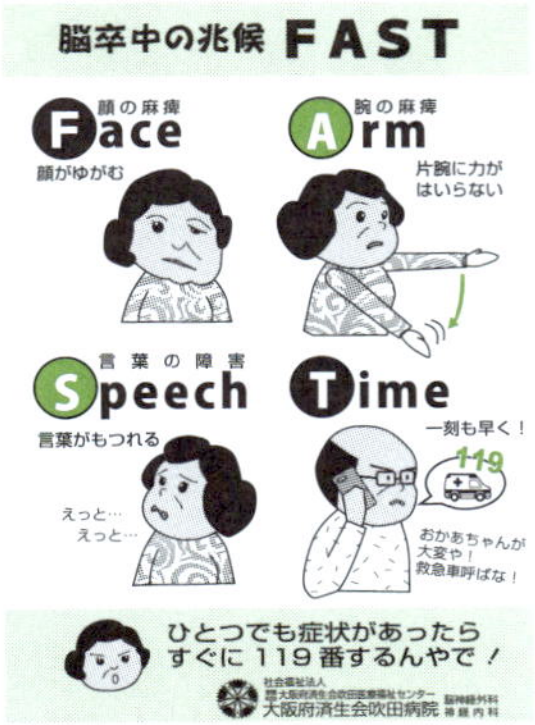
脳卒中の兆候 FAST
顔の麻痺
Face
顔がゆがむ
腕の麻痺
Arm
片腕に力がはいらない
言葉の障害
Speech
言葉がもつれる
えっと…
えっと…
Time
一刻も早く！
119
おかあちゃんが大変や！救急車呼ばな！
ひとつでも症状があったらすぐに119番するんやで！
社会福祉法人
大阪府済生会吹田医療福祉センター
大阪府済生会吹田病院
脳神経外科
神経内科

図１　脳卒中の「FAST」。早期加療が極めて重要です（当院脳神経外科医師のイラストから）

及ぶ可能性が高くなることが知られています（図１）。当院でも年間１００例以上、この15年間で２０００例以上の脳梗塞の患者さんを治療しており、脳神経外科と協力しながら最善の医療を提供しています。

●増加する神経難病

一方、高齢化や診断技術の進歩に伴い、「神経難病」の患者さんが年々増加しています。難病とは根本治療法がまだ見つかっていない疾患や、治療が非常に困難な疾患などで、人口10万人当たり数人から数十人の頻度《ひんど》で見つかる、まれな疾患のことです。２０１５年の法改正で保健所に届けるべき難病の種類は３００疾患を超えましたが、神経内科では特に疾患の種類が多く、当院でも年間を通じ２２０人以上の患者さんの各種難病の申請を行っています。

●難病の診断と治療について ——パーキンソン病、レビー小体型認知症、重症筋無力症

では、どんな疾患が神経難病になるのでしょうか。

有名な疾患では筋萎縮性側索硬化症《きんいしゅくせいそくさくこうかしょう》（ＡＬＳ）や脊髄小脳変性症《せきずいしょうのうへんせいしょう》（ＳＣＤ）、パーキンソン病（ＰＤ）やレビー小体型認知症（ＤＬＢ）、重症筋無力症《じゅうしょうきんむりょくしょう》などがありますが、特に患者数が多いのがパーキンソン病です。

パーキンソン病は、脳内のドーパミンという神経伝達物質が加齢ととも

図2　パーキンソン病の症状について

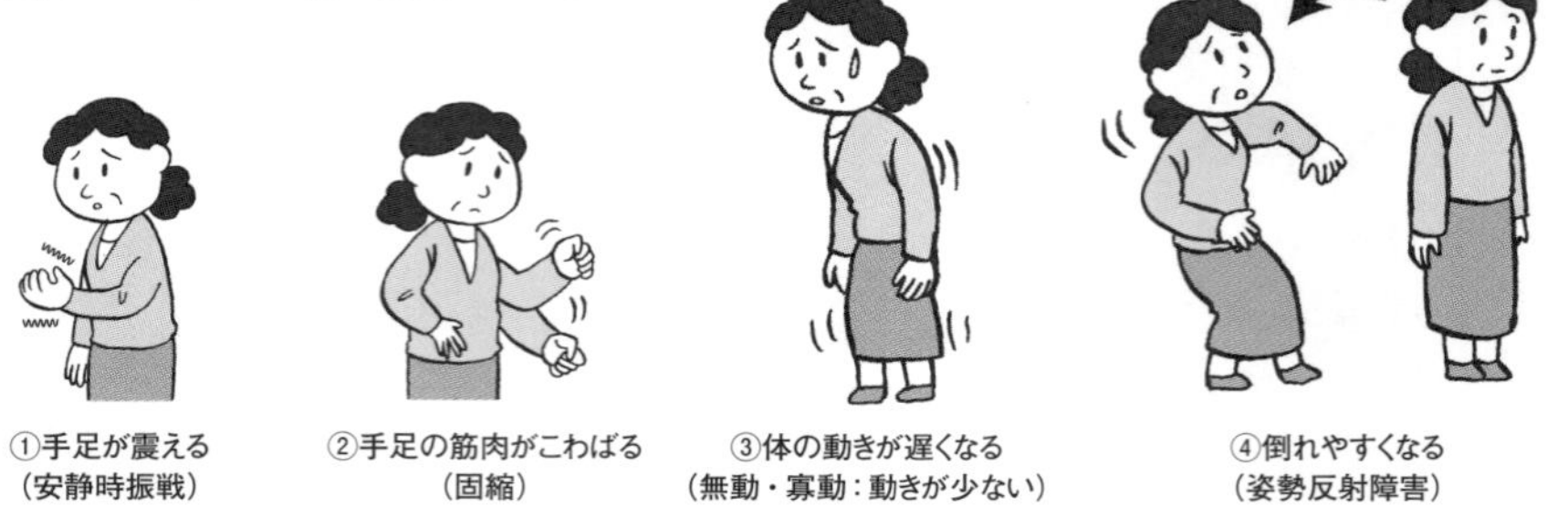
①手足が震える
（安静時振戦）
②手足の筋肉がこわばる
（固縮）
③体の動きが遅くなる
（無動・寡動：動きが少ない）
④倒れやすくなる
（姿勢反射障害）

に減少していき、徐々に動けなくなる疾患（無動、固縮、振戦を3主徴といいます）です（図2）。近年、iPS細胞の移植などようやく治療への展望に光が差してきた疾患ですが、まだまだ根本治療が見つかっていません。また進行の抑制も困難な難病です。しかし、パーキンソン病には副作用が多いものの、症状を劇的に改善する抗パーキンソン病薬（L－Dopaやドーパミン受容体作動薬など）が多数存在します。そのため神経内科専門医への早期受診と治療開始、生活指導が最も必要な疾患です。難病申請による公的な医療費の支援や、難病担当の保健師やケアマネージャーなどを中心としたチーム医療の発達によって、以前に比べ徐々に病気とうまく付き合えるようになってきました。

　パーキンソン症候群に認知症を合併したレビー小体型認知症（DLB）は、以前はパーキンソン病との早期鑑別が困難でまれな疾患と思われていましたが、診断技術の進歩に伴い患者数は増加しつつあります。特にはっきりした「幻覚・幻視」を伴うのが特徴で、パーキンソン病薬の過度な投与は、精神症状を非常に悪化させるため注意が必要です。当院では心筋へのアドレナリンの取り込みを測定するMIBG心筋シンチの利用により、PD、DLBの確定診断の高い精度を保てています（図3）。

　また、神経内科が扱う難病のもう1つのジャンルが「神経免疫疾患」です。

　これは、自己免疫疾患の一種で自分自身の末梢神経や中枢神経、筋肉、神経筋接合部という神経と筋肉の継ぎ目などに対し、間違って「異物と認

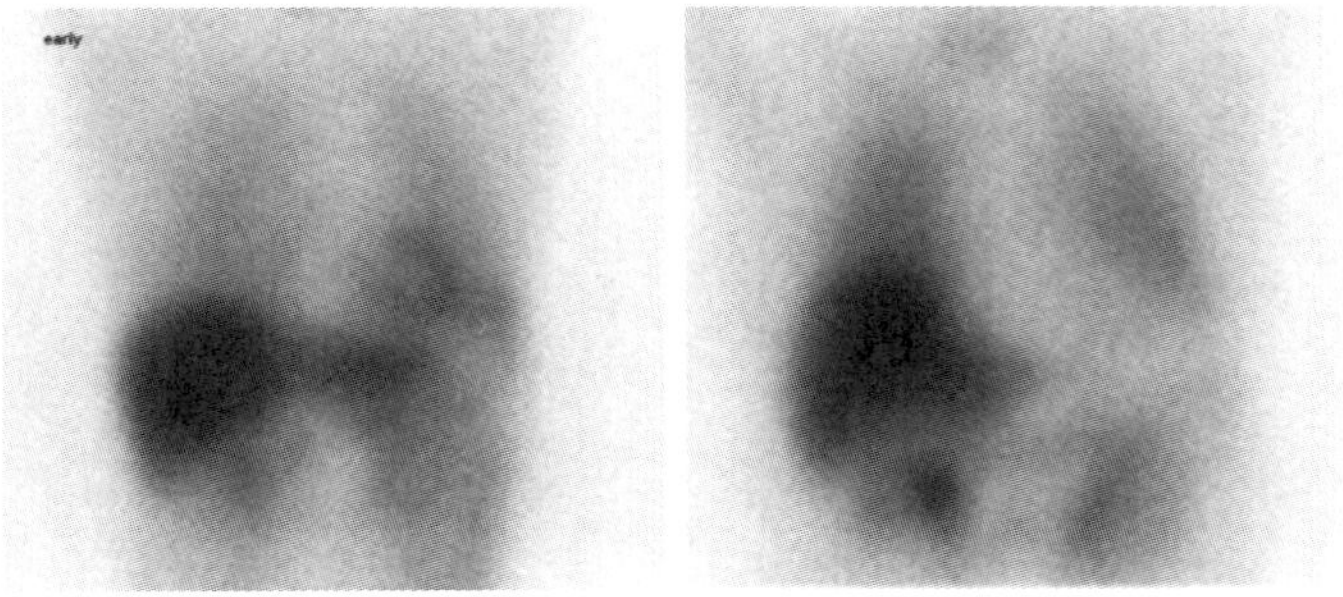

正常　　DLB

図3　MIBG 心筋シンチ　黒いほどアドレナリンの取り込みが多く、パーキンソン病患者さんやDLB 患者さんでは低下しています

識してしまう抗体」が産生されることによって起こります。

中でも神経筋接合部に対する抗体（抗アセチルコリン受容体抗体、抗Musk抗体など）が原因で筋肉が疲れやすくなったり、眼球運動障害、眼瞼《がんけん》下垂《かすい》などが起こる重症筋無力症という疾患があります。この疾患は「重症」と命名されているように、約30年前までは治療法も確立していない難病でした。しかし近年、病態解明の進歩や治療介入により、ほぼ寛解（症状のない状態）に誘導することができるようになってきています。

治療は間違った抗体の作用を弱めるために、大量γグロブリン静注療法を行います。これは献血から採取した正常な免疫蛋白《たんぱく》（グロブリン）を入院の上5日間静脈点滴し、その後、副腎皮質ホルモンや免疫抑制剤（タクロリムス）などを内服するもので、病気が著明に改善（寛解）します。また胸腺腫《きょうせんしゅ》の合併が多く、この胸腺で抗体が活動性を持つようになるといわれていることから、全身型や抗体価陽性の場合、呼吸器外科と協力して拡大胸腺摘出術を施行する場合もあります。

当院では30例以上加療し、ほぼすべての患者さんが寛解に至っており、産科、小児科との協力の下にお子さんを出産された患者さんも何人かおられます。

いずれにせよ、難病とうまく「付き合っていく」上で、神経内科専門医への受診は必要であると考えています。動きにくい、まっすぐ歩けない、転びやすいなどの症状があった場合は、医療機関を受診してください。

頸部内頸動脈狭窄症に対する治療

脳神経外科 科長　中川《なかがわ》 亨《とおる》

●頸部内頸動脈狭窄症とは？

頸《くび》に手を当ててみると拍動を触れます。これは総頸動脈《そうけいどうみゃく》と呼ばれますが、日本人ではおおよそ下顎《したあご》の近くで、総頸動脈は内頸動脈と外頸動脈に分岐します。内頸動脈は脳の中へ進み脳組織を栄養し、外頸動脈は頭蓋《とうがい》の外側（頭皮、顎、鼻腔《びくう》など）を栄養します。頸部内頸動脈狭窄症《けいぶないけいどうみゃくきょうさくしょう》とは、この分岐部分にプラークと呼ばれる血液中のゴミが付着し、血管が狭くなった状態です。そのため脳の血流が減り脳梗塞《のうこうそく》を生じます。また、プラークが剥《は》がれて脳の中へ飛んでいくと脳血管が詰まり、脳梗塞になります。

近年、食の欧米化などが原因で、頸部内頸動脈狭窄症の患者さんは増加傾向です。基本的には、生活習慣病の改善や薬による加療を行いますが、狭窄が強くなると、脳梗塞が生じる危険性が高まるため、手術をして血管を広げる必要があります。

手術は、頸動脈内膜剥離術《けいどうみゃくないまくはくりじゅつ》（ＣＥＡ）とステント留置術（ＣＡＳ）があります。どちらの治療を選択するかは、個別の状態に応じて検討します。次に、ＣＥＡとＣＡＳについて説明します。

●頸部内頸動脈内膜剥離術（ＣＥＡ）

頸部内頸動脈、総頸動脈を切開し、血管内膜に付着したプラークを摘出します（図１、２）。プラーク自体を摘出できることから再発が少なく、現時点では、頸部内頸動脈狭窄症の外科治療として標準的な方法です。

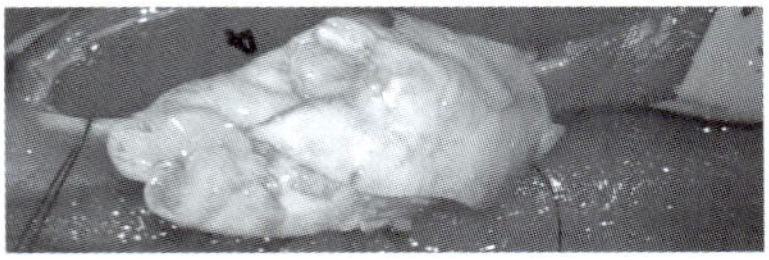

図1　頸部内膜剥離術の術中所見。真ん中に見える白い塊が摘出したプラークです

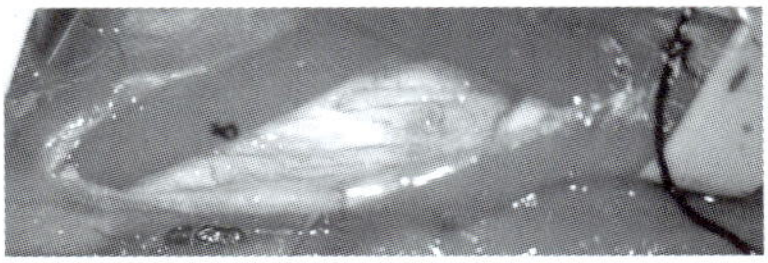

図2　プラークを摘出したことで、血管の中はきれいになりました。この後、血管を縫合します

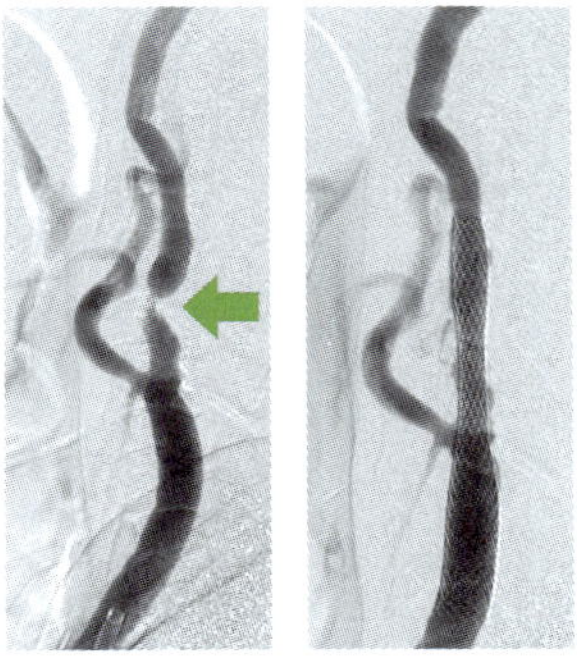

図3　左：ステント留置前。矢印の部分が狭窄しています。右：ステント留置後。きれいに拡張しています

また、後述するステント留置術と異なり、長期にわたって抗血小板薬の内服は不要です。一方、手術は全身麻酔を要すること、頸部に傷ができること、頻度《ひんど》は高くありませんが、術後に嗄声《させい》（声がかれること）や嚥下障害《えんげしょうがい》（食べ物が飲み込みにくくなる）が出現する可能性があります。

●頸部頸動脈ステント留置術（CAS）

狭くなった部分にステントと呼ばれる金属を編んだ筒を留置し広げる方法です（図3）。国内では2008年に保険収載されて以降、手術件数が増加してきました。局所麻酔で手術可能なこと、CEAに比べて手術時間が短くてすむメリットがあります。一方で、プラークの上からステントで広げるため、プラークはそのまま残ることになり、ステントの編み目の間からプラークが飛び出して脳へ飛んで脳梗塞が生じる危険性や、ステント自体に血栓が付着して再狭窄が生じる危険性があります。ステントに血栓が付着することを防ぐため、血液を固まりにくくする薬（抗血小板薬）の内服が不可欠で、ほとんどの場合、一生飲み続ける必要があります。プラークはそのまま、その上からステントを広げるため、どうしてもCEAに比べて、手術中の脳梗塞が生じる危険性は高くなりますが、手術器具の進歩によってさまざまな問題は解決しつつあります。

当院では、前述のいずれの手術も行っており、2017年3月には新たに脳血管撮影装置が導入され、CASがより効率よく施行可能となりました。

脳動脈瘤の治療について

脳神経外科 科長　中川《なかがわ》 享《とおる》

●脳動脈瘤とは？

脳動脈瘤《のうどうみゃくりゅう》は、脳の動脈に生じた風船のような膨らみ（こぶ）です。小さなものは症状がないため、脳ドックなどの検診で偶然見つかることも多く、成人では100人中数人程度が脳動脈瘤を持っているとされています。脳動脈瘤が破裂すると、クモ膜下出血となります。クモ膜下出血は、突然死の原因ともなる恐ろしい脳卒中です。破裂する前に発見された脳動脈瘤は、未破裂脳動脈瘤と呼ばれます。脳動脈瘤が生じるメカニズムはまだ正確には判明していませんが、高血圧、喫煙、遺伝的な要因などが考えられています。破裂した脳動脈瘤と未破裂脳動脈瘤について、それぞれの治療法を説明します。

●クモ膜下出血を生じた破裂脳動脈瘤

クモ膜下出血が生じると、約3分の1の方は即死するといわれるほど重篤な疾患です。ほとんどの場合が前述の脳動脈瘤破裂が原因です。最初の症状は、突然発症の頭痛が多いです。破裂した脳動脈瘤はたまたま止血しているだけなので、いつ再破裂するか分かりません。再破裂すると致命的であるため、再破裂を防ぐために手術が必要です。通常はクモ膜下出血を生じてから1～2日以内に手術を行いますが、全身状態などを考慮し、状態が落ち着いた時期に手術をすることもあります。

●未破裂脳動脈瘤

脳動脈瘤は必ず破裂するというわけではありません。5㎜より小さな動

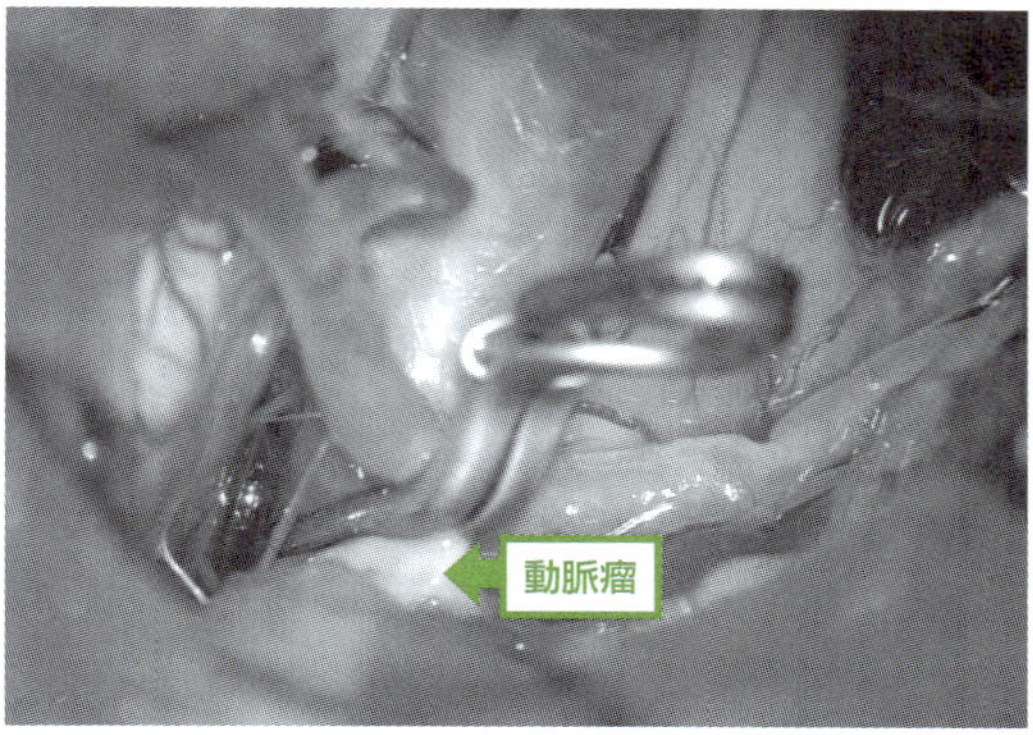

図　未破裂脳動脈瘤に対してクリッピングを行いました

脈瘤が1年間で破裂する確率は1%前後です。そのため小さな動脈瘤が発見された場合は、手術をしないで定期的に検査をして、大きくなってこないか経過観察することが多いです。しかし動脈瘤のできた場所や形から、破裂の危険が高いと判断した場合は、手術を検討します。

動脈瘤が5㎜より大きい場合は、破裂する危険性が高くなるため手術を検討します。いずれの場合も、高血圧、糖尿病などの生活習慣病の治療や禁煙が必要です。

●脳動脈瘤の手術について

開頭クリッピング術とコイル塞栓術《そくせんじゅつ》があります。開頭クリッピング術とは、動脈瘤の頚部《けいぶ》にチタン製のクリップを挟み、動脈瘤をつぶしてしまう方法です（図）。動脈瘤が完全につぶれるので、再破裂率が少なく、確実な方法です。しかし、開頭が必要であるため、侵襲《しんしゅう》（体への負担）が大きいという欠点があります。一方、コイル塞栓術は、足の付け根の動脈からカテーテルと呼ばれる細い管を挿入し、動脈瘤の中まで進めます。カテーテルを通して、コイルを瘤内へ詰め込んでいきます。大きなコイルから少しずつ小さなコイルを詰めていき、動脈瘤内への血流を少なくし、最終的に血栓で固めてしまう方法です。前述のクリッピングと比べ、動脈瘤内への血流を完全に遮断できないため、手術直後はやや再発が多い傾向があります。しかし開頭する必要がないため侵襲が少ないとされています。

せん妄について

精神科 科長 戸川《とがわ》啓史《けいし》

せん妄の要因

手術を終えた日の夜に「家に帰る」と身支度の準備をする人がいます。「大事な点滴ですよ」と伝えているにも関わらず、点滴を抜いてしまう人もいます。穏やかだった人が、急に興奮して家族も驚くような状態になる人がいます。これらはせん妄《もう》の可能性があり、治療上大きな事故や妨げにつながることがあります。

せん妄とは一言でいえば、「身体的な要因による脳機能不全が引き起こす、さまざまな精神症状」です。軽度から中等度の意識障害は、病気、手術などの身体的なストレスや治療上必要な薬での副作用など、いろいろな原因で起こります。意識障害が軽度から中等度であるために、状況把握や医療者の指示の理解が十分にできない状態が生じます。

せん妄の症状と治療

せん妄になると、見当識障害（時間や場所が分からなくなる）、記憶障害、興奮、睡眠障害、幻視《げんし》、妄想などさまざまな症状が起こります。また注意障害（ぼーっとして集中できない、話がすぐ逸《そ》れる）なども特徴です。せん妄のタイプとしては、そわそわしたり興奮したりが特徴の過活動型せん妄や、活動性が低く傾眠傾向（うとうとと浅く眠っている状態）が特徴の低活動型せん妄、その両方が現れる混合型せん妄があります。せん妄の症状は認知症と似ているものが多く、認知症と区別がつきにくい場合もあります。一般的にはせん妄は、急速に生じること、原因を取り除くことができれば改善すること、意識障害の程度に変動があること（夜間は興奮、日中は穏やか）などが特徴です。一方、認知症は、数か月～数年かけて緩徐に進行していくこと、意識障害を伴わないことなどが特徴となります。認知症自体が原因となってせん妄を生じる場合もあり、しっかり見分けるためには変化があった前後の情報が必要不可欠となります。

病気・治療が身体的な大きな負荷をかける場合、治療上せん妄が生じやすい薬剤を使用する場合、認知症・脳梗塞《のうこうそく》などせん妄を起こしやすい要因をすでにもっている場合では、せん妄を生じる可能性が高くなります。

治療として最も効果的なことは原因の除去です。原因さえすっきり取り除くことができれば、せん妄は速やかに改善します。ただし、脳梗塞や認知症、治療困難ながんや治療上必要不可欠な薬剤の使用など、原因によっては取り除くことが困難な場合もあり、薬物療法を行うことも少なくありません。

薬物療法としては、抗精神病薬という薬や睡眠障害を改善するような薬などいろいろな薬を、全身状態を考慮した上で最小限使用していきます。

薬を使わない方法としては、鎮痛や体勢の変更、尿意・便意への対応、点滴や酸素マスクなどが気になりにくいような配慮など、身体的な負担を少なくすることなども有効です。また、混乱を生じにくくするために、眼鏡や補聴器の使用で情報を増やすことなども有効といわれています。

認知症について

精神科 科長 戸川《とがわ》 啓史《けいし》

増加する認知症患者

国内では現在65歳以上の高齢化率は25%を超えています。高齢者人口の約15%が認知症といわれており、約540万人にのぼります。

認知症とは「一度正常に発達した認知機能が後天的な脳の障害によって持続的に低下し、日常生活や社会生活に支障をきたすようになった状態」を指します。基本的には慢性的な経過をたどり、記憶障害や認知障害が生じ、さまざまな症状となって現れます。認知症にはいくつかの種類がありますが、主なものとして、アルツハイマー型認知症(50～60%)やレビー小体型認知症(15～20%)、血管性認知症(約15%)などがあります。それぞれ症状や経過に特徴があり、治療法も異なってきます。

認知症の症状と治療

認知症の症状として記憶障害があります。記銘《きめい》(憶える)、保持(忘れないように記録)、再生(必要時に取り出す)、再認(間違いがないか確認)、これらのすべてがスムーズに流れることを記憶といいます。認知症の記憶障害は記銘障害から認められることが多く、次第に全記憶障害となっていきます。

認知症はさまざまな症状が生じ、中核症状とBPSD(行動・心理症状)の2つに分けられます。中核症状には、記憶障害、見当識障害(時間や季節感、場所の感覚が分からなくなる)、理解・判断力の障害(同時に複数のことが処理・理解できなくなる、些細な変化に混乱しやすくなる）、実行機能障害（計画を立てたり、段取りをすることができなくなる）があります。BPSDとは認知症をもつ人々に起こる心理的な反応、精神症状や行動などを指すものであり、うつ、アパシー（無関心）、興奮、不穏、暴言、妄想、幻覚、徘徊、脱抑制、不潔行動、異食行動など人によってさまざまです。

ほとんどの認知症の治療は、進行をどのように食い止めていくか、どのように生活に支障が出ないようにするか、進行の仕方を予測して介護プランをどのように立てていくか、といったことがメインになってきます。

まず、進行を食い止める手段として抗認知症薬があります。アルツハイマー型認知症やレビー小体型認知症は、進行を抑制するような薬物療法が可能です。

ほかの手段としては機能維持のためのリハビリテーションがあります。つまり、「頭と体をよく使って、刺激・メリハリのある生活を送る」ということです。出歩いたりすることが難しい人でも、介護保険でデイサービスを利用するといった方法もあります。

認知症の治療は、早期介入・早期治療開始が望ましいことに加え、正常圧水頭症、慢性硬膜下血腫《まんせいこうまくかけっしゅ》、脳腫瘍《のうしゅよう》、甲状腺機能低下症といった原因を取り除くことで改善することもあるため、認知症かな？と自分で感じる、または家族に指摘されたといった場合は、早めに医療機関を受診することをお勧めします。

うつ病について

精神科 科長　戸川《とがわ》 啓史《けいし》

自覚症状のない人が多い――うつ状態、うつ病

人はいろいろなことで気分がふさぎ込み、元気が出なくなることがあります。大抵は自分の力で元気を取り戻して生活を続けますが、時には医療の助けが必要な「うつ状態」や「うつ病」という状態になることもあります。15人に1人は生涯に一度はうつ病にかかる可能性があり、ストレス社会では誰でもかかりうる身近な病気となっています。うつ病は精神的にも身体的にもエネルギー切れの状態であるため、仕事や家事がいつも通りにできなくなり、重症な場合には自殺に発展してしまうケースもあるため、適切な治療が必要となってきます。

こころが疲れたために気分が憂うつで元気が出ない状態をうつ状態といいます。ある程度以上のうつ状態が継続して現れる病気をうつ病といいます。

うつ状態、うつ病ではさまざまな症状が出現します。抑うつ気分（気分が落ち込む、悲しい、憂うつだ）、思考力の低下（集中できない、話が頭に入らない、決断できない）、意欲の低下（趣味だったことができない、やってみても楽しくない）などのこころの症状や、睡眠障害（不眠、ときに仮眠）、食欲低下（ときに増加）、倦怠感《けんたいかん》（疲れやすい、体が重い）、ホルモン系の異常（月経不順、勃起障害、性欲の低下）、その他の症状（頭痛、さまざまな部位の痛み、息苦しさ、発汗、胃痛など）といった体の症状があります。

うつ病ではさまざまな体の症状が現れるため、うつ病という自覚がない

人が多く、何らかの体の病気があるのではと考えて、内科などを受診する人が少なくありません。

うつ病にも分類があり、代表的なものとしては、内因性、外因性、身体因性(脳や内分泌疾患、ステロイドなど他の疾患の治療薬によるもの等)などがあります。

うつ状態の反対で、元気がありすぎる状態を「躁状態」といいます。うつ状態と躁状態を繰り返す場合は「双極性障害」や「躁うつ病」といい、うつ病と治療法が異なるために鑑別が必要となります。うつ病には脳内の伝達物質であるセロトニン、ノルアドレナリン、ドーパミンが関与しているといわれており、これらの調整をするような薬物療法が有効とされています。抗うつ薬の中には症状が良くなったからといってすぐに中止してしまうと再発しやすいものが多く、減量・中止のタイミングやペースについては処方医とよく相談しながら行っていく必要があります。また、さまざまな技法を用いたカウンセリング中心の精神療法も行っていきます。

最近では、仕事は抑うつ的で休みになると活発になるといったタイプの「うつ」を見かけるようになってきています。新型うつ病、現代型うつ病、未熟型うつ病などと呼ばれ、これまでのうつ病とは異なる特徴をもつため、従来の教科書通りの治療法では対応しきれなくなってきています。新しいうつの治療薬も増えてきているため、治療者側もその時代背景に合ったものを提供できるようにならなければと考えています。

最近の小児科事情

小児科 科長　新生児集中治療室・GCU科長　小川《おがわ》 哲《さとる》

入院しなくなった子どもたち

当院のような市中病院の病棟では小児の慢性的な疾患を扱うことは少なくなり、肺炎や胃腸炎など感染症が重症化した子どもの入院加療が中心になっています。近年は、子どもの感染症が重症化することが少なくなり、入院も減少しています。この最も大きな要因は予防接種です（表）。1歳までに接種する予防接種、特に公費負担で接種できる定期接種の数が増えました。免疫力が弱い子どもは重症化しやすく、特に新生児や乳児では、インフルエンザ桿菌《かんきん》、肺炎球菌が髄膜炎《ずいまくえん》など中枢神経にまで感染し、後遺症を残す子どもが少なからずいました。今では生後2か月から予防接種を開始して子どもたちの免疫力を高めることで、重症化だけでなく中耳炎などの感染症に罹患《りかん》する子どもも減らすことができています。

予防接種がなされるようになり、麻疹《ましん》や風疹《ふうしん》を見かけることはほとんどなくなりました。任意接種ではありますが、ロタウイルスの予防接種によってひどい脱水症状に至る子どもも減りました。またインフルエンザウイルスのように新しい治療薬が次々に開発されたり、RSウイルスに対するモノクローナル抗体製剤が造られたり、医療の進歩によりさまざまな感染症の重症化が防がれています（感染症が怖い病気であるという認識が低下する危険性は伴いますが）。

表　子どもがワクチンで防げる病気

B 型肝炎	結核
ロタウイルス感染症	麻疹（はしか）
インフルエンザ桿菌感染症（ヒブ）	風疹
肺炎球菌感染症	おたふく風邪（ムンプス）
ジフテリア	水ぼうそう
破傷風	日本脳炎
百日咳	インフルエンザ
ポリオ	ヒトパピローマウイルス感染症

●熱は救急疾患？

重症化は減りましたが子どもは感染を繰り返します。感染すると免疫反応により熱が上がりますが、子どもは体重当たりの表面積が大きいため、熱が放散されやすく高熱になってしまいます。体温が上がると、免疫機能が上昇し同時に病原体の増殖能が下がります。熱を出すことで病原体をやっつけているのです。よく「高熱で頭がおかしくなる」といわれますが、熱が悪さをしたのではなく、病原体による炎症が中枢神経に及んだためと考えられます。高熱と医療機関への受診の有無は関係ありません。したがって、夜間に熱が出たからといって救急外来に行く必要はないのですが、不安になって大勢が救急外来を「コンビニ受診」した結果、けいれんや喘息《ぜんそく》といった本来の救急疾患を診る小児科救急医療体制が崩壊してしまいました。２００４年、全国に先駆けて豊能地区では「豊能広域こども急病センター」を設立し、発熱など一次救急を診る体制をつくりました。この体制によって当院は、二次救急当番日以外の日は新生児医療に特化することが可能になりました。

夜間休日の救急医療の集約化によって、外来は専門外来を拡充させることができ、ほぼすべての小児科の疾患に対応可能です。自閉症スペクトラムや学習障害、起立性調節障害などの外来は予約がとりにくい状況ですが、気軽に小児科医に相談してください。

背が低い子どもたち

小児科 科長　新生児集中治療室・GCU 科長　小川《おがわ》 哲《さとる》

●成長ホルモン分泌不全性低身長とは

統計学的に身長が標準偏差でマイナス2・0SD未満の子どもを「低身長」といいます。具体的にいうと、クラスや学年で一番小さい子どもです。背が低いことを病気だと思っている人は少ないと思います。成長のパターンも人それぞれなので、いつかは大きくなると本人や家族も希望を持っていることが多いようです。

しかし、身長が平均より大きく外れている場合や、急に身長の伸びが悪くなった場合に何かしら病気が隠れている可能性があります。まれですが、骨の病気、染色体異常、下垂体腫瘍《かすいたいしゅよう》などが見つかることがあります。

また、原因はよく分かっていないのですが、脳から成長ホルモン（骨を成長させ身長を伸ばすホルモン）の分泌が悪く、低身長になる子どもがいます。この場合、出生歴、成育歴、家族歴、血液検査に加え、成長ホルモンの分泌を促す薬剤を投与して成長ホルモンの分泌能をみる〝負荷試験〟を行い、「成長ホルモン分泌不全性低身長」と診断します。

成長ホルモン分泌不全性低身長の場合には、成長ホルモン製剤を注射することで身長を伸ばすことが期待できます。成長ホルモンは生理的には睡眠時に分泌される量がピークになるため、それに合わせて毎日就寝前に自宅で保護者、または本人が自分で皮下注射します。「家で、自分たちで注射なんて！」と皆さん初めは抵抗がありますが、最近の針は細くて短く、安全かつ正確に注射できるペン型の注射など、簡単に注射ができるよう工夫されており、ほとんど痛みを感じないことから直ぐに慣れてきます。

この成長ホルモン補充療法は、注射すると急に大きくなるわけではなく、数年をかけて徐々に子ども本来の身長に追いついていきます。ただし身長は思春期が終わり、骨に伸びる余地がなくなると効果がなくなるため、少なくとも小学校の低学年までには始めておきたい治療です。そのためには幼少期から子どもが小柄であることを気にかけて、医療機関で定期的に診てもらっておく必要があります。

身長が低いことで消極的な性格になったり、子どもの自尊心が傷つけられたりしていることがあります。身長が伸びることで精神的にも自信が出てくるという効果もみられます。サッカーのメッシ選手も成長ホルモンによる治療を行い、いまや世界のスーパースターです。

当院の特徴としては、ダウン症の子どもに対して成長ホルモン補充療法を積極的に行っています。ダウン症では多くのお子さんで低身長になることが知られています。成長ホルモンの分泌が悪いダウン症のお子さんに成長ホルモン補充療法を行うと、身長が伸びるだけでなく、筋力が増して発達が促されることがあります。

背が低いのは〝仕方がない〟と諦めるのではなく、小児科のお医者さんに相談してみてください。子どもの未来が拓けることがあります。

小児の在宅医療

小児科 科長　新生児集中治療室・GCU 科長　小川《おがわ》 哲《さとる》

家に帰るようになった重症児

１９９２年の医療法の改正で、病院もしくは診療所でしか行えなかった医療行為が家庭でも実施可能になり、高齢者、がん、神経難病などの患者さんが”在宅医療“の対象となりました。酸素投与や人工換気、腹膜透析など高度な医療も実施できるようになり、手術や放射線治療以外は家庭での治療ができる時代になりました。高齢社会の進展を背景に、多くの人が自宅での療養を望んでいることから介護保険制度ができ、地域包括医療センターが設立され、訪問看護やデイケアサービスなどの充実も図られてきました。

小児科領域にも在宅医療が必要な子どもがいます。胎内や出生時に脳に酸素が上手くいかなくなった、重症の「新生児仮死」のお子さんです。重度の脳性麻痺《のうせいまひ》によって自分で呼吸できず、人工換気療法になったり、自分で食べることができず経管栄養管理になっていることがあります。かつて、その子どもたちは家に帰れずに何年も入院していました。転機は２００６年、奈良の妊婦受け入れがなかなか行われず出産後死亡した事件で、マスコミはこぞって医療の怠慢と報道しました。しかし実際は、こういった子どもたちが新生児病棟に入院しており、新生児病棟が慢性的に満床であったことで、産婦人科が新しい入院を取れなくなっていたことが原因でした。これにより、ようやく小児の在宅医療が注目されました。この頃から小児の在宅医療用の機器も少しずつ整備され始めました。

医学の進歩は目覚ましく、左心低形成など複雑な心臓の構造異常には高度な手術と術後管理の向上、ハンター病のような先天性代謝異常症には骨《こつ》髄《ずい》移植《いしょく》や酵素補充療法、蘇生《そせい》対象でなかった18トリソミーなどに対しては集中治療や手術が施されるようになりました。助けることができなかった子どもを治すことや管理することが可能になったのです。

●小児在宅医療の抱える問題

前述の子どもたちは気管切開をしたり、在宅酸素や在宅人工換気、胃瘻《いろう》を含めた経管栄養管理を行ったりして、自宅で生活できるようになってきました。すると、在宅医療のシステムが小児に適応していないという問題が生じてきました。年齢的に介護保険の対象ではなく、今でこそ増えてきましたが訪問看護してくれる施設も少なく、訪問診療をやっている施設は数えるくらいしかありません。ＱＯＬ(生活の質)を上げるための在宅医療が、家族に負担だけを強いるものになっては本末転倒です。当院では、在宅医療をしている子どもとその家族を支えるために、レスパイト入院*を始めました。重症例にも門戸を広げ、訪問医療なども視野に入れた展開も考慮しています。

また在宅ケア医療児の問題の1つに就学があります。歩行が可能であっても通園・通学を断られることがあります。行政や福祉とも会合を持ち、このような問題の解決にもあたっています。成長した在宅医療児を成人医療に移行させる”トランジション“も大きな課題です。

＊レスパイト入院／神経難病患者やがん患者などの要介護者を対象に、医療保険で短期入院を受け入れる制度

当院の婦人科疾患治療

産婦人科 統括部長 亀谷《かめがい》 英輝《ひでき》

婦人科疾患って？

産婦人科は、妊娠・出産、新生児にかかわる産科と、女性特有の疾患を扱う婦人科とに分けられます。

女性特有の疾患とは女性器の異常や病気のことで、すなわち子宮、卵巣、膣、外陰部の病気や女性特有のホルモンの病気（月経異常、閉経期の病気など）を指します。特に若い女性の中には受診をためらう人もいますが、将来の妊娠・出産に影響が出ることもあるので、少しの不調も甘くみずに受診することが大切です。婦人科疾患の多くは、早期に発見して処置することで回復します。

迅速かつ正確な診断で、専門医師による的確な治療を！

当院ではかかりつけ医の先生からの紹介を主に、精密検査から診断、治療方針の決定まで迅速かつ丁寧に行います。卵巣腫瘍《らんそうしゅよう》、子宮内膜症、子宮《しきゅう》筋腫《きんしゅ》、卵巣がん、子宮頸《しきゅうけい》がん、子宮体がん、骨盤臓器脱（子宮脱、膀胱瘤《ぼうこうりゅう》）などの治療・手術に幅広く対応しています。薬や経過観察で対応できる場合は、むやみに手術は行いません。また、ホルモン異常（卵巣機能不全、更年期障害など）に対しては、漢方治療も取り入れて患者さんのＱＯＬ（生活の質）の向上に努めています。

当院には、日本産婦人科内視鏡学会が認める腹腔鏡技術を持つ医師が複

表　婦人科で扱う症状と疾患

症　状	疾　患
月経（生理）の異常	卵巣機能不全（月経不順・無月経）、子宮筋腫（月経過多）、子宮腺筋症（月経痛）、子宮内膜症（月経痛）など
挙児希望（赤ちゃんがほしいのになかなか妊娠しない、妊娠しても毎回流産する）	不妊症、不育症、子宮内膜症、子宮奇形など
閉経前後の異常	更年期障害、骨粗しょう症、高脂血症など
月経以外の性器出血	子宮頸がん、子宮体がん、萎縮性膣炎、卵巣機能不全など
膣、外陰部の異物感（陰部に何か挟まった感じ）	骨盤臓器脱、膣～外陰腫瘍、バルトリン腺嚢腫など
帯下（おりもの）が多い	子宮頸がん、子宮体がん、膣炎（細菌性、カンジダ、トリコモナス）、子宮頸管炎（淋菌、クラミジア）など
外陰部痛（陰部が痛い・しみる）	性器ヘルペス、外陰ベーチェット病、外陰がんなど
外陰部がかゆい	カンジダ膣外陰炎、トリコモナス膣炎、外陰がん、外陰白斑症など
腹部膨隆感（お腹が大きくなった）	子宮筋腫、卵巣腫瘍など
急激な下腹部痛（急に下腹が痛くなった）	卵巣腫瘍の茎捻転、卵巣嚢腫の破裂、卵巣出血、急性子宮付属器炎、異所性妊娠など
性交時痛（セックス中お腹が痛い）	子宮内膜症、黄体出血など
排尿異常（頻繁な尿意、尿意はあるのに出ない）	膀胱炎、過活動膀胱、膀胱瘤、子宮筋腫など

数名在籍しており、良性疾患の多くは侵《しん》襲《しゅう》（体への負担）の少ない内視鏡手術が可能です。また、子宮頸部の前がん病変（がんになる少し前の状態）に対する治療では、子宮を温存（悪い部位のみを取る）する子宮頸部レーザー円錐切除《えんすいせつじょ》など、体にダメージの少ない低侵襲手術を推奨しています。その後に妊娠・出産ももちろん可能です。

婦人科で扱う疾患とその症状を「表」に示します。症状があれば、早めに受診しましょう。

先進の骨盤臓器脱治療
女性の排尿機能を考慮した病気タイプ別の手術

産婦人科 産科科長 加藤《かとう》俊《たかし》

●骨盤臓器脱は中高年女性に特有の病気

骨盤臓器脱とは、骨盤の底をハンモック状に支えている筋肉や組織が、さまざまな要因でゆるくなって支えきれなくなり、骨盤内の臓器が産道（膣管）内に下がり押し出されてくることをいいます。脱出してくる臓器の種類によって膀胱瘤《ぼうこうりゅう》・子宮脱・直腸瘤《ちょくちょうりゅう》と区分されますが、いずれかが単独で生じることは少なく、骨盤臓器脱と総称され診療されています。男性に多くみられる鼠径《そけい》ヘルニア（脱腸）のような、女性特有の一種のヘルニアと考えられます（図1）。

●原因

妊娠出産回数の多い人、大きな赤ちゃんを出産した人、長時間の立ち仕事や肉体労働・肥満・便秘などお腹《なか》に圧力のかかる人に多く、加齢や女性ホルモンの低下も関係しています。コルセットやガードルなど、お腹を圧迫する器具や服装により急に起きることもあります。

●症状

膣の外まで臓器が下垂《かすい》してくると、歩くときや立っているときに陰部に異物感や不快感が生じます。膀胱瘤では尿が近くなり、進行すると逆に尿が出にくくなり残尿感を感じます。子宮脱では下着に出血がつく、直腸瘤では排便後もすっきりしないなどの症状があります。

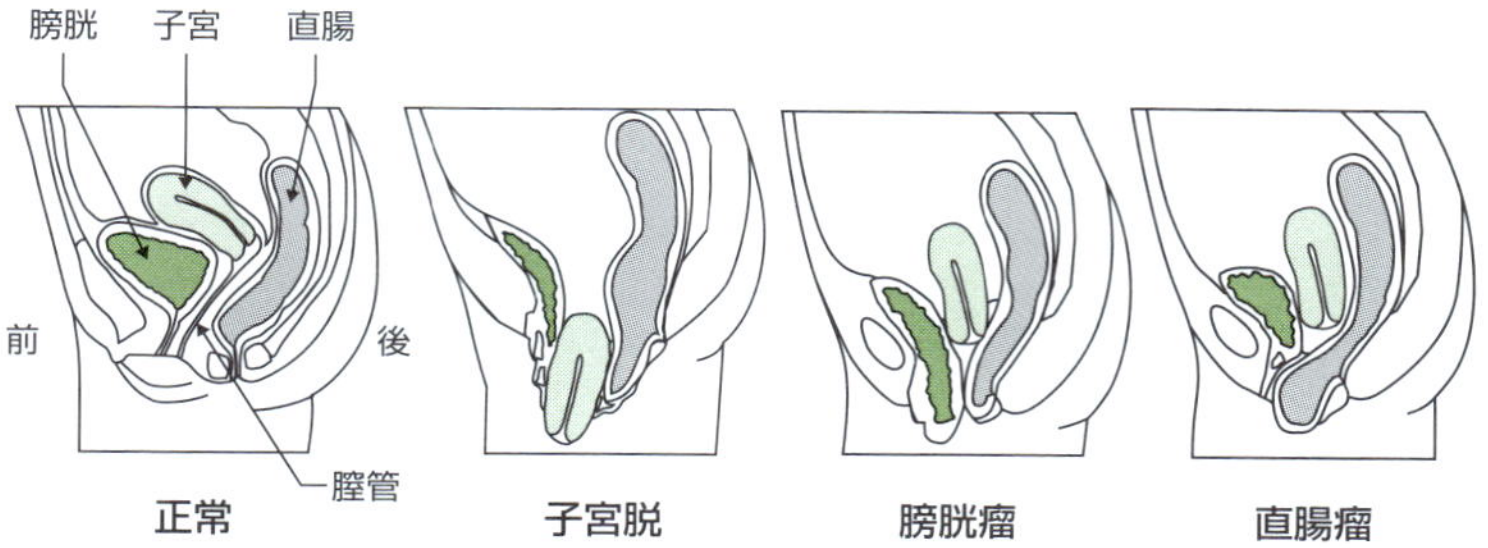

図1　骨盤臓器脱の主なタイプ

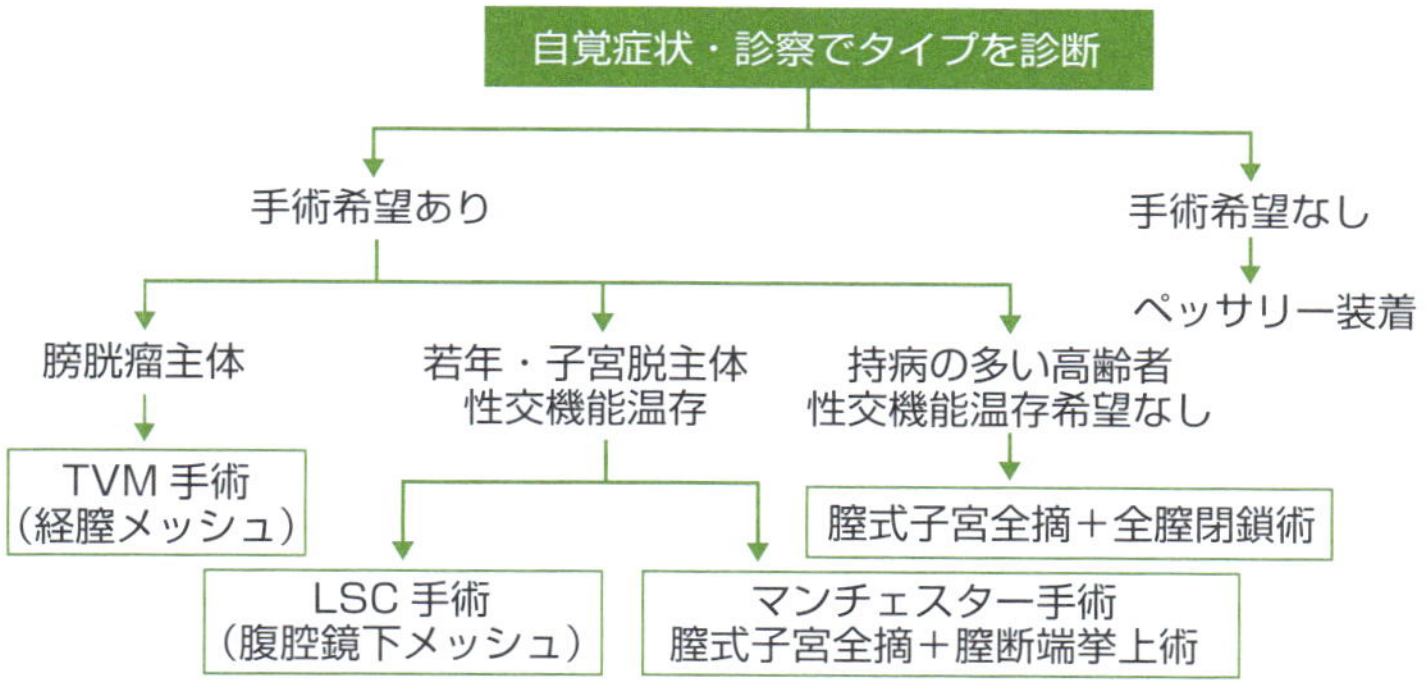

図2　当院の骨盤臓器脱治療方針

●尿もれ(尿失禁)は女性に多い

女性は男性に比べて尿がもれやすく、その原因やタイプもさまざまです。近年、そうした女性の排尿症状と骨盤臓器脱には深い関連があることが分かり、総合的に診療されるようになりました。主な尿もれのタイプは腹圧性尿失禁と切迫性尿失禁の2つです。

●腹圧性尿失禁

咳《せき》・くしゃみ・運動などで不意に生じるタイプで、骨盤臓器脱と同じく骨盤の底を支える筋肉のゆるみで起こります。閉経前や症状の軽い場合は骨盤の筋肉をきたえる体操で改善されますが、一般には尿失禁手術が有効です。

●切迫性尿失禁

急に尿が出そうになり我慢できないタイプで、閉経後の高齢者に多く、膀胱瘤が原因となる場合もあります。薬物治療が有効ですが、膀胱瘤などの骨盤臓器脱が原因であれば手術が必要です。

表　骨盤臓器脱手術法の比較

	従来から行われてきた方法			新しいメッシュ手術	
	子宮全摘＋膣壁形成	子宮全摘＋全膣閉鎖	部分膣閉鎖	TVM	LSC
方法	●膣から手術 ●膣の一部切除 ●子宮切除 ●ゆるんだ部位を縫って補強	●膣から手術 ●膣全部切除 ●子宮切除 ●膣管閉鎖	●膣から手術 ●膣の一部切除 ●子宮温存 ●膣管閉鎖	●膣から手術 ●膣壁切除なし ●子宮温存 ●ゆるんだ部位にメッシュを入れて補強	●腹腔鏡でお腹から手術 ●膣壁切除なし ●子宮半分切除 ●膣にメッシュを縫い付けてお腹の中に吊り上げる
適するタイプ	重症例には向かない	持病の多い人 性交なし	持病の多い人 超高齢	膀胱瘤主体	子宮脱主体
再発	30-50%	なし	少ない	少ない	少ない
性機能	△	×	×	○	◎
長所	異物が残らない	再発少ない 容易	超高齢にも可能 容易	再発少ない	再発少ない 性交に影響なし
短所	再発が多い 性交障害	性交不可	性交不可 子宮の検査不可	熟練を要する 異物が残る	熟練を要する 手術時間長い

当科の診療の特徴

骨盤臓器脱や女性尿失禁に対する治療経験が豊富です。病気のタイプや重症度、年齢や生活習慣、性活動、本人の希望などに合わせて個々に適した治療法を提案します。生命にかかわる病気ではないため、治療したいときに自分で治療を選択できます(図2)。

当科では再発の少ない手術法にこだわり、従来からの手術法のほかに経膣メッシュ手術（TVM手術）や腹腔鏡下《ふくくうきょうか》メッシュ手術（LSC手術）など、新しい治療法も取り入れています。種々の手術方法や矯正器具(ペッサリー)装着治療により、30歳代の患者さんや骨盤臓器脱手術後の再発、持病を多く持つ高齢者などあらゆるタイプに対処できます。排尿症状（尿失禁や残尿感）の改善を治療目標にしており、骨盤臓器脱を手術で治した後に尿失禁手術を追加する場合もあります。

治療方針を決めるにあたっては、各方法の短所や危険性などの情報も提供し、患者さんの同意を得られた選択肢の範囲で最善を尽くします。メッシュ(非吸収性で網状の補強材)を用いた新しい手術は効果が高く、再発も少ない有用な方法ですが、特有のリスクもありますのでメッシュを使用しない手術も選択できます（表）。また手術後も通院していただき、不具合や再発が生じていないか確認し、継続してケアします。

白内障について

眼科 科長 山崎《やまさき》 慈久《しげひさ》

白内障とは?

白内障は目の中の水晶体が濁ってしまう病気です。目に入ってくる光や映像はすべて水晶体といわれるレンズを通して目の奥に伝わっていきますが、このレンズが濁ると光や映像が目の奥に伝わりにくくなり、さまざまな症状が出てきます。

白内障が進行すると視力が低下します。単純な近視や遠視との違いは、目の中にあるレンズが濁ってしまうため、眼鏡をかけても視力改善が得られない点です。レンズの不均等な濁り方により、普通の人がまぶしさを感じない弱い光でもまぶしさを感じる羞明《しゅうめい》が出ることもあります。また、物が二重に見えたり(複視)する症状が出てくる場合もあります。視力低下、かすみ、まぶしさ、二重に見えるなどの症状がある方は、白内障の可能性がありますので、眼科を受診して精査を受けてください。

白内障の原因として多いのは加齢によるもので、加齢性白内障と呼ばれています。一般には老人性白内障ともいわれていますが、早い人は40歳代から発症し、有所見率は50歳代37~54%、60歳代66~83%、70歳代84~97%、80歳以上で100%との報告があります。

割合は少ないですが、生まれたときから水晶体が濁っている先天性白内障や、種々の病気に伴う白内障、外傷後に生じる外傷性白内障などがあります。

治療には予防の点眼薬がありますが、一度進行した白内障を透明にする効果はなく、手術が主な治療方法です。

●白内障手術とは？

白内障手術は濁った水晶体を取り除き、かわりに眼内レンズを移植する手術です。

水晶体は（直径9㎜程、厚み4㎜程の）碁石のような凸レンズ状の形をしており、透明な薄い膜（水晶体嚢《すいしょうたいのう》）とその中身から構成されています。白内障で濁るのは中身だけですので、水晶体嚢の前面（前嚢）に直径5㎜程の孔《あな》をあけ、中身の濁りを超音波により溶かして吸引除去します。袋状に残した水晶体の前嚢と後嚢の中に直径6㎜程の眼内レンズを折りたたんで創口《きずぐち》から挿入し、袋の中に閉じ込めるような形で固定します。

手術は通常、局所麻酔下でベッドに仰向けに寝た状態で行われます。点眼麻酔を効かせた後に注射の麻酔をします。注射での痛みも手術中の痛みもほとんどありませんが、意識がある状態での手術になります。手術の緊張感、顕微鏡の光のまぶしさを感じて血圧が少し上がる方もいますが、なるべくリラックスして手術を受けてください。

操作は顕微鏡を使って行われます。黒目（角膜）と白目（結膜）の境目付近に2・5㎜程の創口を作ります。創口は濁った水晶体を取り出すときと、眼内レンズを眼内に挿入する際に使用しますが、濁りを溶かす超音波の装置の小型化、眼内レンズの材質の進化で以前よりずいぶん小さくなってきています。

眼内レンズについて

白内障手術時には、濁った水晶体が取り除かれるので、かわりの働きをするレンズが必要です。これが眼内レンズです。眼内レンズは、眼鏡やコンタクトレンズのようにほぼ透明で度数が入れられるので、手術の際の選択で近視、遠視、乱視をある程度矯正できます。濁った水晶体から度数を調整した眼内レンズに換えることで、快適な視界で快適な生活を送れるようになります。

しかしながら眼内レンズは、ピントが合う距離を調節する機能を持っていないので、見たいすべての距離にピントを合わせることは不可能で、ほとんどの場合、遠くか近くかのどちらかに眼鏡が必要となります。例えば、遠方が見えるような眼内レンズを挿入した場合には、近くの字を読みたいときには老眼鏡(近用眼鏡)が必要です。このような見え方になるのは、通常の保険診療の白内障手術で使われる「単焦点眼内レンズ」の特性になります。

近年、遠くと近くが見える遠近両用眼内レンズ「多焦点眼内レンズ」が開発されました。2007年に厚生労働省の承認を受け、2008年に先進医療として承認されました。「多焦点眼内レンズ」は遠方と近方の両方にピントが合うため、眼鏡の使用頻度《ひんど》を減らすことが可能となります。「多焦点眼内レンズ」は「単焦点眼内レンズ」と比べて、良いことばかりのように思われるかもしれませんが、設計が複雑なため利点だけでなく欠点もあり、使用する場合は、「多焦点眼内レンズ」の性質をよく知っておく必要があります。

加齢黄斑変性という病気を知っていますか？——抗ＶＥＧＦ療法について

眼科 科長 山崎《やまさき》 慈久《しげひさ》
眼科 市橋《いちはし》 卓《まさる》（2018年6月30日まで所属）

加齢黄斑変性の症状と治療

加齢黄斑変性《かれいおうはんへんせい》とは近年、高齢化に伴い急激に増加している疾患で、ものがゆがんで見えたり、視野の真ん中がぼやけたりといった症状が出てきます。網膜《もうまく》の外側から異常な血管ができ、網膜に出血や浮腫《ふしゅ》を起こし急激に視力が低下します。網膜の中心部の視力や、視野を司るとても重要な部分である黄斑といわれる部分に異常が生じ、失明につながる怖い病気です。

現在の主な治療としては抗ＶＥＧＦ療法があります。ＶＥＧＦというのは血管内皮増殖因子といって、加齢黄斑変性の症状を悪化させる最大の要因となる物質です。抗ＶＥＧＦ薬は当初、大腸がんの治療薬として開発されました。がん細胞に栄養を送る新生血管を作らせないようにする働きがあるためです。これが有効だったので、新生血管が原因で起きる目の病気にも使えると考えられました。

このＶＥＧＦの働きを抑える薬剤を眼内に注射することにより、新生血管の増殖や成長を抑制し、網膜の出血や黄斑浮腫を軽減します。黄斑浮腫はＶＥＧＦによって発生し、そのまま放置しておくと網膜の神経が傷み、視力低下の後遺症が残ります。

治療は白目の部分から目の中の硝子体《しょうしたい》という場所に注射します。３日前から抗菌薬点眼を行い、注射前に眼内手術に準じた消毒を行います。清潔なシーツを被せ、手術顕微鏡下で硝子体内に注射します。硝子体内に入っ

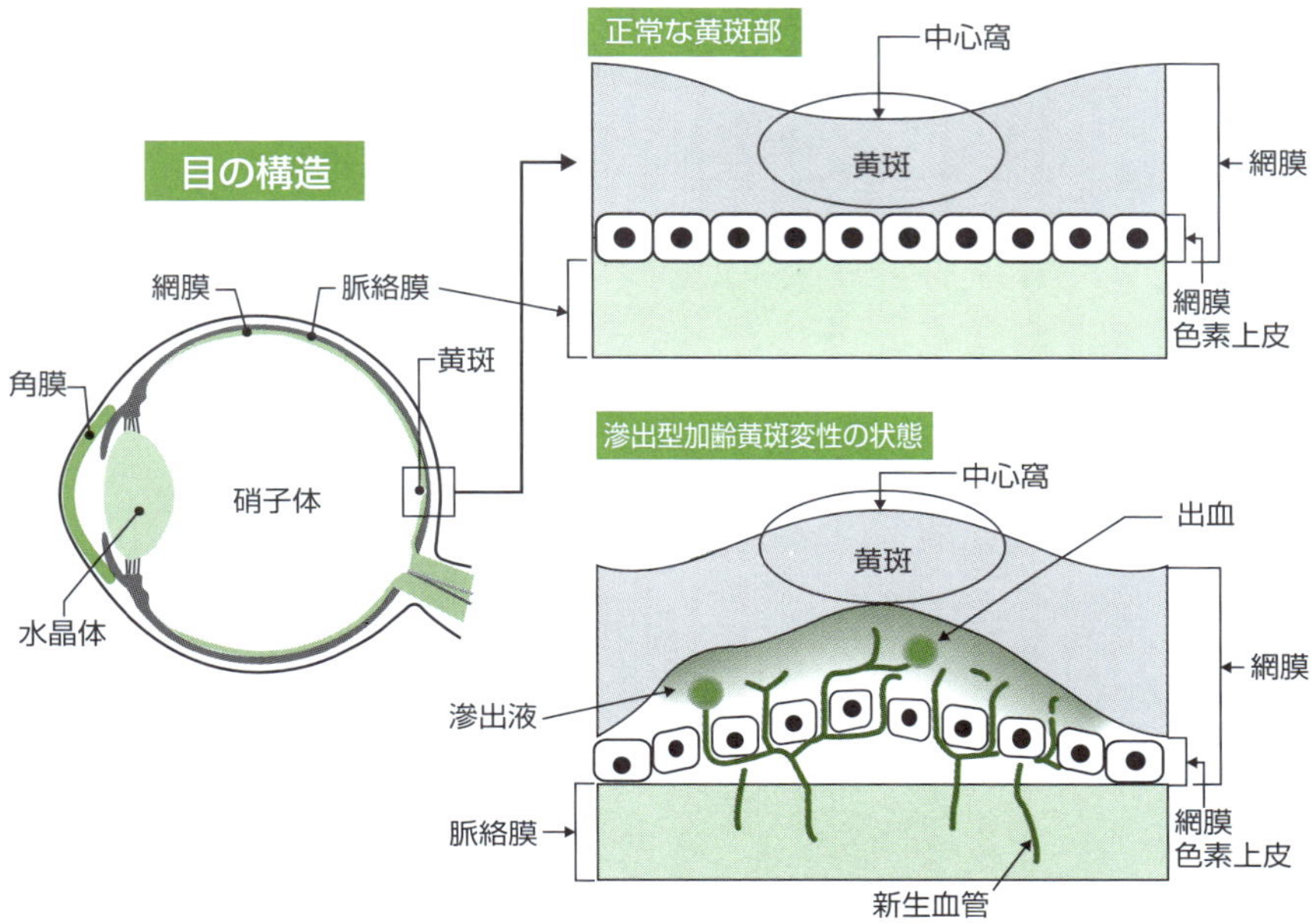

図　正常な黄斑部と加齢黄斑変性の状態

た薬剤が網膜に浸みこんで効果を発揮します。治療は数分で終わるため高齢者の方にとって、精神的身体的負担が少なく、比較的安全性が高い治療です。

また最近、この抗VEGF療法の保険適用が拡大され、網膜《もうまく》静脈《じょうみゃく》閉塞症《へいそくしょう》や近視性《きんしせい》脈絡膜《みゃくらくまく》新生血管《しんせいけっかん》症《しょう》、糖尿病網膜症といった、ほかの眼底出血や黄斑浮腫を引き起こす病気にも用いられるようになり、高い効果が認められています。

もし見え方がおかしいなと思ったら、すぐに眼科を受診することが大切です。抗VEGF療法は基本的に進行の予防なので、かなり進行してしまってからでは手遅れとなってしまう可能性があります。高血圧や糖尿病など生活習慣病がある方は日ごろから目の症状に注意し、網膜疾患が疑われる場合には眼科専門医に早めに相談してください。

その症状……眼瞼下垂かも？

形成外科 科長　當内《とううち》 竜馬《りょうま》

眼瞼下垂とは？

目を開いたときに上まぶたが正常の位置より下がっている状態をいいます。生まれつきによる先天性眼瞼下垂《がんけんかすい》と加齢などによって起こる後天性眼瞼下垂があります。

もしかすると、それは「眼瞼下垂」かも？

眼瞼下垂の症状は、さまざまです。まずは、セルフチェックをしてみましょう。

①まぶたが黒目にかかっている、②まぶたが重く感じる、③頭痛がある、④肩こりがある、⑤おでこに深いシワが増えた、⑥いつも顎《あご》をあげている、⑦眠そうな表情にみられる、⑧眼精疲労が強い、⑨夕方になるとまぶたが開けにくい。

該当する項目が多い方は、

（1）顔を正面に向けて目を軽く閉じます。

（2）目を閉じたまま、両側の眉の上を人差し指で強く押さえます。

（3）眉の上を押さえたまま、目を開けます。

額に力を入れずに目を開けることができれば心配はいりません。一方で目が開けにくかったり、目を開けようとすると人差し指を押し上げてしまったりという場合には、眼瞼下垂の疑いがあります（図1）。

眼瞼下垂の原因

「図2」に眼瞼の解剖を示します。眼球の後方からまぶたを動かす筋肉

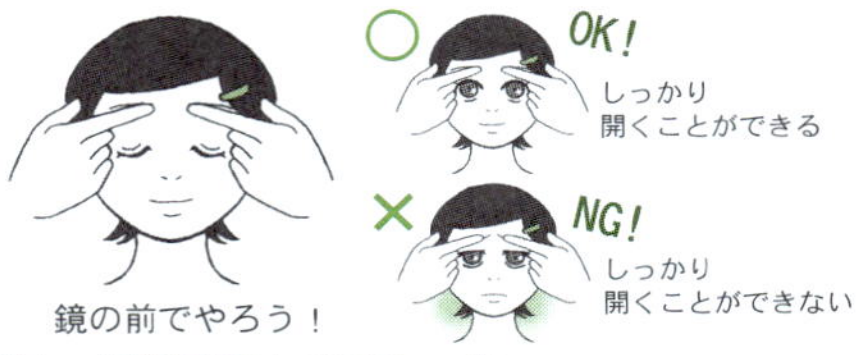

図1　眼瞼下垂セルフチェック

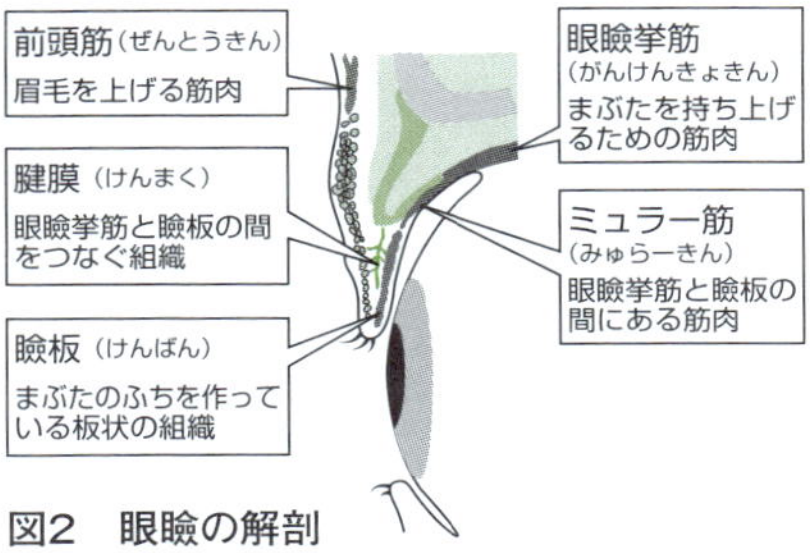

図2　眼瞼の解剖

（上眼瞼挙筋《じょうがんけんきょきん》）が伸びてきて、その末端の膜（上眼瞼挙筋腱膜）がまぶたの組織（瞼板）につながっています。

先天性眼瞼下垂／生まれつき、まぶたを持ち上げるための筋肉「眼瞼挙筋」の働きが弱かったり、全く機能していなかったりするために起こります。

後天性眼瞼下垂／まぶたを擦る行為（化粧を落とす・花粉症やアトピーなど・コンタクトレンズの長期間使用など）で眼瞼挙筋と瞼板をつなぐ「眼瞼挙筋腱膜」が外れたり、伸びたりしてしまうことで、眼瞼挙筋が収縮しても、その力が瞼板に伝わらず眼瞼下垂になってしまった状態です。

●眼瞼下垂の治療方法

眼瞼下垂の手術には、さまざまな方法があります。

眼瞼挙筋腱膜前転固定術／外れたり伸びたりしてしまった眼瞼挙筋腱膜と瞼板を再固定する方法です。眼瞼下垂の治療法として代表的な手法です。手術によってまぶたが楽に開けられるようになります。

筋膜移植術（筋膜吊上げ術）／眼瞼挙筋に収縮する能力がない、もしくは非常に低下している人が適応になります。多くは、生まれつきまぶたが開けられない先天性眼瞼下垂に対して行われます。眉毛をあげる筋肉（前頭筋）とまぶたの縁にある瞼板という組織を、太ももの筋膜でつなぐ術式です。これにより、前頭筋の力を利用して、まぶたを開くことが可能となります。

形成外科分野での小児先天異常

形成外科 科長 當内《とううち》 竜馬《りょうま》

●はじめに

先天異常は先天的に生じた身体的異常で、形成外科は表在性形態異常が対象になります。手術により機能はもちろん、外観もできるだけ正常にすることをめざします。当科では、体表の変形など、整容面で悩んでいる本人や家族の心理的負担を軽減し、より良い生活を送ることができるように、最適な治療をすることを心掛けています。主に扱う小児先天異常は耳の異常、手足の異常、眼瞼《がんけん》の異常、体幹の異常などがあります。

●耳の異常

耳介《じかい》(一般にいう耳のことです)は、胎生4週頃より20週にかけて形成されます。

耳の異常として、副耳《ふくじ》、耳瘻孔《じろうこう》、耳垂裂《じすいれつ》、埋没耳《まいぼつじ》などがあります。

●副耳／生まれつきみられる耳の前や頬《ほお》にイボ状に突起したものです。大きさは、大小さまざまで皮膚のみの場合、軟骨を含むものなどがあります。発生頻度《ひんど》は約1・5％です。治療は摘出ですが、軟骨を摘出しないと変形が残ることがあります。

●耳瘻孔／生まれつき耳の周囲に小さな穴が開いて、その下方に管があり、その管の先端は耳介軟骨で終わっているものをいいます。発生頻度は約3％です。時に嚢胞《のうほう》を形成し、化膿することがあります。治療は瘻

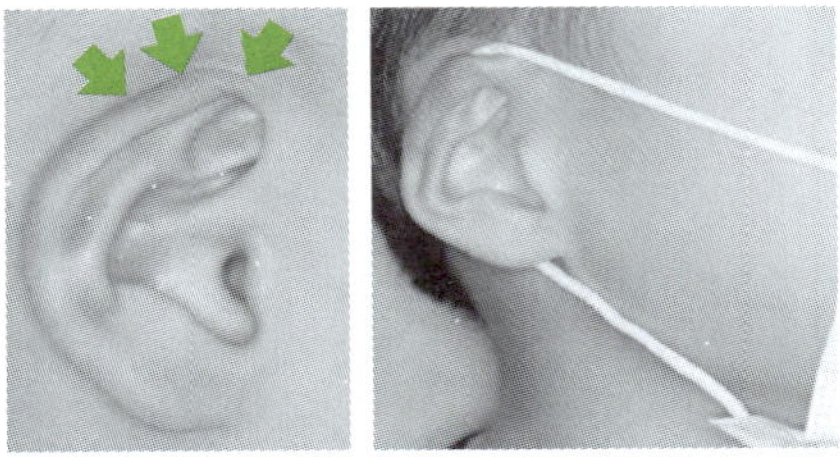

図2　右埋没耳
左：術前の状態です。耳介の上半分が側頭部皮膚に埋もれています（矢印）
右：術後9か月の状態です。耳介が聳立《しょうりつ》し、マスクも着用可能になっています

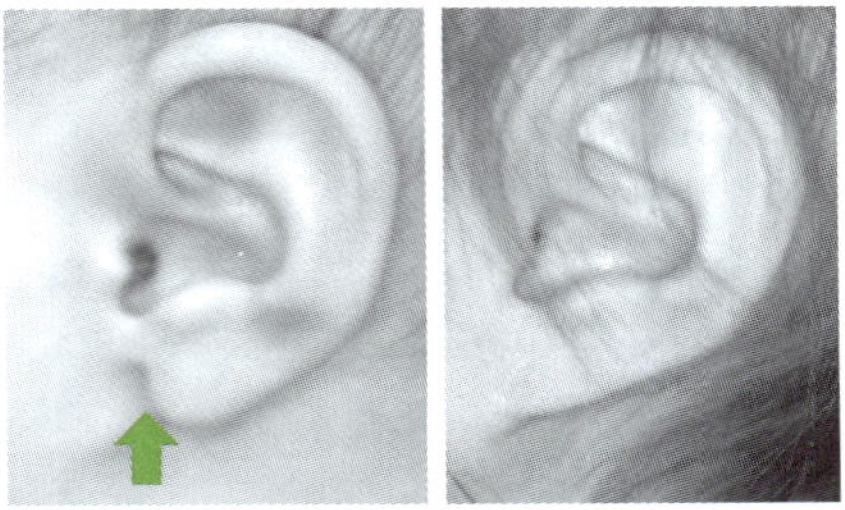

図1　左耳垂裂
左:術前の状態です。耳垂が縦に割れています（矢印）
右：術後7か月の状態です。耳垂裂の改善を認めます

孔の全摘です。

●**耳垂裂**（図1）／生まれつき耳垂（耳たぶ）が割れている状態の耳介先天異常の一種です。この割れた状態は一定ではなく、耳垂下縁の軽度のくびれ程度から、単純に縦に割れた状態、2ないし4個の分葉状に割れている状態などさまざまです。

●**埋没耳**（図2）／耳介の上半分が側頭部皮膚に埋もれ込んだ状態をいいます。指でつまんで引っ張り上げることができますが、指を離すと元に戻ります。発生頻度は約0.25%です。耳介上半が埋もれているとマスクのゴムや眼鏡などがかけられないため、学校での活動、学業に支障をきたします。治療は1歳未満では装具などを用いて矯正を行い、装具治療が奏功しなかった場合や、幼児期に初めて形成外科を受診された場合は、手術による治療を行います。

手足の異常

手足は、胎生4週頃より8週にかけて形成されます。手（足）は本来1枚の板状（しゃもじ型）をしており、次第に末梢より分離して個々の指（趾）が形成されます。

手足の異常として、多指症《たししょう》や合指症《ごうししょう》などがあります。

●**多指症**（図3）／発生する頻度は、手では出生1000人に対して1〜2人、足では出生2000人に対して1〜2人程とされています。また、

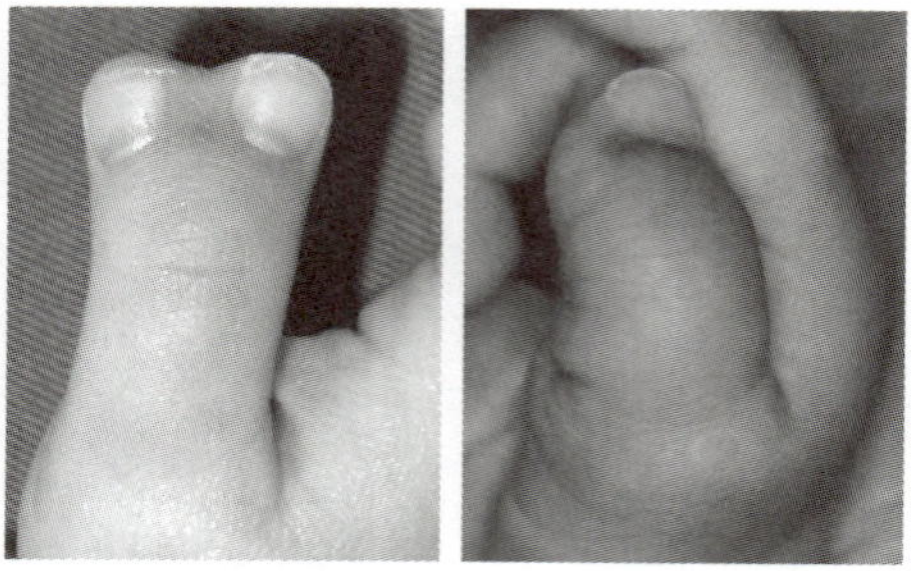

図3　右母指多指症
左：術前の状態です。母指（親指）の爪が2つに分かれています
右：術後９か月の状態です。母指はきれいに治っています

多指のみられる部位は、手では親指に多く、足では小指に多くみられ、それぞれ全体のおよそ90％を占めています。治療は手術によって余剰指（趾）を切除します。

●合指症／隣り合う指の水かきの高さが正常よりわずかに高いものから、指先まで癒合しているものまで、さまざまな程度でみられます。癒合が皮膚・軟部組織のみの皮膚性合指、指の骨まで癒合する骨性合指に分けられます。発生する頻度は出生１０００～３０００人に対して１人とされています。手では中・環指間（第3～4指）、足では第2・3趾間の癒合が多く、男の子に多い傾向があります。治療は手術によって分離術を行います。

●眼瞼の異常

眼瞼（まぶた）の異常として、先天性眼瞼《がんけん》下垂《かすい》や先天性内反症《ないはんしょう》（逆まつ毛）などがあります。

●先天性眼瞼下垂／生まれつき上眼瞼（上まぶた）が下がっていて、十分に目が開けられない状態をいいます。先天性の場合、ほとんどが瞼《まぶた》を上げる筋肉（上眼瞼挙筋《じょうがんけんきょきん》）の形成や発達の不良によるものです。眼瞼下垂が高度の場合、その目を使わないことや乱視を合併するために、視力の発達が遅れたり、両眼視機能の不良を伴う斜視を発症したりする場合があります。手術は主に、眼瞼挙筋を短縮する方法と、前頭筋（おでこの筋肉）を利用する眼瞼吊り上げ術があります。

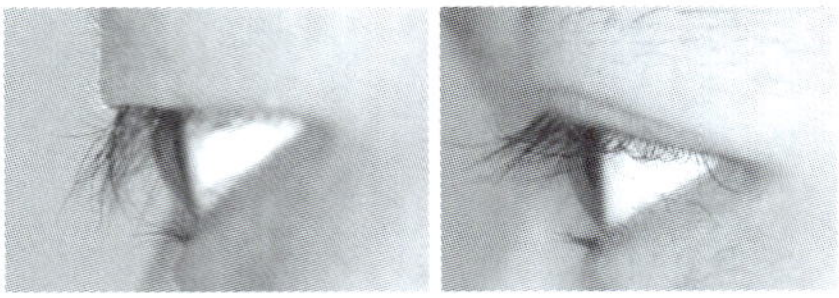

図4　上眼瞼内反症
左：術前の状態です。睫毛（まつ毛）が角膜（黒目）に向いています
右：術後5か月の状態です。睫毛は外側を向いています

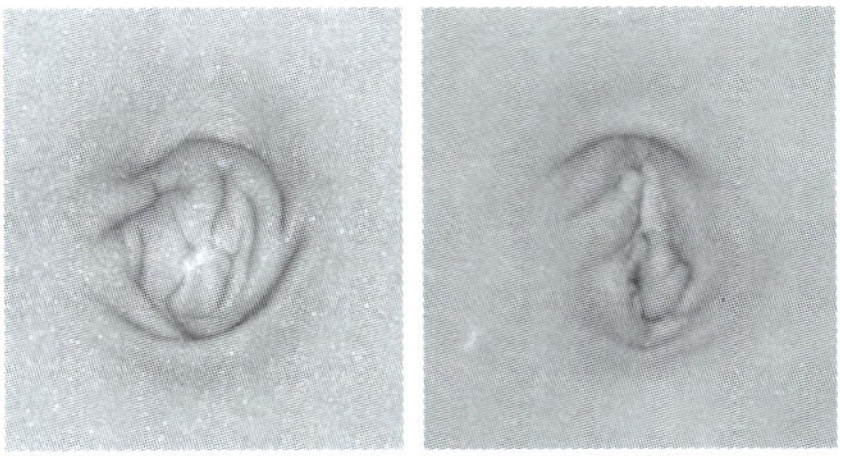

図5　臍ヘルニア
左：術前の状態です。おへそが突出しています
右：術後8か月の状態です。おへそは陥没しています

●**先天性内反症**（図4）／眼瞼の皮膚が生まれつき多すぎることが原因で、睫毛（まつ毛）が角膜（黒目）に触れ、涙目や目の充血を引き起こしたり、目にゴロゴロとした違和感が生じたりします。睫毛内反の程度と、角膜の状態で治療を選択します。幼少期で軽症なら、自然治癒を期待して経過観察を行います。それに対して、角膜の損傷がひどいときや痛みなどの症状が強いときには、手術治療を行います。

●体幹の異常

体幹の異常として臍《さい》ヘルニア（図5）などがあります。生後間もなくへその緒が取れた後に、おへそが飛び出してくる状態です。

生まれて間もない時期にはまだ、おへその真下の筋肉が完全に閉じていないために、泣いたりいきんだりしてお腹《なか》に圧力が加わったときに、筋肉の隙間から腸が飛び出し、おへその飛び出し「でべそ」の状態となります。

このヘルニアは、5〜10人に1人の割合でみられ、生後3か月頃まで大きくなり、ひどくなる場合は直径が3cm以上にもなることがあります。しかし、ほとんどのヘルニアはお腹の筋肉が発育してくる1歳頃までに自然に治ります。

ただ、1〜2歳を越えてもヘルニアが残っている場合や、ヘルニアは治ったけれども皮膚がゆるんでしまって、おへそが飛び出したままになっているときには、手術によっておへそを形成します。

口腔がん早期発見のための口腔がん検診の必要性と重要性

歯科口腔外科 科長 松岡《まつおか》 裕大《ゆうだい》

●口腔がんは増加傾向で、しかも予後不良

国内における口腔《こうくう》がんの患者数は、1975年には約2100人でしたが2005年には約6900人に増加し、2015年には約8000人が口腔がんになっています。高齢化に伴い増加傾向にあり、また若年層の患者数も増加しているといわれています。自分の目で見える部位にできることが多いがんにもかかわらず、口腔がんの3人に1人は、かなりがんが大きくなってから医療機関を受診する事実も存在します。

がんが大きくなってからの場合、首のリンパ節に転移していることが多く、さらにはほかの臓器に遠隔転移しているケースもあります。がんが進行すると、手術療法のみでなく放射線療法や化学療法を取り入れた集学的治療が必要となり、治療自体も複雑になります。

一般的にがんのステージが進むにつれて予後が不良になるのは明らかで、治癒率および死亡率に大きく影響します。前述したように、口腔がんは見つけやすいがんですが、いまだ進行がんが多く、その生存率は全がんの平均より低いといわれています。

●口の中を意識することで早期発見が可能な口腔がん

口の中の異変は、口を開けて見て触るだけで、ある程度見つけることができます。そのため普段から自分自身の口の中の違和感に気づき、近隣の

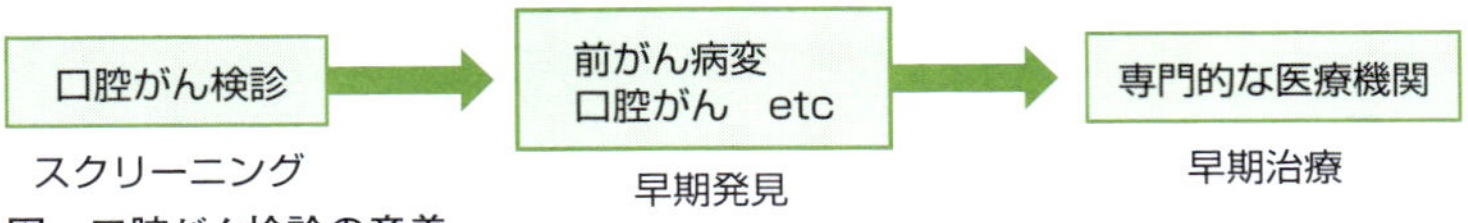

図　口腔がん検診の意義

歯科医院を受診することが大切です。また身体が不自由だったり、介護施設に入所していたりするため歯科医院を受診できない方は、施設の介護士や看護師が口の中の異変に気づくことで、近隣の専門的な医療機関への紹介が可能になります。

このように日常からご自身で口の中を意識する、またご自身で意識できなくても介護士や看護師による日常の口腔ケアで口の中を観察することにより、早期に口の中の異変を察知することができます。そうすることで白《はく》板症《ばんしょう》、紅板症《こうばんしょう》、扁平苔癬《へんぺいたいせん》のような前がん病変や口腔がんであった場合でも早期に見つけることが可能で、早期治療につながります。口の中のできもの、前がん病変および口腔がんは、肉眼で直視できる数少ない病変です。特に口腔がんの場合には、早期に見つけることができればできるほど治癒率は高く死亡率は低くなります。

●口腔がん検診の役割と重要性

前述したように口腔がんの死亡率を改善するには、治癒を期待できる病変をできる限り早期に発見し、できる限り早期に治療することが重要となります。早期発見することで死亡率を改善するだけでなく、低侵襲《ていしんしゅう》治療（体への負担が少ない）ができます。治療後のＱＯＬ（生活の質）を向上するだけでなく、治療費による経済的負担も軽減することになります。

では口腔がんを早期に発見し、早期に治療するにはどうすればいいでしょうか？　そこで口腔がん検診が大きな役割を担うことになります。

口腔がん検診の利点は、口腔がんが肉眼で直視できるがんであり、特別な機器を必要とせず、低侵襲で見つけることができる点です。また検診自体の時間も短く、場所もとらず、繰り返して実施することも可能です。

口腔がん検診を行うことで、口腔がんを早期に発見・治療し、その結果、国民の健康増進および医療費負担軽減に貢献できると考えています。

最後になりましたが、口腔がんを早期発見し早期治療するには、まず定期的に最寄りの歯科医院を受診することをお勧めします。その上で口の中にあやしい病変がある場合は、より専門的な医療機関を紹介してもらいましょう。

下肢の循環障害とフットケア

心臓血管外科 科長　川田《かわた》 雅俊《まさとし》

●末梢動脈疾患（PAD《ピーエーディー》）による虚血性障害（図1）

末梢動脈疾患（PAD）とは、動脈内にコレステロールが溜《た》まって血管が狭くなったり、詰まったりして、下肢《かし》の血流が悪化する疾患です。症状はフォンテイン分類（Ⅰ度／症状なし、Ⅱ度／間歇性跛行《かんけつせいはこう》＊、Ⅲ度／安静時疼痛《とうつう》、Ⅳ度／潰瘍《かいよう》、壊死《えし》）で分けられ、視診で色調変化を確認し、皮膚温・動脈拍動の触知、ドップラー血流計での聴診を行い、さらに足関節／上腕血圧比（ABI《エービーアイ》）を測定し、0.9以下なら血行障害ありと診断します。透析や糖尿病症例では、動脈の石灰化のためにABIが高値となるので注意が必要です。治療としては、①軽症～中等症例（Ⅱ度まで）は、禁煙、抗血小板剤の内服、運動療法を行い、②Ⅱ度の保存療法無効例や重症虚血肢（Ⅲ・Ⅳ度）は血行再建を行います。

その方法としては血管内治療（EVT《イーブイティー》）とバイパス術があります。EVTでは、局所麻酔下に風船付カテーテルでの血管拡張やステント留置を行い、バイパス術は、狭くなったり詰まったりしている病変の上下で、人工血管や自家静脈を用いて新しい道路（血管）を作成します。通常、全身麻酔が必要です。

基本的には体への負担が少ないEVTを優先して行い、症状が改善しない場合や脚の付け根・膝《ひざ》という、ステントを留置してはいけない屈曲部に病変がある場合は、バイパス術を行う方針としています。血行再建が不可能な例では、血管拡張剤投与や人工高炭酸泉足浴を行いますが、救肢でき

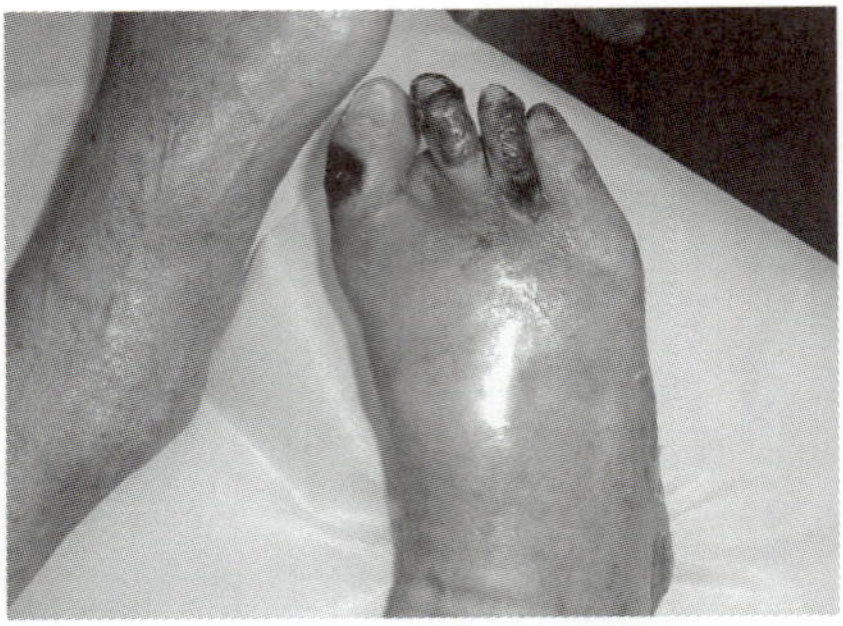

図1　末梢動脈疾患（PAD）／右第1・3・4・5趾に黒色壊死、潰瘍を認めます。第2趾は切断後

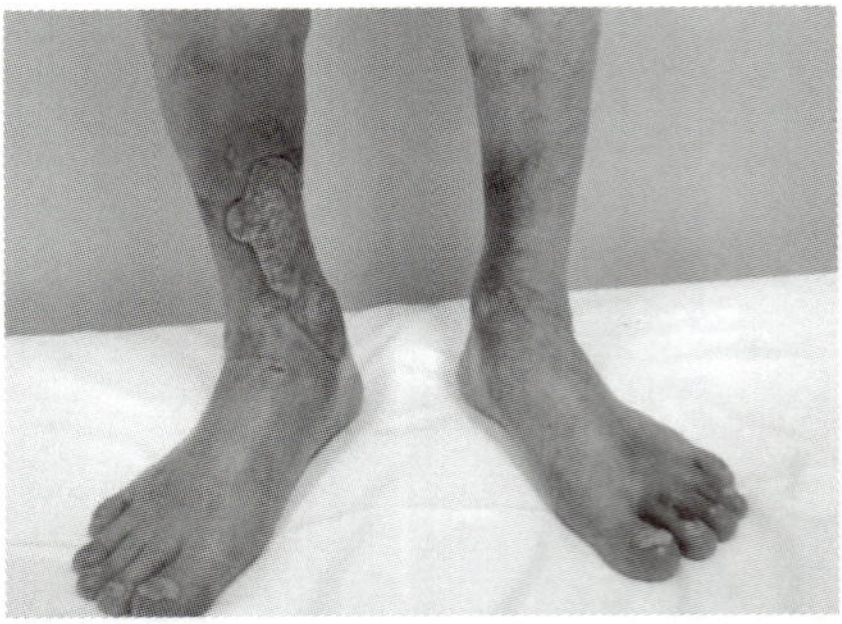

図2　静脈うっ滞／両下肢静脈瘤と右下腿に腫脹・色素沈着・潰瘍、左下腿に色素沈着を認めます

ない場合には下肢切断を検討することになります。重症虚血肢は血行再建を行った後も壊死組織の切除（デブリードマン）や局所陰圧閉鎖療法を行って、創《きず》治癒をめざします。

静脈疾患による静脈うっ滞性障害（図2）

●下肢静脈瘤《かしじょうみゃくりゅう》

下肢の静脈には、皮下脂肪の中を走る表在静脈と筋肉の中を走る深部静脈があり、筋肉の収縮と多数の逆流防止弁で表在静脈から深部静脈へ、足先から心臓へと血液が流れています。弁が壊れると下半身に血が溜まるようになり、特に脚の付け根や膝の後ろにある深部静脈との合流部の弁が壊れると、表在静脈が蛇行して浮き出てきます。これが下肢静脈瘤です。症状としては足のだるさ、むくみ、夜中や朝方のこむら返り、かゆみなどで、進行すると湿疹ができて、皮膚が茶色くなったり、皮膚や皮下脂肪が硬くなったり、潰瘍が出現したりします。女性に多く（2〜3倍）、長時間の立ち仕事や複数の出産歴のある人に多い傾向にあります。

基本的な治療は、弾性ストッキングや弾性包帯による圧迫療法で、起床時から寝る前まで継続します。また、長時間の立位や足を下垂《かすい》したままの座位を避け、足の背底屈や足踏みなどでふくらはぎの運動を行います。入浴後は保湿剤で乾燥を防ぎ、足を挙上《きょじょう》して寝ます。むくみ、皮膚炎や潰瘍など、症状が進行した静脈瘤は手術の適応です。高周波（ラジオ波）やレーザーでの血管内焼灼術《けっかんないしょうしゃくじゅつ》や抜去術、瘤切除を組み合わせて行います。軽症例は硬化剤を血管内に注入する硬化療法を行います。

●深部静脈血栓症《しんぶじょうみゃくけっせんしょう》(DVT)

深部静脈内に血栓ができる疾患で、血栓が飛散すれば肺血栓塞栓症《はいけっせんそくせんしょう》を発症し、時に致命的となります。突然の片側の下肢の腫《は》れで発症することが多く、さらに発赤《ほっせき》、疼痛、熱感などが出現します。原因は静脈壁障害、血液凝固能亢進、血液停滞であり、危険因子として肥満や妊娠、外傷、先天性凝固異常、悪性腫瘍《あくせいしゅよう》、高脂血症、長期臥床《がしょう》*、手術、ホルモン剤内服などがあります。血液検査で疑われたら、静脈エコー検査や造影CT検査で血栓の有無と範囲、急性か慢性か、可動性の有無などを検索します。

急性期は、直ちに血栓の伸展を抑える抗凝固薬を注射した後に持続投与を行い、その後、内服の抗凝固薬に切り替えます。抗凝固療法は一時的な原因の場合は3〜6か月、危険因子が長期間存在する場合や複数回の再発をきたした場合は長期に内服を継続する必要があります。また、急性期を過ぎたら、弾性ストッキングによる圧迫療法を開始します。

●慢性静脈不全

深部静脈の弁不全による逆流や、筋肉ポンプ機能低下による静脈うっ滞、圧上昇が原因です。静脈閉塞や弁破壊のある深部静脈血栓症慢性期、進行した下肢静脈瘤も同様の状態になります。治療は圧迫療法、長時間の立位や下垂座位回避、ふくらはぎの運動励行です。

＊間歇性跛行／しばらく歩くと痛みのために歩行が困難になるが、少し休むとまた歩けるようになる
＊臥床／床について寝ること

褥瘡（床ずれ）の基礎知識

皮膚科 科長 村上《むらかみ》 克彦《かつひこ》

介護の経験があるなしにかかわらず、「床ずれ」という言葉を知っている方は多いと思います。自分では体位変換の難しい、いわゆる「寝たきり」の方に発症しやすいため、超高齢社会を迎えたわが国では、患者数が増加しており、正しい知識をもって対応していくことが求められます。当院では、「褥瘡《じょくそう》（＝床ずれ）対策チーム」をいち早く立ち上げ、その予防と治療に力を尽くしています。

褥瘡（床ずれ）はどうしてできる?

私たちは通常、眠っている間は無意識のうちに寝返りを打っています。また、椅子に長時間座っているときは、お尻を浮かすなどして、同じ部位に長時間の圧迫が加わらないようにしています。このような動作を体位変換と呼びますが、自分で体位変換ができない方は、皮膚の一定の部位に持続的な圧迫が加わることになり、同部位への血の流れが妨げられることで、皮膚や皮下組織が障害されます。これによって生じる現象が褥瘡です。その要因をまとめると、次のようになります。

全身的な要因

【栄養状態】低栄養による浮腫《ふしゅ》や皮膚の弾力性の低下、皮膚組織の耐久性の低下など

【体格】やせて皮下脂肪が減少し骨突起が生じる

【加齢と基礎疾患】老化に伴う生体防御機能の低下、骨粗《こつそ》しょう症《しょう》や心不全、血管の病変、意識障害や認知症などの精神活動性の低下など

【薬剤内服】抗がん剤、副腎皮質ホルモン剤、免疫抑制剤内服などによる易《い》感染性《かんせんせい》、創傷治癒遅延など

●**社会的な要因**

【生活支援の不足】家族で抱え込んでしまう、相談する場や情報の不足

【ケアの人材不足】介護者も高齢化しているため

【経済力の不足】処置に必要な材料・物品費、ベッド、マットなどの費用が負担できない

●**局所的な要因**

【加齢による皮膚の変化】皮脂の減少によるドライスキン、皮膚が薄くなる、皮膚のバリア機能の低下など

【摩擦やずれ】ベッドアップ、体位交換時、衣類・シーツなどでの皮膚の摩擦やずれ

【失禁や多湿環境】尿失禁・便失禁による蒸れ、発汗による蒸れ

【局所の皮膚疾患】湿疹や皮膚感染症など

●**褥瘡の発生しやすい部位**

体重がかかる部位が圧迫されることから、骨が突出した部位に発生しやすくなります。中でも、仙骨部の発生が多く、褥瘡の半数近くを占めます。次いで、かかと、腸骨が多いですが、体位によっては思いがけない部位に発生することもあり、注意が必要です。

図　褥瘡の発生しやすい部位

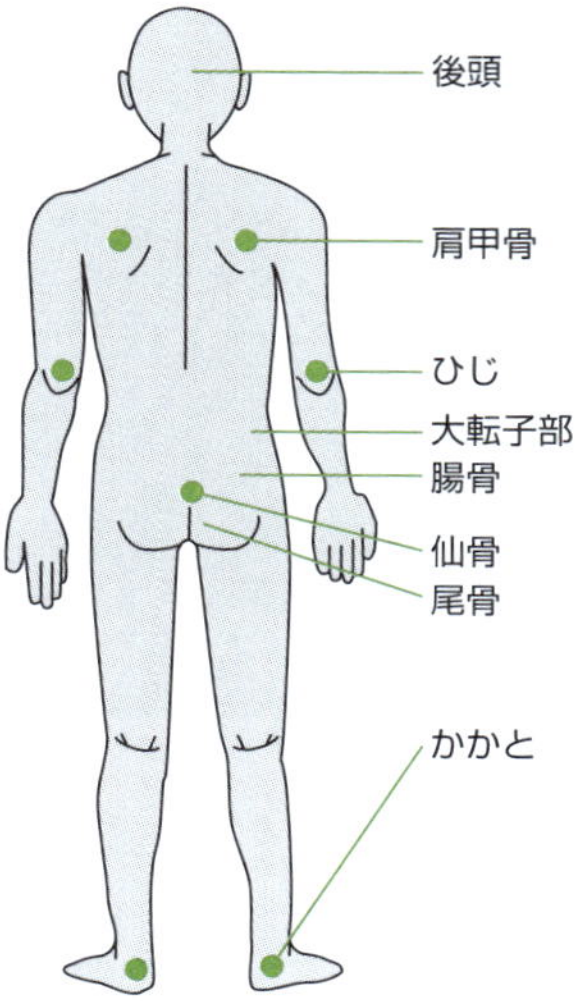

帯状疱疹とは

皮膚科 科長 村上《むらかみ》 克彦《かつひこ》

●抵抗力が弱っているときは要注意

中高年の方は、幼い頃、ほとんどがかかったことのある病気、水ぼうそう。そのウイルスは、実は病気が治ったあとも体内に潜んでいて、何かのきっかけで抵抗力が落ちると、また発症してしまいます。これが帯状疱疹《たいじょうほうしん》です。

水ぼうそうを起こしたウイルスは、治癒後は体の中の神経節に隠れています。そして、疲れや風邪、加齢などで抵抗力が落ちたときに再活動を始め、神経を伝わって皮膚に現れます。帯状疱疹の多くが痛みを伴うのは、ウイルスが神経を伝わって現れてくるためです。

最初の症状は、ほとんどが痛みです。体の左右どちらか片方にチクチクした痛みが起こり、しばらくするとその部分が赤くなり、やがて水ぶくれになっていきます。それが濁って黄色くなったあとに黒褐色のかさぶたに、という経過をたどります。かさぶたが取れて治っていきますが、ひどいときは潰瘍《かいよう》になることもあります。痛みが始まってから水ぶくれが治るまでの間は、通常、3週間から1か月です。

●できる場所に注意

水ぶくれのできる場所は、人によって違います。胸から背中にできる人、お腹《なか》にできる人もあれば、顔や腕、足にできる人もいます。顔にできた場合、目のそばに及ぶと眼球を傷つけたり、耳の近くにできると顔面神経マヒを生じたりすることもあり、注意が必要です。いずれにせよ、早めに医

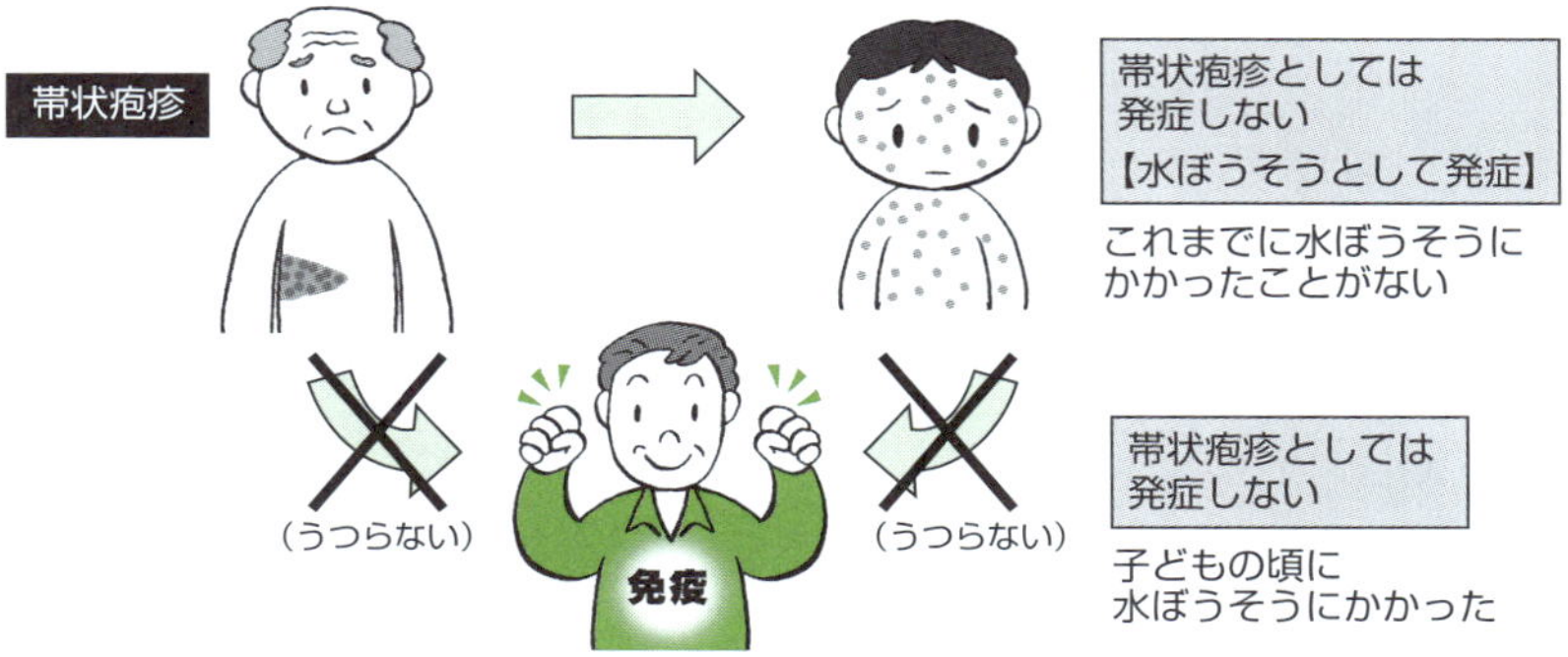

師の治療を受けるようにしましょう。

●ここが知りたいQ&A

帯状疱疹にかかったら、どんなことに注意すればよいのでしょうか。

Q 人にうつしてしまうことはありますか?

A 帯状疱疹が人にうつることはまれです。ただし、水ぶくれが治るまでは、まだ水ぼうそうにかかっていない赤ちゃんや子ども、妊産婦さんなどには接触しない方がよいでしょう。

Q 日常生活ではどんなことに注意すればいいですか?

A 疲れやストレスで抵抗力が落ちていますので、無理をせずに安静にして栄養と睡眠を十分にとることが大切です。帯状疱疹の患部は冷えると痛みが増してきます。できるだけ温めるようにしてください。

Q どんな治療が有効ですか?

A 当院では、主にウイルスの活動を抑制する薬を内服、もしくは点滴する方法を行っています。痛み止めの内服や患部の外用薬も併用しています。

Q 後遺症はありますか?

A 神経痛などの痛みが残ることがあり、長い方では何年にも及びます。特に、発症年齢が高い方、糖尿病などの基礎疾患がある方、皮疹がひどくなった方、治療の開始までに時間のかかった方などは痛みが残りやすい傾向にあります。できるだけ早く発見し治療を受けることで、後遺症を防ぐ、ないしは小さくする必要があります。

白癬（水虫）の基礎知識
——正しく知って治したい

皮膚科 科長 村上《むらかみ》 克彦《かつひこ》

●水虫ってどんな病気？

日本人の5人に1人がかかっているといわれる水虫は、白癬菌《はくせんきん》というカビが原因で起こる感染症です。蒸し暑い梅雨時に症状が悪化することが多いのは、ほかのカビと同様、白癬菌が高温多湿を好むためです。足の爪や手、また、わきなどにも広がることがあり、注意が必要です。

●水虫の4つのタイプ（図）

趾間（しかん）型／最もよく見られるタイプです
・足の指が白くただれる、皮がむける
・むずがゆい、あるいは、ひどくなって痛い

小水疱型／梅雨から夏場に増えます
・土ふまずや足の裏に赤い小さな水疱ができる
・かゆみが強い

爪水虫（爪白癬）／爪の中に白癬菌が入って発症
・爪の先から黄白色に変色し、分厚くなる
・かゆみはない

角化（かくか）型／治りにくい水虫
・足の裏、特にかかとの角質が分厚くなる
・表面がごわごわして粉をふく、皮がむける
・かゆみはない

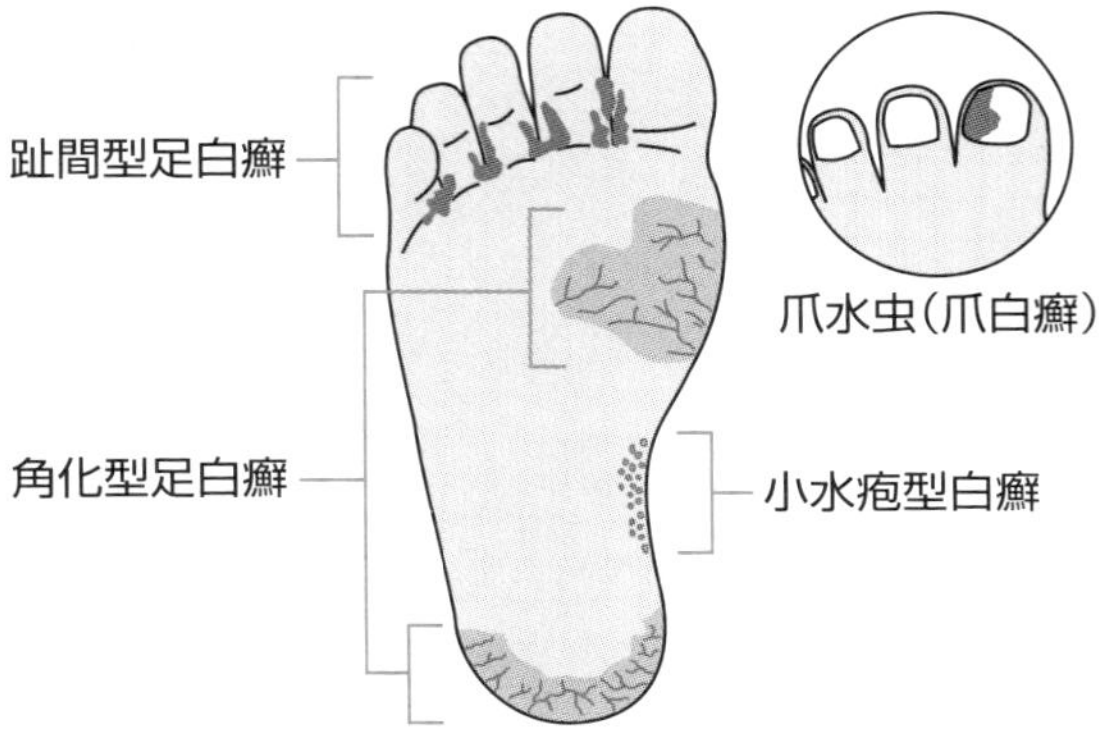

図　水虫の4つのタイプ

●水虫の治療

水虫の治療は、まずは医師の診断を受け、症状に合わせた薬や治療法を見つけることから始めましょう。実際、水虫のように見えて違う皮膚の病気の場合もあるので、診察を受けることは重要です。完治するまで時間のかかる病気ですが、医師と相談し、根気よく取り組むことが大切です。

●水虫予防のポイント

・感染源に注意!

水虫は、はがれ落ちた皮膚を介して他人にうつる病気。複数の人が使う履物やマットには直接、素足でふれないのが無難。家族に感染者がいるときは、共有をしないように。

・清潔第一!

足を毎日、石鹸を使って、指の間、かかとなど、くまなく洗ってください。

・乾燥を忘れずに!

せっかくきれいに洗っても、指の間などに水分が残ると水虫の温床になりかねません。面倒でも水分はよくふき取ってください。

・通気も大事!

靴下や靴、ストッキングは通気性の良い清潔なものを。夏場は靴下を1日2回、履き替えるのもお勧めです。

緩和ケアと地域連携

緩和ケアチーム医師　西村《にしむら》 元宏《もとひろ》　緩和ケア認定看護師　是澤《これさわ》 広美《ひろみ》
緩和ケア内科 前科長　藤田《ふじた》 和子《かずこ》（文責、2018年3月31日まで所属）

●切れ目のない緩和ケアの提供をめざして

当院は、地域の診療所や訪問看護ステーションなどの医療スタッフとのつながりを大切にしてきました。そして今、地域の医療機関からのいち早い情報や細かな配慮により、専門的な診断・治療を行う地域の拠点病院としての役割を果たしています。緩和ケアにおいても、当院だけで行うのではなく、地域のさまざまな機関と連携して患者さんや家族を支えていけるよう、切れ目のないサービスの提供を目標にしています。

大阪府には、がん診療連携協議会というがん対策に取り組む会があり、その1つに緩和ケア部会があります。ここでは、緩和ケアの質の維持向上を目標に、大阪府全体の医療関係者が一堂に会して情報共有を行っています。具体的には、医療者を対象とした勉強会や研修会を行い、よりレベルの高い緩和ケアの知識と技術を維持・拡大していくことに努めています。また、厚生労働省などからの発令による組織内対応が必要になった場合の情報交換も行っています。最近では緩和ケア地域連携パスの作成と試験運用に取り組んでいます。緩和ケア地域連携パスは、例えば在宅療養されている患者さんがホスピスなどに入院となったとき、在宅療養の中で医療者が捉えた病状や生活の状況、患者さんの思いなどを入院先の病院と情報共有し、入院してからも引き続きケアに生かせるようにするものです。このような活動によって、切れ目のない緩和ケアを提供していきたいと考えています。

また、大阪府緩和ケア部会の下部組織として、豊能医療圏がん医療ネットワーク協議会の緩和ケア部会があり、ここでは、豊能地区に密着した形での緩和ケアを進めていこうと年2回の総会のほか、普段でもメーリングリストを利用して、組織の活性化や診療に関する情報交換などについての議論を活発に交わしています。

●吹田在宅ケアネットとは

そのほかに吹田在宅ケアネットという組織があります。吹田市内の医療者と患者会がメンバーとなって結成されており、10年余りの歴史があります。

がん対策基本法では、患者さん自身の声を診療の中に生かしていくことが奨励されてきていますが、そのような法律の条文作成以前から、吹田在宅ケアネットは運営されてきました。２０１７年9月に当院で開催した総会では、患者会（患者さんや家族）、薬剤師、ケアマネージャー、訪問看護師、病院や訪問クリニックの医師などが、活動内容の発表や、架空の症例検討によるグループワークを行い、実践的な対応やそれぞれの立場からみた問題点についての話し合いをしました。吹田在宅ケアネットは今後、がんだけでなく、さまざまな疾患の患者さんの緩和ケアを通して、施設と在宅でのつながりを強化していくことを目標にしています。

以上のように、当院では、緩和ケアにおいても、さまざまな試みにより、組織を越えた密な連携を目標にした活動を行っています。

チーム医療と麻酔科

麻酔科 科長 梁《やん》 勉《つとむ》

麻酔科の仕事

麻酔科では、さまざまな麻酔方法を用いて当院で手術を受ける患者さんの生命の安全を保っています。毎年２５００例以上の麻酔管理を行い、外科系各科、集中治療室（ＩＣＵ）、臨床工学士（ＭＥ）、薬剤師、そして手術室看護師などと連携して、患者さんが安全に手術を受け回復するよう、手術前より入念なリスクチェックを行い麻酔計画を立案しています。

近年、麻酔薬や技術の進歩により麻酔の安全性は格段に向上しています。これまでは手術の適応ではなかった、さまざまな臓器に問題を抱えた患者さんも手術が可能になりました。そういった患者さんの手術に際しても細心の注意を払い、合併症を極力減らし、患者さんがベストの状態で安全に手術を受けられることを最優先に考え、日々業務を行っています。

手術終了後の仕事

手術が終了して麻酔から覚めたときに、患者さんが最も心配されるのは傷の痛みです。これに対処するため硬膜外麻酔を行います。背骨の中にある脊髄《せきずい》神経を包む硬膜の外の空間に局所麻酔薬を注入することにより、傷を中心に痛み止め効果が得られ、胸部や腹部の手術後には非常に有効な麻酔方法です。

しかし、患者さんの常用薬の影響で硬膜外麻酔が施行できない場合があ

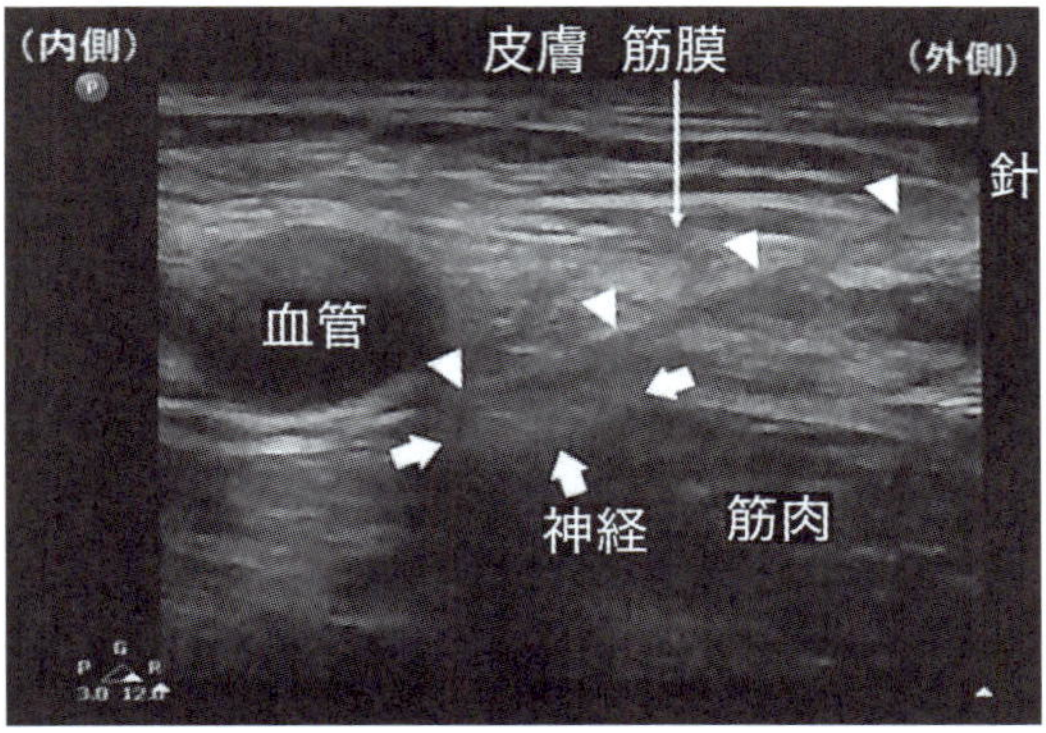

図　神経（⇧）と血管の間のスペースに針（▽）の先端が確認できます。このように、超音波画像で血管、神経の位置関係を確認しながら、針を操作します

ります。そういった場合や肩・四肢《しし》の手術を受ける患者さんには、超音波ガイド下の神経ブロック法を適用しています（図）。この方法は、超音波画像により注射針と神経の位置関係を見ながら、目的の神経に麻酔を行います。従来の方法に比べ、安全性や確実性が格段に向上しました。

●ロボット手術の麻酔

泌尿器科が行う内視鏡手術支援ロボットによる前立腺全摘出術の麻酔管理も行っています。この手術はがんの根治性《こんちせい》の向上はもとより、尿失禁などの合併症の軽減が期待されています。また手術中の大きな利点としては、出血量が非常に少ない点が挙げられます。手術中の特殊な体位による問題点を克服することで、ロボット手術の利点を最大限に生かせるよう泌尿器科医師とも協力し取り組んでいます。

今後、当院では胸部外科、消化器外科、そして婦人科領域でロボット手術を導入する予定です。

●重篤な患者さんなどの麻酔後の対応

脳神経外科、胸部外科、腹部外科、そして手術部位以外の臓器に問題を抱えた患者さんには手術後ＩＣＵに入室していただきます。

ＩＣＵとはIntensive（集中）Care（治療）Unit（室）の略で、内科系、外科系を問わずさまざまな分野の医師、看護師、薬剤師、臨床工学士、理学療法士、栄養士など多くのスタッフが力を結集して、1人の重症患者さんの治療にあたります。専門の医師が24時間常駐し、患者さん2人に対し専門看護師が1人配置され、患者さんの小さな変化でも即座に把握し、最良の医療を提供できる体制をとっています。

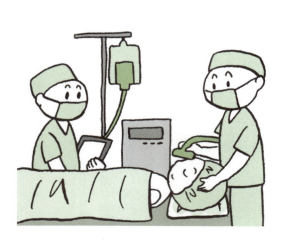

第6章

病気を予防する

予防医療

健康管理センター長　水野《みずの》 雅之《まさゆき》

予防医療とは

予防医療とは、病気にかからないように病気を未然に防ぐための医療です。

私たちは、なにか自覚症状があれば医療機関を受診します。そして病気が発見されると、手術を受けたり薬を服用したりします。このように医療機関で通常行われている医療は、病気になってから治療する医療です。

一方、予防医療は、もともと病気になりにくい体をつくり、病気を予防し、健康を維持するための医療です。そのためには食生活や運動、生活習慣(喫煙、大量飲酒、過食・偏食、肥満、睡眠不足など)を見直して健康を増進することが必要です。健康診断や人間ドックなどで、無症状のうちに病気を早期発見することも予防医療に含まれます。

一次予防と二次予防

予防医療には一次予防と二次予防があります。

一次予防とは、その疾患(例えばがんなど)にかかりにくくするためのものです。生活習慣を見直し、バランスのとれた食事をとること、適度な運動をすること、禁煙、節酒、塩分制限や肥満にならないようにすることが重要です。がんのリスクになるような感染症を治療することもがんの予防につながります。

二次予防とは、その疾患が重症化したり、命を落としたりすることがな

一次予防	健康増進、疾病予防	生活習慣の改善、禁煙、適切な運動、教育、予防接種など	人間ドック
二次予防	早期発見・早期治療	健康診断、がん検診	

表　一次予防と二次予防

いようにするためのものです。このためには早期発見・早期治療が重要です。定期的に、検診や人間ドックを受診することが必要です（表）。

がんを始め、多くの慢性疾患は初期には自覚症状がないため、血液検査などで異常を指摘されても放置される方がいますが、自覚症状が出てからでは手遅れになることが多いことに注意してください。

●生活習慣病

生活習慣病とは、その名が示すとおり、生活習慣が原因で発症する疾患のことです。糖尿病・高血圧症、脂質異常症などがあります。偏った食事の継続、運動不足、喫煙、過度の飲酒など、好ましくない習慣が積み重なると発症のリスクが高くなります。自覚症状がほとんどないため、気づかないうちに進行し、脳や心臓、血管などにダメージが蓄積されていきます。その結果、突然に心筋梗塞《しんきんこうそく》、脳卒中など、命にかかわる疾患を引き起こすことがあります。生活習慣の是正・栄養療法・運動療法をすること、必要があれば医療機関できちんと薬物療法を受けることが必要です。

肥満や糖尿病は、がん（肝臓、大腸、膵臓など種々の臓器のがん）、心筋梗塞、脳卒中など万病のもとで、食事や運動などに平素から注意しておくことが重要です。

●栄養療法

生活習慣病を予防し、がんになりにくい体をつくるには、毎日の食生活の改善が重要です。食事は朝昼夕と偏りなくとることが大事です。寝る直前に夕食をとることは避けましょう。各栄養素をバランスよく摂取することが必要で、塩分は控えめにします。野菜・果物不足にならないように、またソーセージやサラミなどの加工肉をとり過ぎないようにしましょう。

食事はゆっくり、よく噛んで食べることが大事です。口腔内《こうくうない》を清潔に保つことも重要です。

糖尿病、高血圧、脂質異常症、肝疾患、腎疾患《じんしっかん》などで治療中の人は、病態に応じた食事療法が必要ですので、医師・管理栄養士の指示を守ってください。

●運動療法

適度な運動を継続することは、生活習慣病やがんのリスクを下げます。急に激しい運動をすることは逆にけがをしたり、足腰に負担をかけたりします。運動は軽いものから始め、無理なく継続できるものにしましょう。厚生労働省では〝健康づくりのための身体活動基準２０１３〟を作成しています。それによると、歩行またはそれと同等以上の強度の身体活動を毎日60分行い、さらに息が弾み汗をかく程度の活発な運動を毎週60分行うことを指導しています。高齢の人はこれよりも緩やかな基準となっています。

現在、運動習慣のない人には、現在の身体活動量を少しでも増やすこと(例えば、今より毎日10分ずつ長く歩くようにする)、運動習慣を身につけること(具体的には、30分以上の運動を週2日以上行う)を推奨しています。

●生活指導など

喫煙は肺がんなど種々のがんの死亡の原因とされています。がん以外にも慢性肺疾患の原因となり、心筋梗塞のリスクを上げます。禁煙はこれらの疾患のリスクを確実に下げ、早く禁煙するほどリスクが下がり、年齢を経てから禁煙しても効果があります。喫煙者以外の方も受動喫煙によって病気のリスクが上がります。たばこを吸えない環境をつくることも社会的に重要です。

飲酒に関しては、健康な人の場合、少量の飲酒は安全で、目安はアルコールに換算して1日に20g程度(日本酒1合程度)までです。多量の飲酒は健康を損ねます。喫煙者の飲酒は特にリスクが高く、食道がんの原因になります。

ある種のがんは感染症に関連があります。肝炎ウイルス(B型肝炎ウイルス・C型肝炎ウイルス)と肝臓がん、ヒトパピローマウイルスと子宮がん、ヘリコバクターピロリ菌と胃がんの関係は有名です。これらに感染しているかは検査をすれば分かります。また近年、治療法が進歩しており、感染症の治療をすることによって、がんのリスクを下げることができます。医療機関や人間ドック施設などで一度は検査を受けることをお勧めします。

●健康食品や過度の運動など

最近は毎日のようにテレビ、新聞などで健康食品（飲料物も含む）や痩せるための運動などの広告を目にします。やせ薬などには健康を害する物質が含まれているものがあり、どこの国で作られているのか、信頼できる会社であるか否かなど、よく調べて購入することが大切です。これらによる肝障害で入院される方がいますし、過度な運動や急激な痩せ（体重減少）はしばしば健康を害します。日々バランスのとれた食生活を送れば、特別にいわゆる健康食品を摂取する必要はほとんどありません。

●人間ドックを受けよう

わが国の予防医療において、人間ドックの果たした役割は大きいものがあります。1954年、東京第一病院で人間ドックが始まったとされています。艦船が航海を終えたあと、ドック［dock］に入り、船底についた貝殻を取り除いたり、エンジンや計器の整備をしたりすることになぞらえて、人間ドックという名称が生まれました（よく人間ドッグと誤って表記されますが、もちろんドッグ［dog］ではありません）。

人間ドックの目的は生活習慣の改善（一次予防）と、疾患の早期発見・早期治療（二次予防）を同時に行うことです。

1～2日間で、効率よくプログラムされたスケジュールに沿って人間

社会福祉法人 恩賜財団 大阪府済生会吹田医療福祉センター

健都健康管理センター

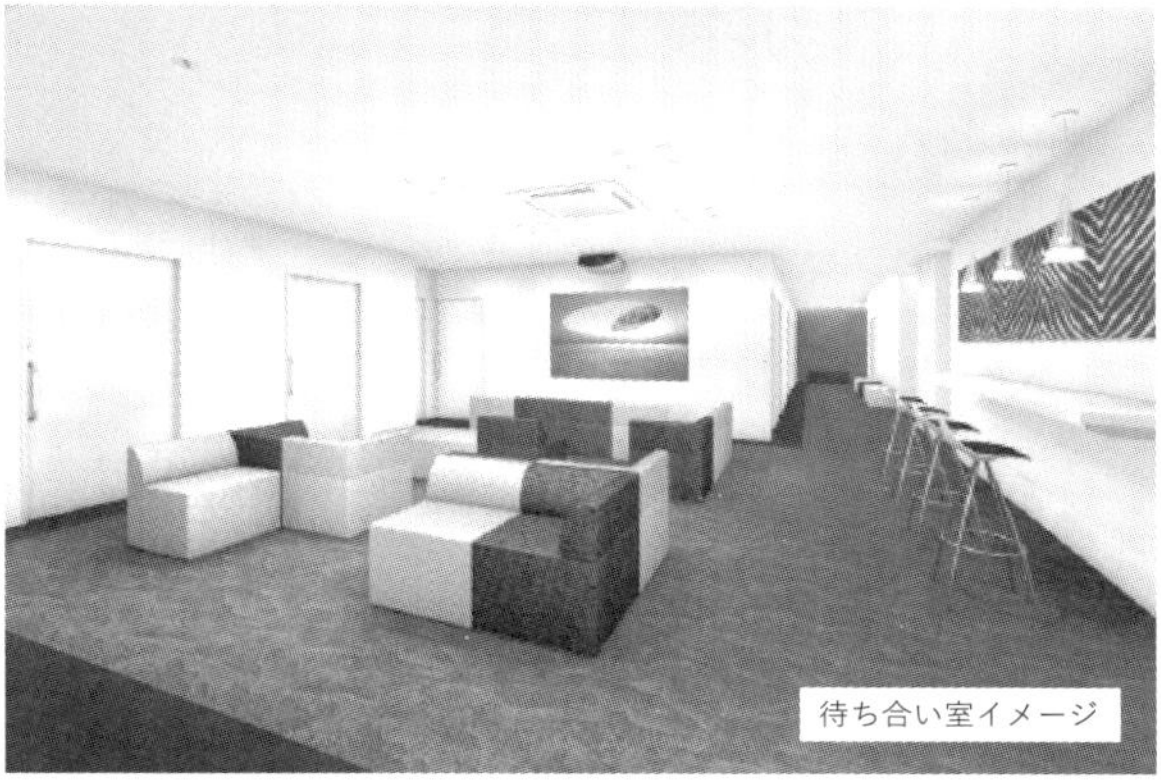

待ち合い室イメージ

〒546-0018 吹田市岸部新町5番45号
VIERRA岸辺健都 2階

ドックを行います。人間ドックの結果、異常がある項目については、生活習慣の是正・経過観察・要精密検査・要治療などの判定をし、受診者へ報告します。結果は放置せずに指示に従って、指導を受けること、医療機関を受診することが重要です。

人間ドックを行っている施設・医療機関はたくさんあり、どの施設を選ぶのか迷われることもあるかもしれません。疾患が疑われた場合にしかるべき医療機関への連携がスムーズに行われている施設、人間ドック健診専門医に認定された医師、保健師や管理栄養士が所属していて、生活指導・栄養指導が充実している施設を選ばれると良いでしょう。

健康の増進、疾患の早期発見・早期治療に役立てていただくため、定期的に人間ドックを受診することをお勧めします。当院では、2018年秋からJR岸辺駅前の医療ビルの中に最新の機器を揃えた健診センターをオープンします。

健診での尿検査について

腎臓内科 科長　孤杉《こすぎ》 公啓《たかあき》
腎臓内科 前科長　岡本《おかもと》 恵介《けいすけ》（2018年6月30日まで所属）

皆さん、健診を受けていますか？

慢性腎臓病《まんせいじんぞうびょう》、腎代替療法について（「慢性腎臓病に気をつけましょう」179ページ、「"腎代替療法"って何ですか？」182ページ）説明しました。ここでは、慢性腎臓病を含めた腎疾患の早期発見に重要な具体例として、健診での尿検査についてお話しします。

多くの方が健康診断を受けたことがあるかと思います。そしてその際に尿検査があったことを覚えているでしょうか？　尿検査の特徴としては、何といっても簡便であることです。慢性腎臓病の定義（表）をもう一度みますと、「特に蛋白尿《たんぱくにょう》の存在が重要」と書かれています。なぜ蛋白尿の存在が重要なのかを述べます。

蛋白尿の重要性について

皆さんが検尿を受けた際の検査結果が、どのように表記されるかについて説明します。もし、これまでに受けた健診結果があれば、一緒に確認してみてください。

尿蛋白は（－）～（3または4＋）と表記されることが多いです。そして（－）は正常、＋－、1＋、2＋、3＋、4＋は尿蛋白が正常を超えて現れていることを意味し、数字が大きいほど、一般的には尿蛋白量が多いとされています。

①尿異常、画像診断、血液、病理で腎障害の存在が明らか、特に 0.15g/gCr 以上の蛋白尿（30mg/gCr 以上のアルブミン尿）の存在が重要

②GFR<60mL/ 分 /1.73 ㎡

①、②のいずれか、または両方が3ヵ月以上持続する

（出典：「CKD診療ガイド2012」社団法人 日本腎臓学会編著、東京医学社、2012 年）

表　慢性腎臓病の定義

尿蛋白があると腎機能障害の進行の速さに関係します。尿蛋白が正常な患者さんと尿蛋白を認める患者さんとで、将来の腎機能がどうなるか比較すると、尿蛋白を認める患者さんの方が、正常な患者さんより、腎機能障害の進行が速いといわれています。そして、尿蛋白を認める患者さんの中で、尿蛋白量が多いか少ないかで比較してみると、尿蛋白を多く認める患者さんの方が、将来の腎機能障害の進行が速いといわれています。

いずれも"将来"の腎機能障害としていますが、尿蛋白を認める患者さんの"今"の症状としては、３＋や４＋などの非常に多い尿蛋白量であれば、むくみなどの症状が出る場合もありますが、一般的には日常生活に支障をきたすような症状はありません。

繰り返しになりますが、慢性腎臓病を含めた腎疾患は初期段階では日常生活に支障が出ることが少ないため、皆さんの将来のために、健康診断等での尿検査を積極的に利用して、異常がないことを確かめたり、異常が疑われる場合は、早期に病院を受診して、腎疾患の早期発見と適切な治療を受ける機会を逃さないようにしましょう。

予防医療
――骨粗しょう症とロコモティブシンドローム

院長　整形外科　黒川《くろかわ》 正夫《まさお》

健康寿命を脅かす骨粗しょう症

２０１６年の国民生活基礎調査の結果では、要介護の原因疾患の1位は認知症（24・8％）、2位脳血管障害（18・4％）、3位高齢による衰弱（12・1％）、4位骨折・転倒（10・8％）で、骨粗《こつそ》しょう症《しょう》による骨折は健康寿命を脅かす存在になっています。

骨粗しょう症は、骨強度の低下によって骨折のリスクが高くなる骨の障害です。特に更年期に女性ホルモンが減少することと深く関係しており、閉経後の女性に多いとされています。骨強度は骨密度が70％、骨質が30％を反映するとされており、骨強度が弱くなった結果、脊椎《せきつい》（背骨、腰骨）圧迫骨折、大腿《だいたい》骨《こつ》近位部骨折（よく頸部《けいぶ》骨折といわれます）、橈骨《とうこつ》遠位端骨折（手首の骨折）、上腕骨近位端骨折などの脆弱性《ぜいじゃくせい》骨折を生じます。脊椎や大腿骨骨折は日常生活動作の低下のみならず、寿命を縮めるというデータも報告されています。

脆弱性骨折に関係するもう1つの原因に「転倒しやすさ」があります。サルコペニアという言葉をご存じでしょうか。サルコペニアとは高齢になり骨格筋の筋量が減少し、筋力もしくは身体機能が低下した状態をいいます。サルコペニアの診断基準は握力低下あるいは歩行速度の低下が指標に用いられ、サルコペニアと転倒しやすさはおおむね同じ意味と理解されています。

一方、日本整形外科学会がロコモティブシンドローム（運動器症候群）という考え方を提案しています。これは骨や関節など運動器の衰え（老化）が

表　ロコチェック

1つでも当てはまればロコモの危険性があるので、整形外科を受診してください

・家の中でつまづいたりすべったりする
・階段を上がるのに手すりが必要である
・15分くらい続けて歩くことができない
・横断歩道を青信号で渡り切れない
・片足たちで靴下がはけなくなった
・2kg程度の買い物をして持ち帰るのが困難である（1リットルの牛乳パック2個程度）
・家のやや重い仕事が困難である（掃除機の使用、布団の上げ下ろしなど）

原因で歩行や立ち座りなどの日常生活、移動能力が低下をきたした状態を指します。疾患でいうと骨粗しょう症による骨折、サルコペニアはもちろん、別項（「第3章 増加する整形外科の病気」127ページ）の関節症や脊椎症などが挙げられます。これらの疾患が進行しすぎると回復できない状態（不可逆的変化）を招いてしまうため、進行予防と手術を含めて的確なタイミングでの対処法が重要です。

骨粗しょう症に対しては、DXA法で腰椎あるいは大腿骨近位部の骨塩量が70％YAM（若年成人平均／20歳から44歳までの平均骨塩量に対する割合）以下の場合には薬物療法が推奨されており、継続的な服薬により脆弱性骨折を予防できます。サルコペニア、関節症、脊椎症などには、有効な薬物療法はありませんが、運動療法により各疾患の進行を予防できる可能性があります。宇宙飛行士は無重力状態の宇宙に滞在した後に骨密度と筋量の減少を生じますが、薬物療法、運動療法により改善することが分かっています。

骨粗しょう症の二次検診施設である当院は、吹田市医師会（一次検診施設に登録した診療所で受診が可能です）と協力して2008年から「骨粗しょう症地域連携パス」を運用し、骨粗しょう症性脆弱性骨折の発生予防を実施し、国際骨粗しょう症財団より金賞を授与されました。女性では50歳、男性では65歳を越えたら、5で割り切れる年に骨粗しょう症検診を受けてください。二次検診ではロコチェック（表）も行っていますので、あわせてご利用ください。

第7章

チーム医療の要

あらゆる診療科からの依頼に応え質の高い画像提供をめざすスペシャリスト集団

中央技術部 中央放射線科技師長 後藤《ごとう》 健次《けんじ》

充実した医療機器により、安全で質の高い画像を提供

放射線は自然界に存在するものですが、医療界においては人工的に放射線を作り出して、放射線治療や画像診断、検査に利用しています。放射線に対するイメージといえば「被ばく」「見えない」「危険」などと良くないことが連想されますが、病気の発見、治療法の選択、治療効果の判定と、なくてはならないものです。東日本大震災の影響からか、世間では放射線は危険と思われがちですが、適切に使用すれば安全で大変有効なものです。医師の治療に必要な検査だけではなく、病気の早期発見などの予防医療に対しても大きな役割を担っています。

私たち診療放射線技師は、医師または歯科医師の指示のもと専門的な知識を生かして放射線を適切に使用し、診断画像・検査の提供および放射線による治療を行っています。また高度化する最先端の医療機器を扱う医療技術者でもあります。一歩間違って使用してしまえば人体にとって有害となり得る放射線を、いかに安全で的確に使用できるかが診療放射線技師の使命です。そのため、私たちの知識や技術は治療の効果や画質に関して大きく影響します。

放射線治療において治療範囲を決定するのは医師の仕事ですが、その後、実際に放射線を照射するのは診療放射線技師の仕事です。放射線をどの部位に、どの方向から、どのくらいの量を何回に分けて治療するのかという治療計画を立て、腫瘍部《しゅようぶ》の線量分布、周囲正常組織の照射線量を決定

し実行します。

画像診断は、X線診断とコンピューター断層撮影診断と核医学診断の3診断方法により成り立っています。画像検査に関しては体の外から診るだけでは分からない体内の病気や、状態(腫瘍、梗塞《こうそく》、動脈瘤《どうみゃくりゅう》など)を画像化して表示しています。X線検査やCT検査、MRI検査、RI検査にはそれぞれ得意、不得意とする部位などがあるため、症状や疑われる病気、検査の目的に適した医療機器を用いて検査を行っています。

当院では、一般撮影装置(FPD/フラットパネル搭載)、RI診断装置(ラジオアイソトープ)、3T(テスラ)MRI、320列マルチスライスCT、放射線治療装置、血管撮影装置、X線透視装置、フルデジタル乳房X線撮影装置(マンモグラフィ)、骨塩定量装置などの装置を備えており、これらの機器を駆使することであらゆる診療科や他院からの依頼に対して迅速に対応しています(図1~3)。

●多くの認定資格を取得し、さらなるスキルアップをめざす

医療技術は日進月歩で発展しています。患者さんに対して最適な検査や撮影を行うためには、検査に関する専門的な知識が必要です。また、医療画像情報の質の向上および被ばく線量の管理など、専門性・安全性を担保できる人材育成が必須です。

当科では診療放射線技師のレベルアップのために、積極的に幅広く多く

の資格を取得するように推奨、指導をしています。現在、医学物理士1人、第1種放射線取扱主任者2人、救急撮影認定技師4人、検診マンモグラフィ撮影認定診療放射線技師3人、X線CT認定技師3人、肺がんCT検診認定技師1人、放射線治療専門放射線技師3人、放射線治療品質管理士3人、核医学専門技師1人、胃がん検診専門技師2人、医療情報技師4人、情報技師技術者1人など、多数の認定資格を取得した診療放射線技師が在籍しています。

今後、さらなるスキルアップをめざし向上していきたいと考えています。

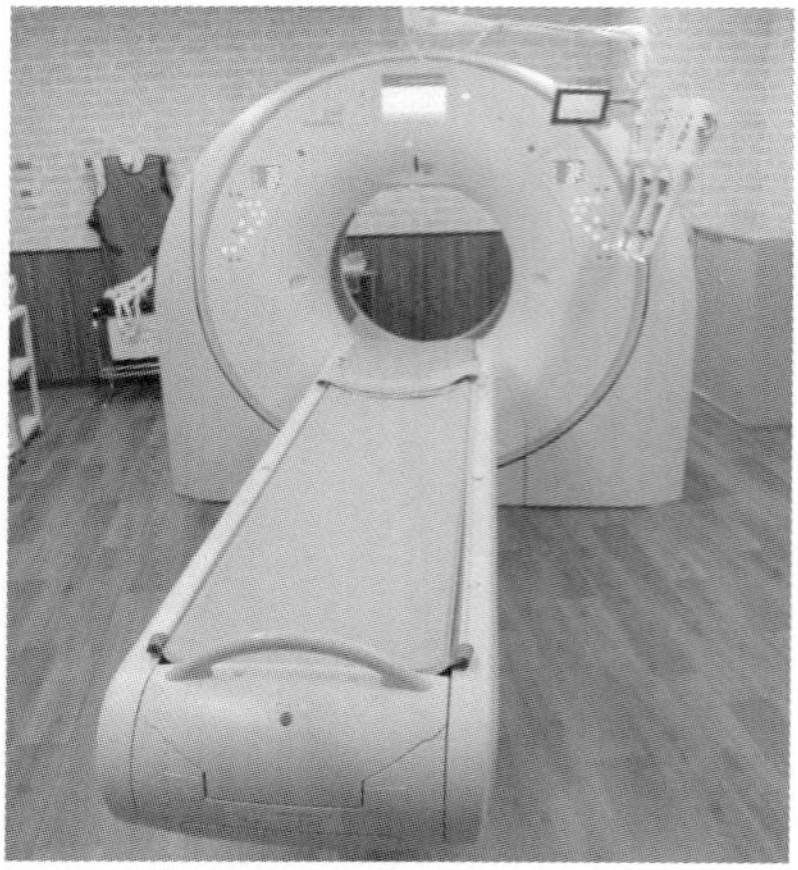

図1　320列マルチスライスCT

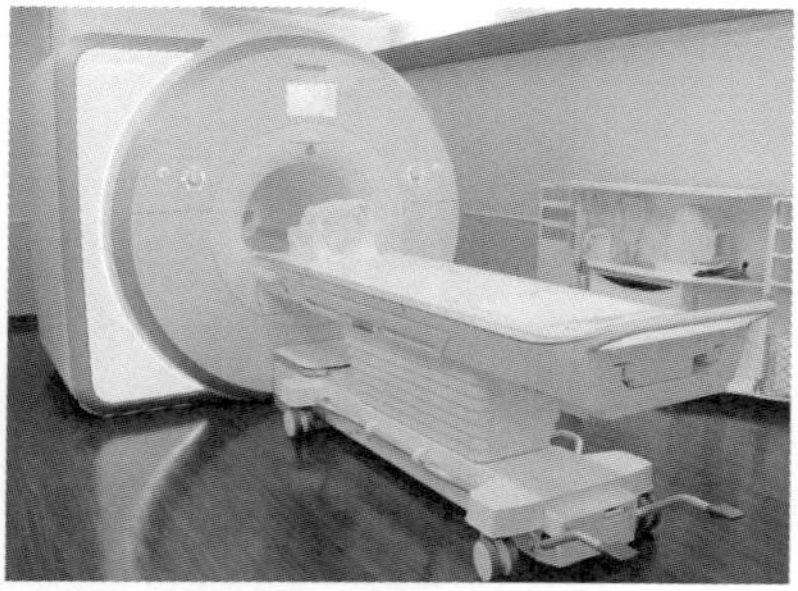

図2　3T（テスラ）MRI

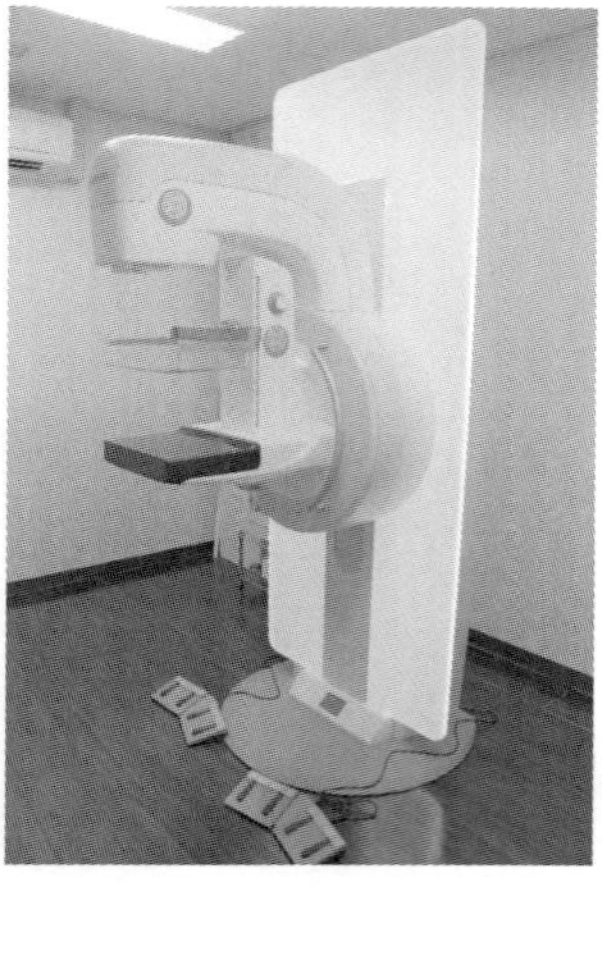

図3
マンモグラフィ

診療を確かに支える臨床検査

臨床検査科 科長 酒井《さかい》 恭子《きょうこ》

チーム医療の重要さ

現代はチーム医療の時代です。チーム医療とは、〝患者さんに対し、いろいろな分野の複数のスタッフが、それぞれの専門性を生かし、連携して治療やケアを行うこと〟です。スタッフは医師や看護師、薬剤師、検査・放射線技師などの医療職からなりますが、チーム医療の担い手は医療専門職だけではありません。事務職員やボランティアなどすべての病院職員が、共に患者さんのために務めるチーム医療の重要な一員です。

当院におけるチーム医療と臨床検査科の役割

当院では、さまざまな職種のスタッフが、それぞれの知識と技術を生かし、患者さんの病状の改善のためにチーム医療を行っています。

チーム医療がより良く行われるには、患者さんの情報を正しく共有する必要があります。そうでないと、スタッフ間のコミュニケーションがうまくいかず、最善の診療が行われないのです。最も重要な情報源の1つは、検査結果といえるでしょう。何故なら、臨床検査の結果は、科学的に検証されており、日本国内だけでなく世界で共有できるものが多く、客観的で共通だからです。

当院におけるチーム医療の取り組み例と、臨床検査科の役割を紹介します。

●ICT (Infection Control Team)

病院の中の感染対策チームです。感染のもとになる微生物には、細菌やウイルスがあります。微生物検査グループでは、細菌の培養を行って、原因となる菌を調べ、主治医に報告します。このとき、どのような抗生物質が有効かもあわせて報告します。最近の医療では、抗生物質が使用される機会が多くなり、耐性菌（抗生物質が効かない菌）が増えて、このことが患者さんの治療を難しくしています。抗生物質が効きにくい菌が増えていないかを調べるのも微生物検査グループの仕事です。ＭＲＳＡ（メチシリン耐性黄色ブドウ球菌）やＶＲＥ（バンコマイシン耐性腸球菌）など、特に注意が必要な耐性菌については、ＩＣＴへ陽性者を報告し、チームが主治医へ治療方針の提案をするとともに、病院全般の感染状況を把握し、感染防止の対策を立てて実行するためのサポートを行います。

●NST (Nutrition Support Team)

入院患者さんの栄養のサポートを行うチームです。血清アルブミンというタンパク質が３・０g／dl以下を栄養状態がよくない患者さんと判断します。入院患者さんの栄養の検査データを管理し、チームに提供します。どの患者さんにサポートが必要かを確認し、医師や管理栄養士、看護師とともに、どのような形での栄養サポートがよいかを相談して実施します。そして、改善点があるかどうか継続的に確認していくため、データを管理し提供するのも臨床検査科の役割です。

まとめ

現代医療の基本形であるチーム医療において、患者さんの診療を相談するための要となる検査データを、臨床検査科は提供しています。患者さんと家族は、病院スタッフ同様、重要な役割を務める、チーム医療を担う一員です。本人や家族の検査結果について、出来るだけご理解いただき、主治医や担当看護師と十分相談し、納得がいく診療を受けていただくことが大切です。

臨床検査の世界は、日進月歩の進化を遂げています。当院臨床検査科のメンバーは、勉強をおこたらず、知識・技術の向上に努力しています。そして、診療現場とつながった検査室として、検査結果を正確に迅速に報告し、患者さんの病状と生活の質の改善に貢献できるよう努めていきます。

臨床検査科／輸血管理室の業務

中央技術部 臨床検査科技師長 野田《のだ》 昌志《まさし》 輸血管理室 奥田《おくだ》 久美子《くみこ》

臨床検査科の特色について

当科は、科長、技師長、係長を含む医師、臨床検査技師、事務員で構成され、検体検査グループ（採血センター・生化学免疫検査室・血液検査室）、微生物検査グループ（微生物検査室・一般検査室）、病理検査グループ、輸血管理室に加え、生理検査室の8部署から成り立っています。

医療の専門化が進む中、臨床検査の分野も同様に各種学会の認定する専門技師制度が広まっています。当科においても超音波検査士、細胞検査士、認定微生物検査技師、認定検査血液技師、糖尿病療法指導士、栄養サポート専門療法士、認定一般検査技師、二級臨床検査士、緊急臨床検査士、精度保証管理検査技師をそれぞれ取得し各分野で活躍しています。

臨床に即した検査をめざすべく、検体検査グループは3交替制を導入し、早出勤務者は機器のメンテナンス・精度管理を実施し、病棟検体および外来採血検体（8時15分採血開始）を回診前・診察前に検査を行い、結果報告しています。生理検査部門についても早朝予約検査として、腹部超音波検査、心臓超音波検査を行い外来診察前に結果を報告しています。臨床検査科・輸血管理室は、24時間365日、臨床検査技師が常勤、緊急検査に対応しています。また、チーム医療として、糖尿病教室、栄養サポートおよび感染制御チームへも検査結果を抽出、情報提供を積極的に行っています。

精度の高い信頼できるデータを提供するため、精度管理業務も重要課題と考え、各部署が日常の内部精度管理に加え、日本医師会、日本臨床検査技師会および大阪府臨床検査技師会などの主催する外部精度管理に積極的に受審し、高い精度・基準の維持に努めるとともに、新しい技術や知識を習得し、充分な臨床支援ができるよう学会や研修会などに積極的に参加しています。今後もスキルアップを図り、信頼できる検査値を提供できるように日々努力していきます。

●輸血管理室が担う輸血関連業務

輸血とは、血液中の赤血球などの細胞成分や凝固因子などの蛋白《たんぱく》成分が量的に減少、または機能的に低下したときに、ほかの薬剤では臨床症状の改善が困難な場合に行うものです。このときに使用する血液製剤は、すべて献血で採取された血液によって作られています。そのため、限られた資源を有効活用するために全国的に適正輸血の推進が求められており、当院でも積極的に取り組んでいます。

輸血管理室では主に、血液型や不規則抗体などの検査を行い、その製剤が患者さんに適合するかを検査しています。それ以外にも製剤の適正な保管管理・輸血による感染症や副作用の把握なども行っています。

血液製剤は人の血液から作られていますので、昔に比べると輸血による感染症は非常にまれになりましたがゼロではありません。輸血による合併症・副作用の有無を確認するために、輸血前後の感染症検査の実施推進も行っています。輸血3か月以降の受診の際、担当医から肝炎ウイルスやHIVウイルスなどの検査説明がありましたら、ご協力をお願いしています。

また、安全な輸血を実施するために、当院では輸血管理システム・患者認証システム・全自動輸血検査装置を2009年から導入し、他施設より早い段階からバーコード管理を行い、輸血製剤間違いや患者間違いの防止に努めてきました。今後も患者さんに安全で有効な輸血を迅速に提供できるよう努めます。

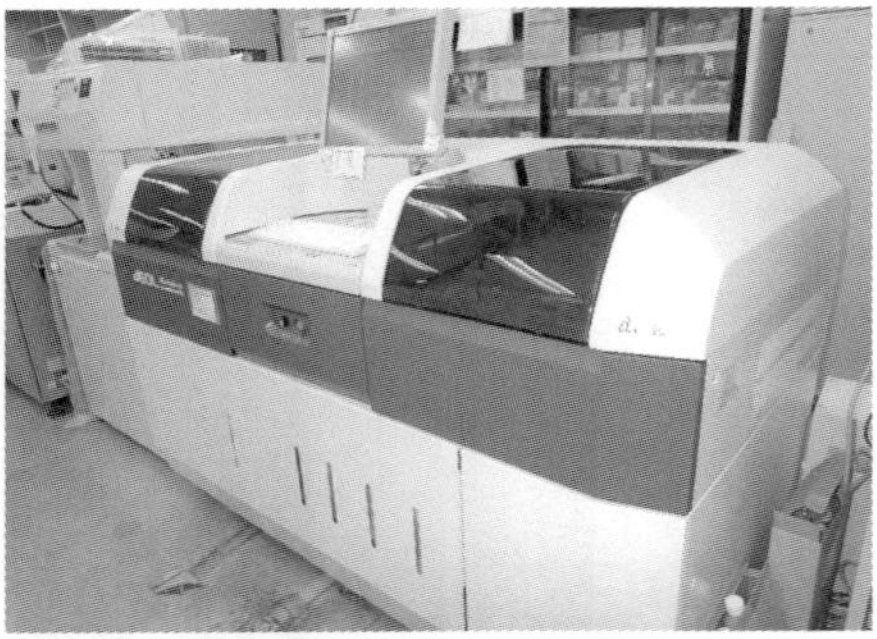

図1　生化学検査は血液や尿に含まれているさまざまな化学物質を分析する検査です。
当院では約60項目を測定しています

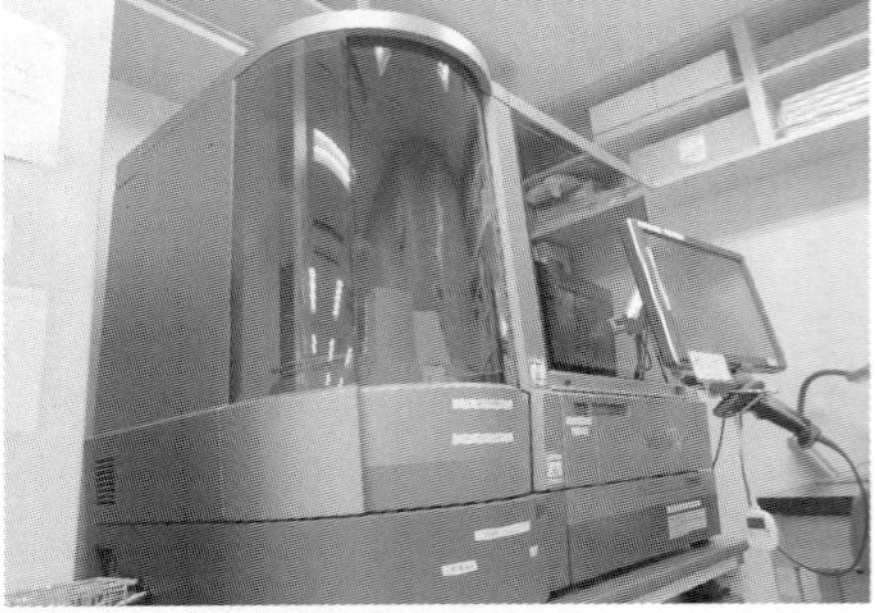

図2　この機械は、輸血に必要な血液型や抗体スクリーニングや交差試験などの検査を行う全自動輸血検査装置です

健康でより良い生活を送るために リハビリテーションでできること

中央技術部 リハビリテーション科技士長 入江《いりえ》 保雄《やすお》

●急性期リハビリテーションについて

当科では新生児から高齢者まで、さまざまな疾病に対する急性期リハビリテーションを実施しています。急性期リハビリテーションとは発症から2週間程度の期間を指します。

目的としては、身体機能の低下を防止することです。寝ている状態が続くと筋肉が衰え、関節が硬くなり骨も弱くなります。また体力や認知機能が低下し、精神状態が不安定になることもあります。これらを可能な限り予防するために関節を動かしたり、座ったり立ったり離床していきます。また、トイレや入浴、着替え、食事など日常生活にもアプローチしていきます。

●自宅でより良い生活を送るために

日々、より良い日常生活を送るために必要なのは健康です。政府は健康日本21という健康施策を打ち出しました。これは、国民一人ひとりの健康を実現するための国民健康づくり運動という考え方です。

その具体的内容は、生活活動(仕事に関連する動作、家事、通学など)と運動(スポーツなど生活以外)を向上させることで、循環器疾患(心筋梗塞《しんきんこうそく》など)やがん、糖尿病のような生活習慣病の発症や、老化に伴う日常生活の質の低下を避けることができ、その予防にも効果が期待されます。

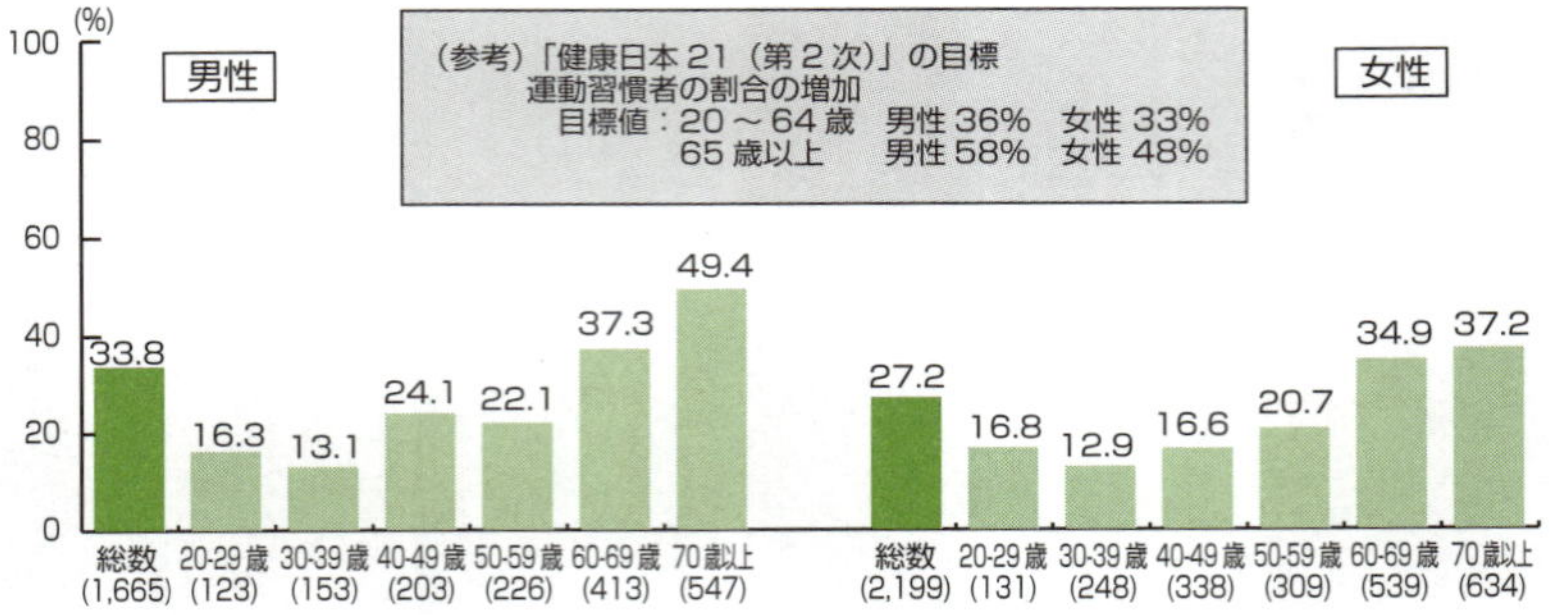

（出典：厚生労働省ホームページをもとに作図）

図1　運動習慣のある者の割合（20 歳以上、性・年齢階級別）

これらにより、健康寿命（健康上の問題がない状態で日常生活を送れる期間）の延伸へとつながり、少しでも長く元気で質の高い生活を送ることが可能となります。

運動習慣における2013年の報告では、男女とも約3割が運動しており、60歳以上で割合が高く、最も低いのは男女ともに30歳代という結果となっています（図1）。

また、日常的に簡易に運動できるのが歩行です。その目標値ですが2022年は20～64歳において、男性は9000歩／日、女性は8500歩／日としています。65歳以上は、男性は7000歩／日、女性は6000歩／日となっています。2013年の報告では、平均で男性は7099歩／日、女性は6249歩／日で、最も多い年代は男性では30歳代、女性は50歳代です。

リハビリ外来では身体活動の維持を目的に、ロコモティブシンドローム（骨や関節、筋肉などの衰えが原因で起きたり、歩いたりと日常生活に障害をきたす状態）の予防に取り組んでいます。

●訪問リハビリテーションについて

当院から退院する患者さんは、全体の70％に当たります。つまり7割は自宅へ帰られています。その中で退院後、入院中にできていたことが自宅へ帰るとできなくなることがあり、実際に自宅で生活ができるよう、当院は訪問リハビリテーションも実施しています。

表　地域在住高齢者の転倒リスク
高齢者の転倒する確率（数値の高い方が転倒の危険性あり）

項目	オッズ比
筋力低下	4.4
転倒歴	3.0
歩行障害	2.9
バランス障害	2.9
補助器具の使用	2.6
視覚障害	2.5
関節炎	2.4
日常生活動作の障害	2.3
うつ病	2.2
認知機能障害	1.8
８０歳以上	1.7

＊青字は身体的要因

Guideline for the prevention of falls in older persons. American Geriatrics Society, British Geriatrics Society, and American Academy of Orthopaedic Surgeons Panel on Falls Prevention. J Am Geriatr Soc 2001; 49:664-72.
（日本転倒予防学会研修資料より）

●アスレチックリハビリテーションについて

日常生活レベル以上の機能を必要とするスポーツ復帰の要望にも応えるべく、理学療法士とアスレチックトレーナーとが共同してアスレチックリハビリテーションも行っています。

●転倒しない体づくりについて

加齢に伴い運動能力が低下し、転んでしまうことがあるかもしれません。転んでしまうと骨折や外傷に至る可能性が生じてきます。それにより以前のような生活ができなくなるばかりでなく、寿命を縮めることにもなり、近年転倒予防の重要性が謳われています。

65歳以上の高齢者の3人に1人が1年間に1回以上転倒し、その内の5〜10%に骨折を伴うとの報告があります。転倒の要因としては、筋力やバランスの低下など加齢変化によるものや、不整脈、パーキンソン症候群や白内障などさまざまな病気によるもの、そして薬による影響などが考えられます(表)。また、段差や履物、電気コードなど環境もあげられます。

個々において身体機能のレベルはさまざまであり、リハビリテーション科では骨粗《こつそ》しょう症《しょう》患者さんに対して骨量に良い効果が考えられる体操指導や転倒評価を行い、転倒に対する予防体操の指導もしています(図2)。

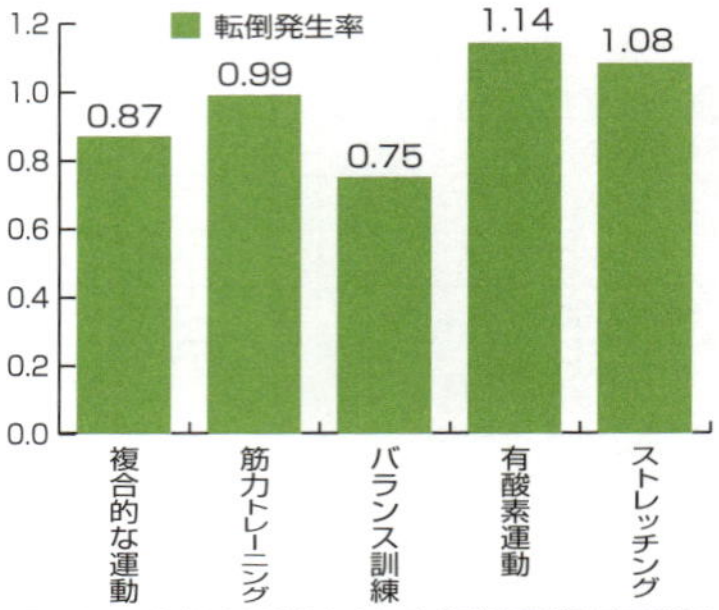

Province ら（1995）をもとに身体教育医学研究所作図
（日本転倒予防学会研修資料より）

図2　転倒予防のバランス訓練効果

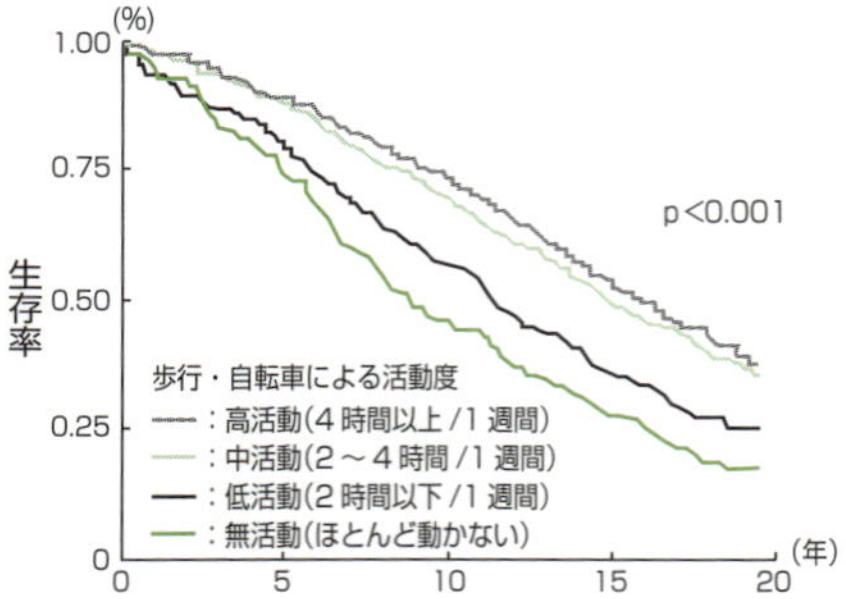

(Garcia-Aymerich J et al. 2006)

図3　日常生活活動と生命予後との関連

●呼吸・心臓リハビリテーションで息切れの少ない生活を

日頃の運動習慣がなくなると動悸《どうき》や息切れなどの症状が現れます。このような症状を避けるがあまり、臥床《がしょう》＊したり、じっと座っていたりすると、さらに体力や筋力が低下します。そうすると息切れがひどくなり、どんどんと日常生活に支障をきたす悪循環に陥ってきます（図3）。

呼吸や心臓リハビリテーションを行うことにより呼吸困難感の軽減や持久力、日常生活動作の向上などさまざまな効果が報告されています。当科では呼吸・心臓リハビリテーションを入院、外来ともに積極的に実施しています。

＊臥床／床について寝ること

病院を支える栄養科

中央技術部 栄養科科長 山中《やまなか》 美緒《みお》

●すべての人に寄り添える栄養科であるために

すべての人にとって、食事は楽しみであり生きる喜びでもあります。病気やけが、アレルギー、高齢化などでいつもの食事が食べられなくなったとき、本人はもとより、家族や介護される方すべてが思い悩まれることと思います。当院栄養科は管理栄養士が18人在籍し、入院・外来・健診・在宅というすべての分野で栄養指導・相談を行っています。

入院される患者さんは、年齢・性別・症状などさまざまです。一人ひとりの病態に合わせた食事を提供するため、200種類以上もの食種がありま す。2011年より各病棟に管理栄養士1人を配置し、ベッドサイドで食事の調整や栄養相談を行い、入院から退院まで治療をサポートしていま す。外来では普段の食生活を聞き取り、食事療法の目的や取り組み方を説明して生活に取り入れやすい方法を一緒に考えながら、病気の悪化防止や改善をめざしています。

健康管理センターでは健康診断で「要観察」と判定された方に、健康寿命の延伸に向けて半年間、電話やメールで支援を行っています。さらに2016年より、通院が困難な方を対象に本人や家族の思いを大切にしながら、自宅で食事・栄養面から生活をサポートできるよう、訪問栄養食事指導を開始しました。

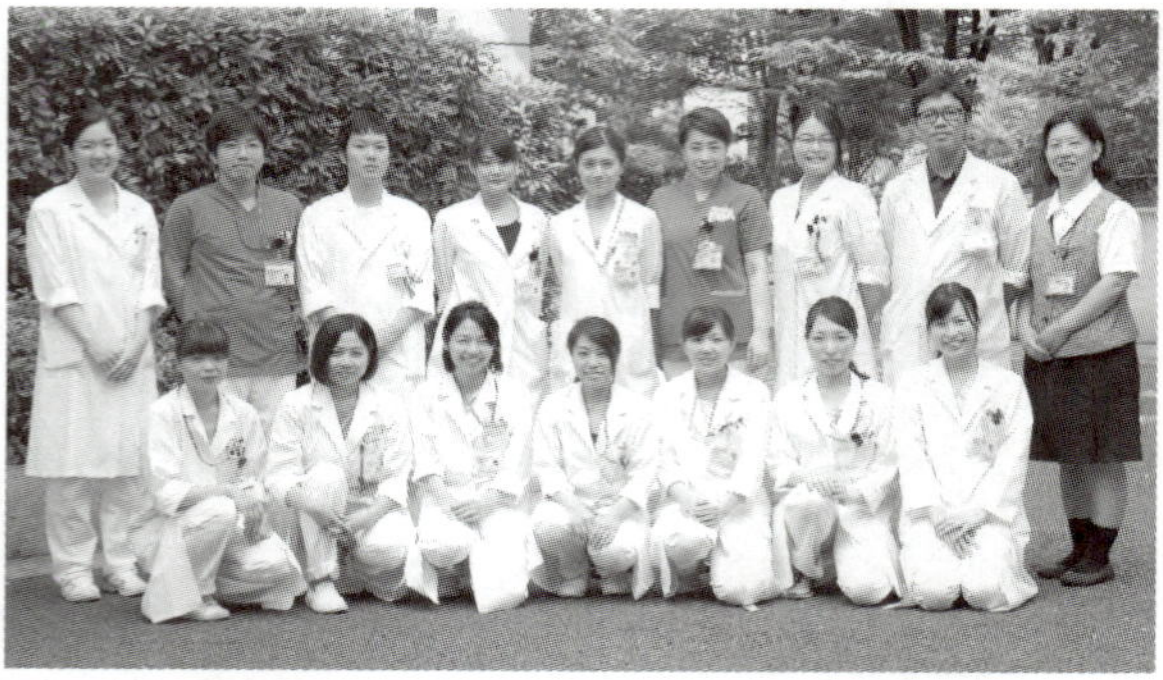

図1　管理栄養士

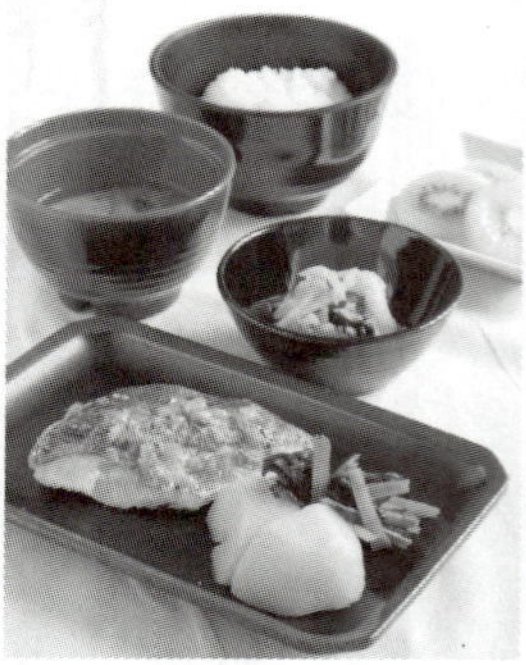

図2　入院食

急性期～在宅まで。めざすは切れ目ない栄養サポート

病気やけがで治療が必要となったとき、すべての治療の基盤となるのが「栄養管理」です。栄養状態が悪いと、重症化しやすく治癒が遅れることもあります。前項の通り、当院では各病棟に担当の管理栄養士が配置され、全入院患者さんに対し栄養評価を行います。栄養状態が悪い、または今後悪くなることが予測される患者さんについては、栄養サポートチーム（NST）に応援を要請します。当院の場合NSTは、医師と歯科医師、看護師、薬剤師、理学療法士、作業療法士、言語聴覚士、臨床検査技師、歯科衛生士、管理栄養士からなるチームで、週に2回カンファレンス・回診を行っています。多職種がそれぞれの専門的視点から栄養状態を維持・改善する意見を出し合い、主治医や担当看護師に提案を行います。

NSTによる栄養サポートの一例を挙げます。最近よく聞く「誤《ご》嚥《えん》性《せい》肺《はい》炎《えん》」は、免疫力が落ちている状態で食べ物や唾液が誤って気管に入った場合に発症します。NSTでは、再び食事ができるように、患者さんが望む場所で生活できるように、栄養状態や嚥下《えんげ》機能を評価し、その方に合った食事形態への調整や口腔《こうくう》ケア、リハビリテーションを提案します。食事（経口摂取）だけでは栄養が不充分な場合は、一時的に輸液で補うこともあります。残念ながら摂食嚥下機能の低下で経口摂取の再開が叶わない場合は、本人や家族の意向も踏まえ、経口摂取以外で栄養を確保する方法を相談します。

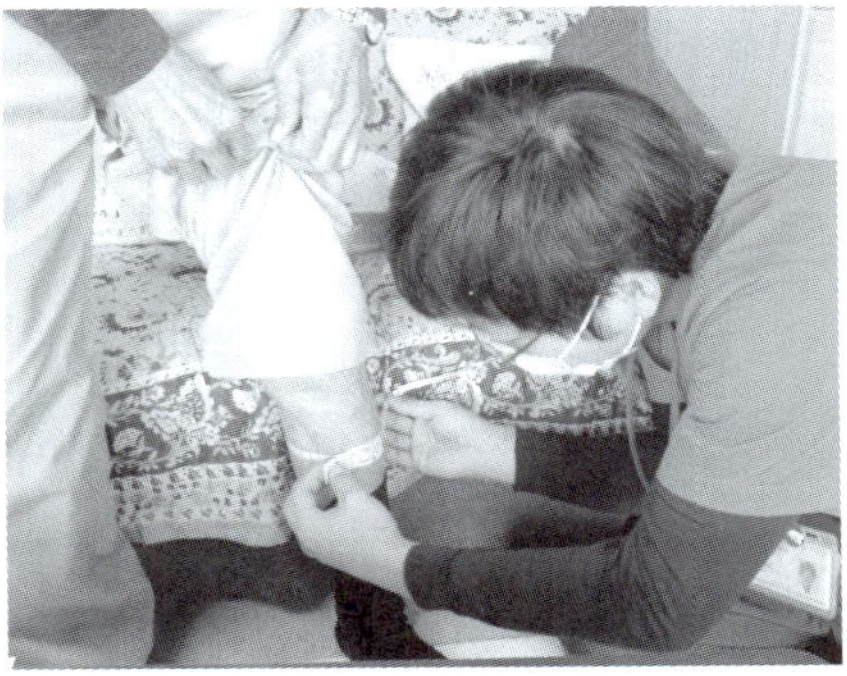

図3　筋力量を調べています

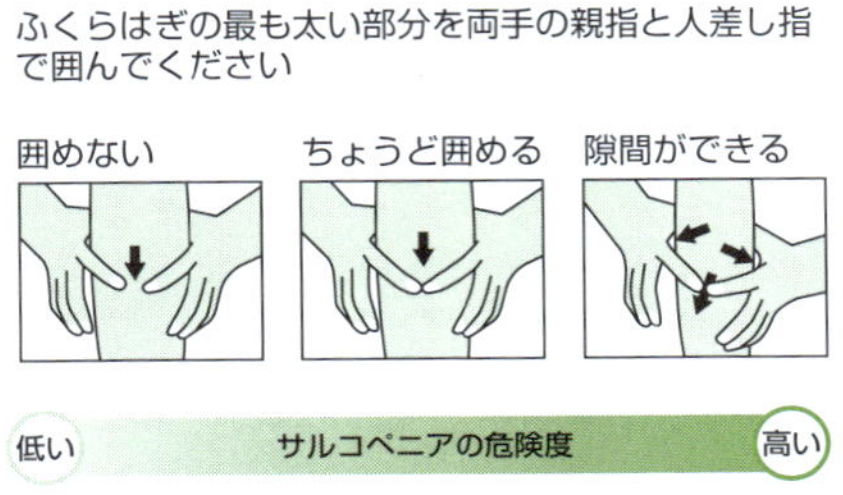

（出典：東京大学 高齢社会総合研究機構 飯島勝矢教授）

図4　指輪っかテスト

近年問題になっているのがサルコペニア（筋減弱症）です。特に入院中に病気やけがで身体がダメージを受けているときに、必要以上に安静・絶食することで、骨格筋量が減少し、歩いたり食べたりすることが難しくなった状態を医原性サルコペニアといい、これを食い止めることもＮＳＴの課題です。

病院の機能分化が進み、当院のような急性期病院の入院期間が短くなったことで栄養状態が改善しきらないまま退院となる症例や、高齢化に伴う摂食嚥下障害患者の増加により誤嚥性肺炎で繰り返し入院となる症例を数多く経験し、急性期病院の管理栄養士として地域における栄養サポートの必要性を感じてきました。全国的に急性期病院の管理栄養士による訪問栄養食事指導の実施率は０・９％に留まっており、手探りでのスタートとなりましたが、ＮＳＴで介入した患者さんに対し在宅介入のスクリーニング（ふるい分け）を行うことで、退院後も切れ目のない栄養管理・指導が行えるようになりました。また入院を機に嚥下調整食が必要となった方も、在宅でより実践的な調理指導が可能となり喜ばれています。地域の診療所やクリニックの先生方からの依頼も受けており、ケアマネージャーを始めとする地域の介護・医療従事者を介して、依頼件数は増加しています。在宅療養されている方の中にも増えているのがサルコペニアです。親指と人差し指の輪っかを自身のふくらはぎの一番太い部分に当ててみましょう（図３、４）。隙間がある方は要注意、骨格筋量の減少が疑われます。若いうちから、若くなくても、「貯金」だけでなく「貯筋」に努めましょう。

医療機器の管理と操作で安全な環境づくりをめざす

中央技術部 臨床工学科技士長 木村《きむら》 雄一《ゆういち》

臨床工学技士の主な業務は、医師の指示のもとで行う、生命維持管理装置の操作および保守点検です。医療機器が急速な進歩を遂げている今日、安定した供給と安全な環境づくりをめざし、業務に取り組んでいます。

生命維持管理装置とは、生命を維持する機能が低下あるいは停止した場合、その機能の代わりを行う装置のことで、主に呼吸・循環・代謝の機能を補助するものがあります。人工呼吸器や補助循環装置、人工透析装置がこれにあたります。また、血圧を維持するための薬剤を使用するポンプも重要な装置になります。

●臨床工学技士の業務

呼吸器業務では、人工呼吸器の保守管理業務を行っています。呼吸機能が低下した患者さんへの導入サポートや、使用中の人工呼吸器が適正使用されているか毎日ラウンド（回診）を行っています。週に一度、呼吸器内科医師・看護師・リハビリ技士・臨床工学技士からなる呼吸サポートチームで人工呼吸器のカンファレンスを行い、医療の質の向上に努めています。そのほか、睡眠時無呼吸症候群の検査や在宅用人工呼吸器の管理にも力を入れています。

循環器業務では、狭心症《きょうしんしょう》・心筋梗塞《しんきんこうそく》の診断や治療のため、心臓カテーテルで使用される血管内エコー器であるＩＶＵＳ・ＯＣＴといった医療機器の操作を行っています。そのほか、ペースメーカー業務では、植え込みの立

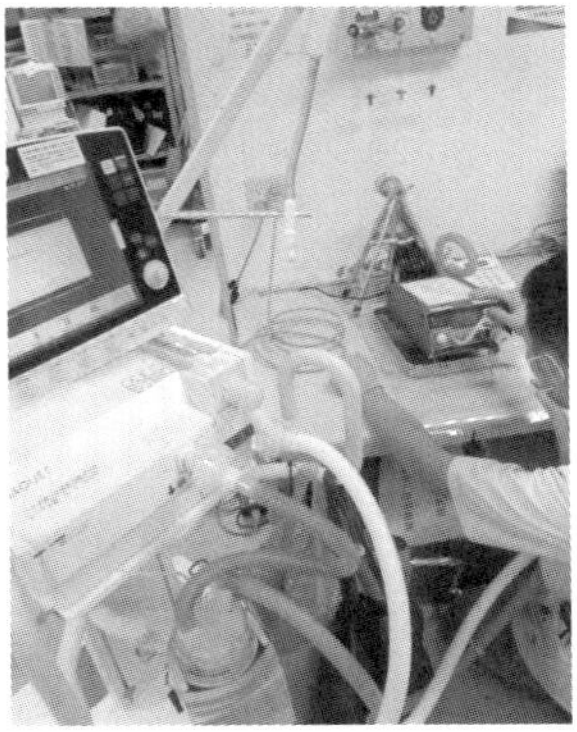
図1
呼吸器業務

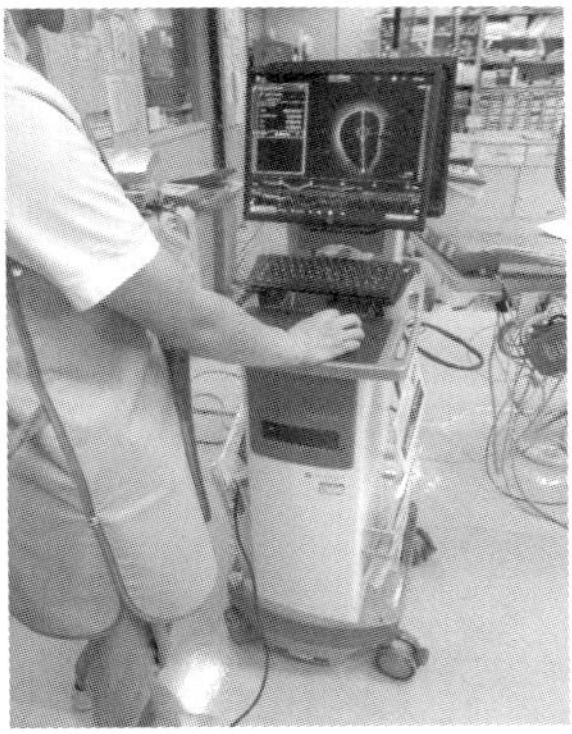
図2
循環器業務

ち会いや外来でのペースメーカーチェック、手術や検査での設定確認を行い、医師と相談しながら、患者さんにとって適切な設定を行うように心掛けています。

代謝業務では、腎機能が低下した患者さんに行う血液透析を中心に、医師・看護師との連携のもと、安心安全の医療を提供できるよう努めています。そのほか、肝機能低下・敗血症性ショック・潰瘍性大腸炎《かいようせいだいちょうえん》・難治性腹水などに対する特殊血液浄化にも対応しています。

手術室業務では、手術開始前における麻酔器やモニター類の立ち上げおよび始業点検、手術中の脳ナビゲーションやロボット手術機器のセッティング、出血した血液を回収する自己血回収装置の操作を行っています。

保守管理業務では、院内で使用されている多岐にわたるＭＥ機器を常に安全に使用できるよう、保守・点検・修理・操作を日々行っています。そのほか、すべての医療機器に関するトラブルに対応しています。また、医療機器を安全に使用するには、院内スタッフに対しての教育が必要で、新規購入機器の説明会、人工呼吸器や除細動器などさまざまな機器の勉強会を年２００件程度開催しています。

当院臨床工学技士は、各種業務の認定資格の取得、メンテナンス講習会を受講することで、質の高い医療提供と安全な環境づくりに努めています。

安心・安全な薬物療法を提供します！

薬剤部 部長 中林《なかばやし》 真紀《まき》

薬剤師の病棟常駐――調剤から病棟業務へ

当院薬剤部には、薬剤科と治験科があり、調剤業務、麻薬管理、薬剤管理指導、病棟薬剤業務、院内製剤、無菌調製（高カロリー輸液、抗がん剤など）、医薬品の情報収集・提供、在庫管理、治験薬管理など多くの業務に携わっています（図1、2）。

調剤とは、医師が発行した処方箋に基づいて薬を交付することですが、単に薬を取り揃えているだけではありません。処方箋に記載された薬の投与量が患者さんの年齢、体重からみて適正であるか、飲み方は間違っていないか、飲み合わせの悪い薬が含まれていないかなどをチェックしています。また腎機能、肝機能などの検査データからも適正であるか確認し、少しでも疑わしいところがあれば必ず医師に確認してから交付しています。こうした薬剤師のチェックにより、より安心で安全な薬物療法を行うことができます。

以前、薬剤師の活動の場はほとんどが調剤室でしたが、最近は薬剤師が病棟に出向くことが多くなりました。現在では各病棟に薬剤師が常駐しており、入院されるすべての患者さんに対し、普段飲まれている薬の内容やアレルギーの有無などを確認し、入院中に使用する薬について患者さんに説明しています。患者さんとベッドサイドでお話しすることで、正しく薬が飲めているか、副作用が出現していないかなどを把握することができます。また患者さんの病態・検査データから、適切な薬物療法を医師に提案しています。

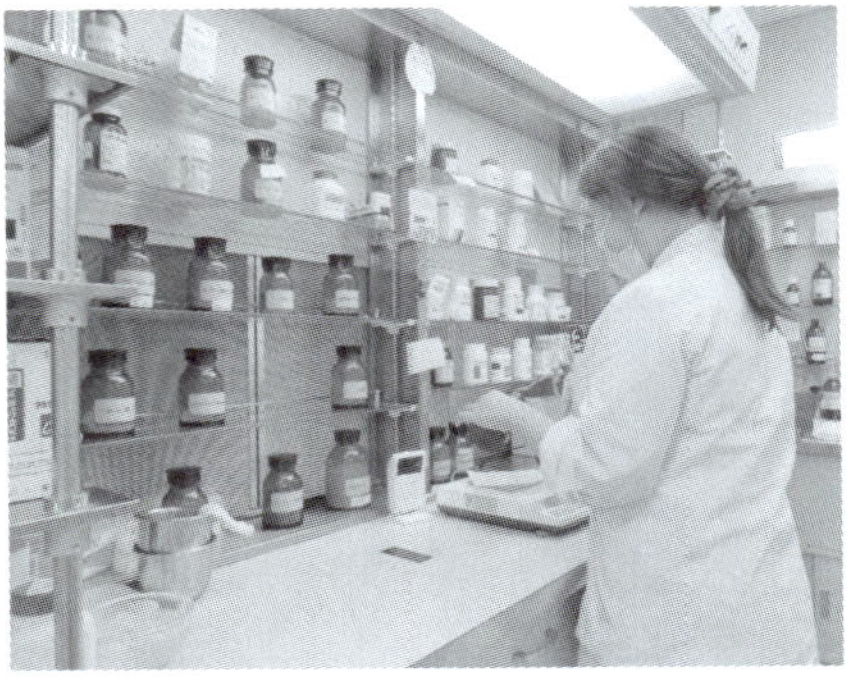

図1　調剤業務（散薬秤量）

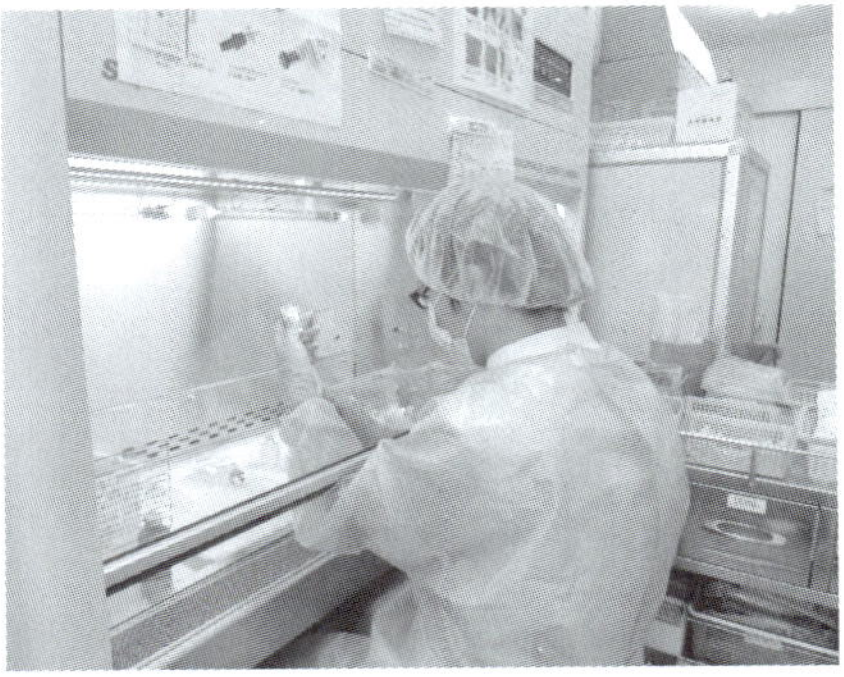

図2　抗がん剤無菌調製

薬剤師が病棟に常駐することで、患者さんだけでなく、医師、看護師など、ほかのスタッフへのサポートを行うことができます。入院中、薬のことで困ったこと、不安なことがありましたら、気軽に薬剤師にお声かけください。

●チーム医療で発揮する薬剤師の専門性

病院には、多種多様な医療スタッフが集まっています。一人ひとりの患者さんに対して、関係するスタッフが連携し、それぞれの専門性を生かして治療やケアにあたることをチーム医療といいます。薬剤師もたくさんのチーム医療にかかわっています。

病院内で起こるさまざまな感染症から、患者さんや職員などの安全を守るために感染対策チーム（ICT）があります。必要以上に抗菌剤が使用されていないか、適正な抗菌剤が選択されているかなど、薬剤師の専門的知識が発揮されます。

また、患者さんの栄養状態を多職種のスタッフで管理する栄養サポートチーム（NST）では、患者さんの栄養状態を評価し、適正な輸液管理を行うために、薬剤師は医師へ処方提案をしています。

そのほかにも、病気に伴う心と体の痛みを和らげる緩和ケアチーム、褥瘡《じょくそう》の発生予防、重症化の防止、早期治療に取り組む褥瘡対策チーム、認知症患者さんへの対応をサポートしたり、せん妄《もう》発症の予防や重症化を防いだりする認知症サポートチーム、がん患者さんの病態に応じた、より適切ながん

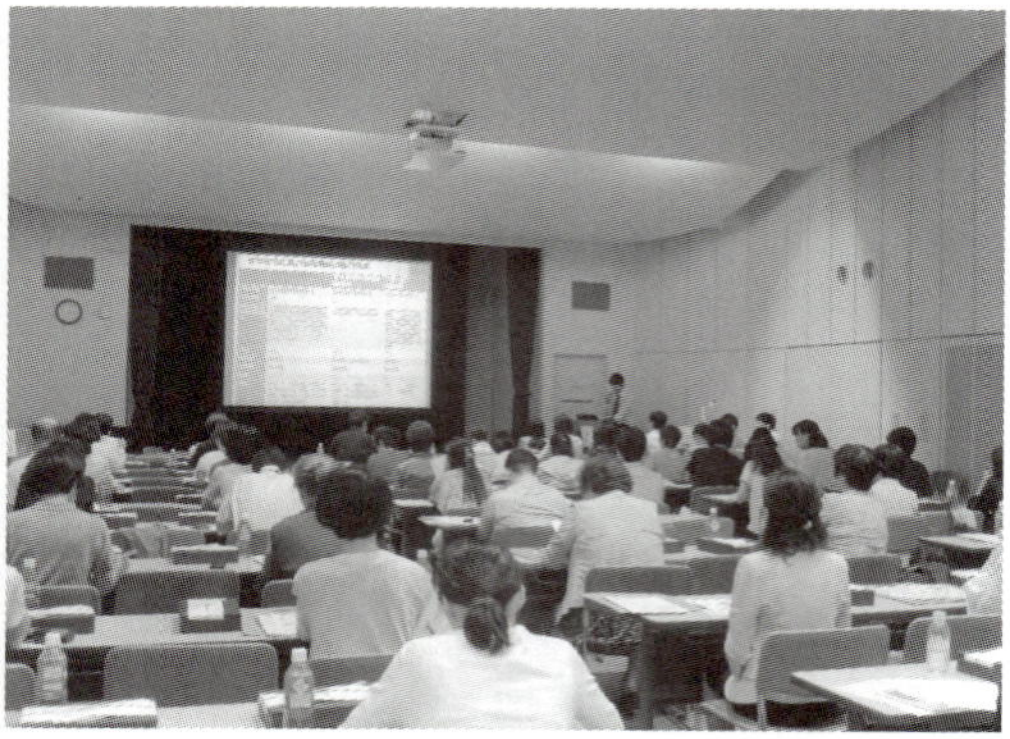

図3　地域連携薬剤師研修会の様子

医療の提供ができるように、多職種のスタッフが集まり、がん患者さんの診断や治療方針を検討するキャンサーボードにも薬剤師が参加しています。
このように、薬剤師は多くのチーム医療に参加し、患者さんにとって最良の医療を提供できるように努めています。

●保険薬局との研修会——10年を迎えて

薬剤部では、2008年より吹田市薬剤師会と共催で、地域連携薬剤師研修会を開催しています（図3）。吹田市、東淀川区、摂津市を中心とした保険薬局の薬剤師の方々と年に1～2回の交流の場を設けてきました。研修会では、保険薬局、当院からそれぞれ演題を出し合い、特別講演には当院医師による最新の治療など、さまざまなテーマで実施しています。

当院が院外処方箋を発行するようになってから、ほとんどの患者さんが保険薬局で薬をもらうようになり、保険薬局と病院との連携は不可欠となりました。最近では、患者さんが「かかりつけ薬局」「かかりつけ薬剤師」を持つようになり、ますます保険薬局・病院間での情報共有・提供が必要となってきました。

地域連携薬剤師研修会を開催して10年を迎えました。今後は退院支援、在宅治療における連携も必要になると思います。顔の見える関係を築くためにも、研修会を継続していくことが大切であり、さらに保険薬局とともに新たな取り組みに臨んでいきたいと考えています。

看護部の活動や取り組み

看護部 専門副看護部長 間宮《まみや》 直子《なおこ》

●看護部の概要

病院理念の「やすらぎの医療」とともに、看護部の掲げるビジョンは、「看護の質の向上」「チーム医療推進」「地域との連携」です。看護師は療養上のお世話や診療の補助だけでなく、質の高い生活を送るための支援を行い、チーム医療の要となって活動しています。

当院の病棟は12部署あり、外来、救急センター、入退院・在宅支援調整室なども含めて、それぞれの部署を管理・統括する師長は22人です。副看護部長やリスクマネージャーなどを含めると看護管理者は29人です（図1）。また、外来、病棟、手術室、透析センターなどで活躍する看護師たちは現在600人ほど在籍しており、病院では一番の大所帯です。

●当院看護部の特徴

この大所帯を統括して管理するのが、副院長でもある看護部長です。いつも看護師に向かって「親切・思いやり・笑顔を大切にして、患者・家族・地域の人々に質の高い看護ケアを提供しよう」と発信しています。私は組織横断的に動いてケアの提供をする看護師の1人ですが、どこの病棟に行っても、やさしく笑顔の素敵な看護師が多く、熱意ある看護部長のスローガンが隅々に届いていることが分かります。そして、師長たちの前向きな姿勢と明るさが、はつらつと働く看護師たちのお手本になっています。

表1　教育体制

必須研修	・看護技術 ・感染管理 ・医療安全 ・災害・救急看護 ・倫理 ・リーダーシップ ・臨床指導
選択研修	・褥瘡 ・がん ・認知症
役割研修	・管理者向け ・教育担当向け ・看護助手向け

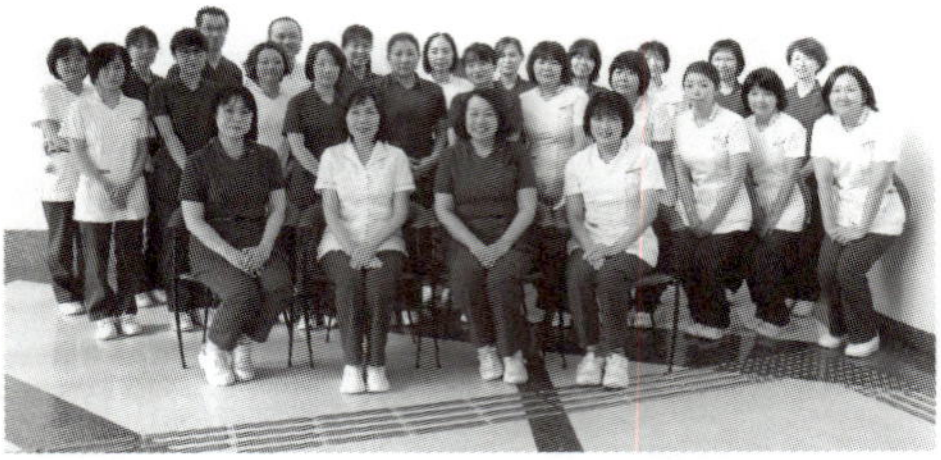

図1　師長会メンバー

●看護キャリアの教育体制（表1）

こうした看護師を支えている1つに院内研修を中心とした教育体制があります。確かな知識、豊かな感性、高い倫理観をもって、専門職として看護に取り組めるようさまざまなプログラムを展開しています。また、新人はもちろん経験者にいたるまで、幅広く学ぶ機会があり、それぞれが成長できるような体制を整えています。

●多職種で構成されたチームによる医療

「病院」は病に苦しむ人々に最も適した治療を提供し、社会復帰への手助けをしています。超高齢社会の中で、患者さんや家族が抱える問題や不安を乗り越えるための支援をするのも病院の役割です。

これらの支援をより強固にするために、多職種で構成された「チーム医療」があります。当院もあらゆる職種でチームを組み、その専門分野の知識、技術を結集してお互いが連携することで、質の高い医療サービスを提供しています。

●チーム医療における看護師の役割

看護師は患者さんに24時間接している専門職であることから、患者さんや家族にとって、悩みなどを打ち明けやすい最も身近な存在だといえま

表2　当院の認定看護師、専門看護師

認定看護師 合計 15 人在籍	皮膚・排泄ケア	2人
	救急看護	2人
	感染管理	2人
	新生児集中ケア	1人
	乳がん看護	1人
	緩和ケア	1人
	がん化学療法看護	2人
	認知症看護	1人
	慢性呼吸器疾患看護	1人
	糖尿病看護	1人
	手術看護	1人
専門看護師 合計 1 人在籍	急性・重症患者看護	1人

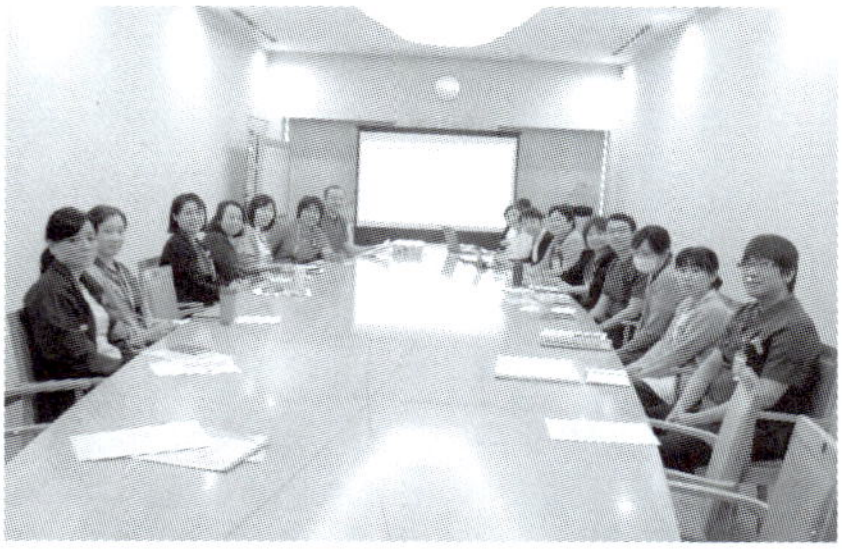

図2　CN・CNS会議（認定・専門看護師会議）
月1回開催し、情報交換しています

す。また、病状の変化だけでなく、その社会的背景や苦痛、あらゆる問題点を察知して、必要な専門職へ「つなぎ」、専門職同士の「かけはし」となり、迅速で適切な対応ができるような調整役も担っています。すなわち、患者さん自身が「その人らしく」生活できるための環境を整えること、これは看護師が最も力を発揮するべき役割であるといえます。

●スペシャリストナースの活動

当院では、専門分野に特化した研修を修了した「認定看護師」「専門看護師」が16人在籍しており（図2）、熟練した技術や知識を用い、役割意識をもって仕事をしています。例えば、感染管理認定看護師は、院内での感染リスクを最小限にするための環境整備だけでなく、患者さんや家族が安心して治療に専念できる療養環境を提供するなどの活動をしています。がん化学療法看護認定看護師は、副作用のマネジメントを行い、患者さんが安全・安楽に治療を受けられるように援助する活動をしています。救急看護認定看護師は、質の高い救急処置の参加だけでなく、自然・人的災害の対応など、活動は多岐にわたります。「表2」のように、12の領域でそれぞれが専門性を発揮しながら、組織の中で活動しています。

このスペシャリストナースたちは専門領域が違っても、効果的な情報共有や意見交換を行い、協力し合える体制を整えています。看護師同士でお互いの活動報告や各領域のトピックスを話し合う時間を定期的に設け、常

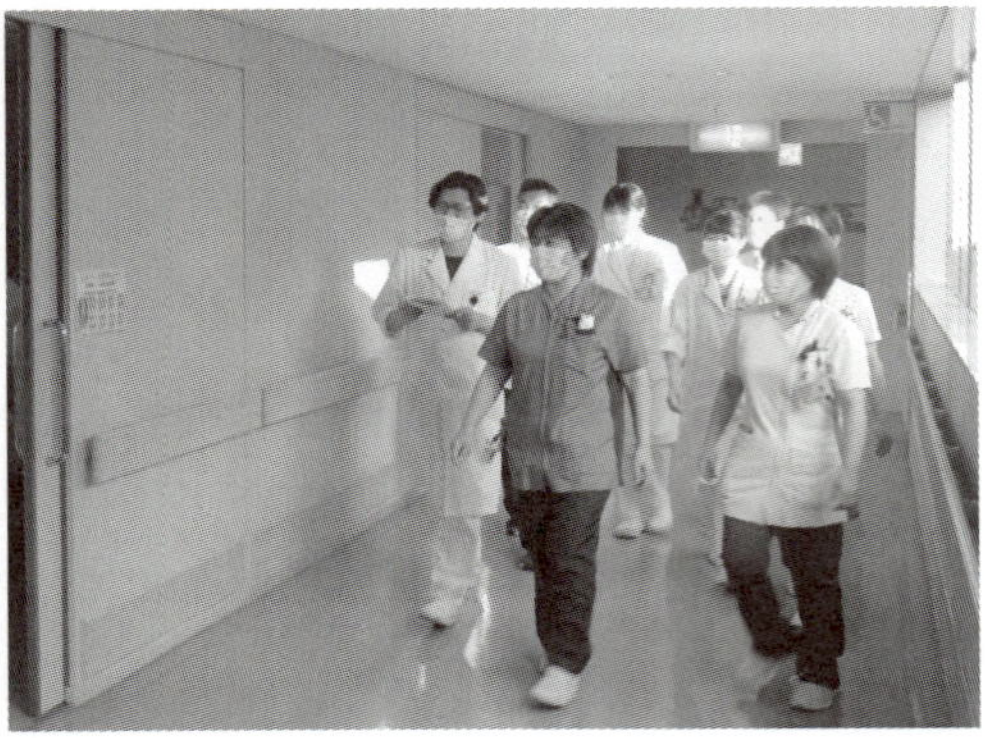

図3　褥瘡対策チームの回診
（多職種チーム：医師、看護師、薬剤師、理学療法士、管理栄養士、医事課課員）

に良好な関係性をつくることで、当院の「チーム医療」推進に大きく貢献しています。

●チーム医療の実際

たくさんあるチーム医療の現場では、患者さんにとって最も良い治療やケアについて多職種で意見を出し合っています。どのチームにおいても看護師が欠けては、チーム医療は成り立ちません。こうしたチームの活躍をほんの一部ですが紹介します。

【褥瘡対策チーム】

褥瘡《じょくそう》（床ずれ）の発生・重症化を予防することを目的として、皮膚科医、薬剤師、管理栄養士、理学療法士、看護師などの多職種で活動しています。褥瘡の早期発見や予防対策などについて、院内をラウンド（回診）して対応したり、創傷や皮膚のトラブルについての院内研修なども実施します。皮膚・排泄ケア認定看護師は、褥瘡や失禁などに関する専門的ケアを提供する役割があり、このチームで大いに力を発揮しています（図3）。

【緩和ケアチーム】

がんに関する身体や精神症状から療養場所を含めた過ごし方まで、幅広くチームメンバーで対応します。また、院内のリンクナース（病棟の担当看護師）が患者さんの身体的・精神的苦痛を理解し、緩和ケアチームにつないだりもしています。リンクナースと、このチームの要である緩和ケア認定

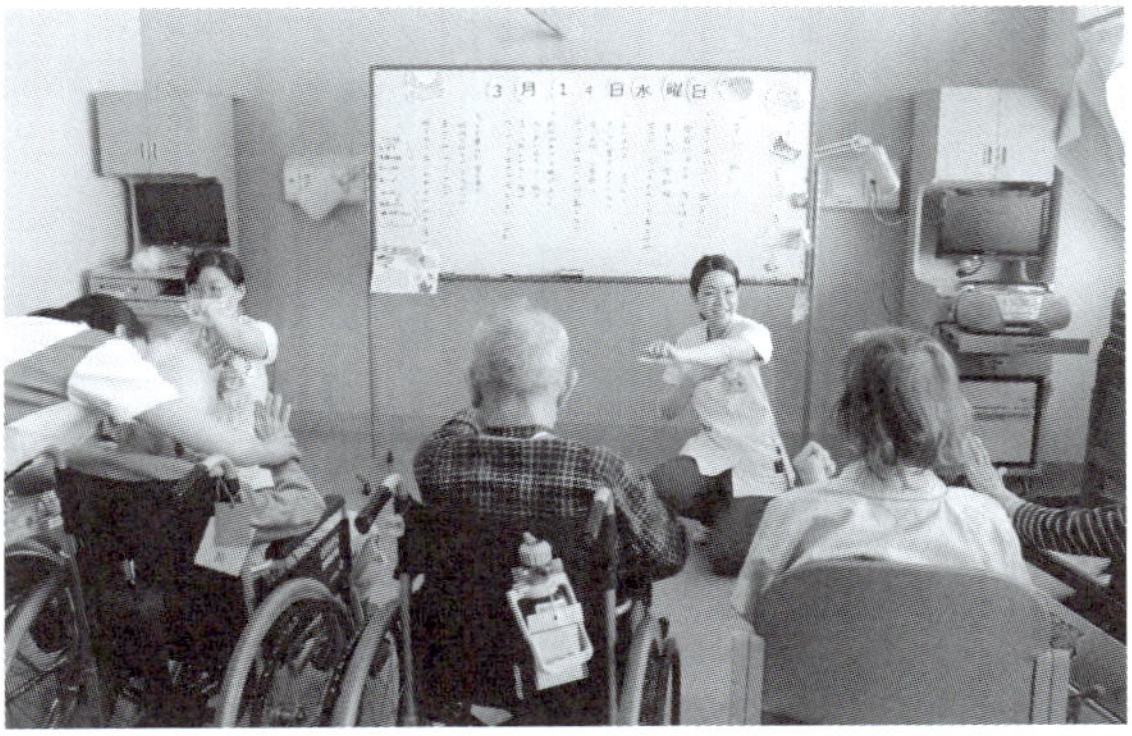
図4　院内デイケア

看護師との連携や協働が、患者さんやその家族の安心につながっています。

【認知症サポートチーム】

認知機能障害による症状によって生活上で支障をきたしている部分に気づき、個々の症状に応じた対応方法の検討を多職種チームで行っています。このチームの要である認知症看護認定看護師は、円滑に治療が受けられるよう調整を行い、個々の相談にも対応します。看護師、介護福祉士やソーシャルワーカーなどとともに、高齢者の心身機能の維持向上のための院内デイケアも開催しています(図4)。

【糖尿病スタッフミーティング】

糖尿病に関連する多職種でチームを編成しています。糖尿病は特に日常生活での療養が欠かせません。患者さんや家族に向けて糖尿病教室を開催したり、暮らしの中で習慣として療養が続けられるように「教育入院」していただくことで重症化を予防します。その中でも糖尿病看護認定看護師は、糖尿病が引き起こすさまざまな合併症について情報を提供し、早期発見に努めています。特に「足」に関しては、小さな傷でも化膿しやすく、深刻な病状につながることもあるため、スキンケアや爪などのフットケアについて、実践しながらアドバイスしています。

●技術を提供する看護サービス・看護外来

多職種でのチーム医療に加えて、看護師主体で行っている患者さん向け

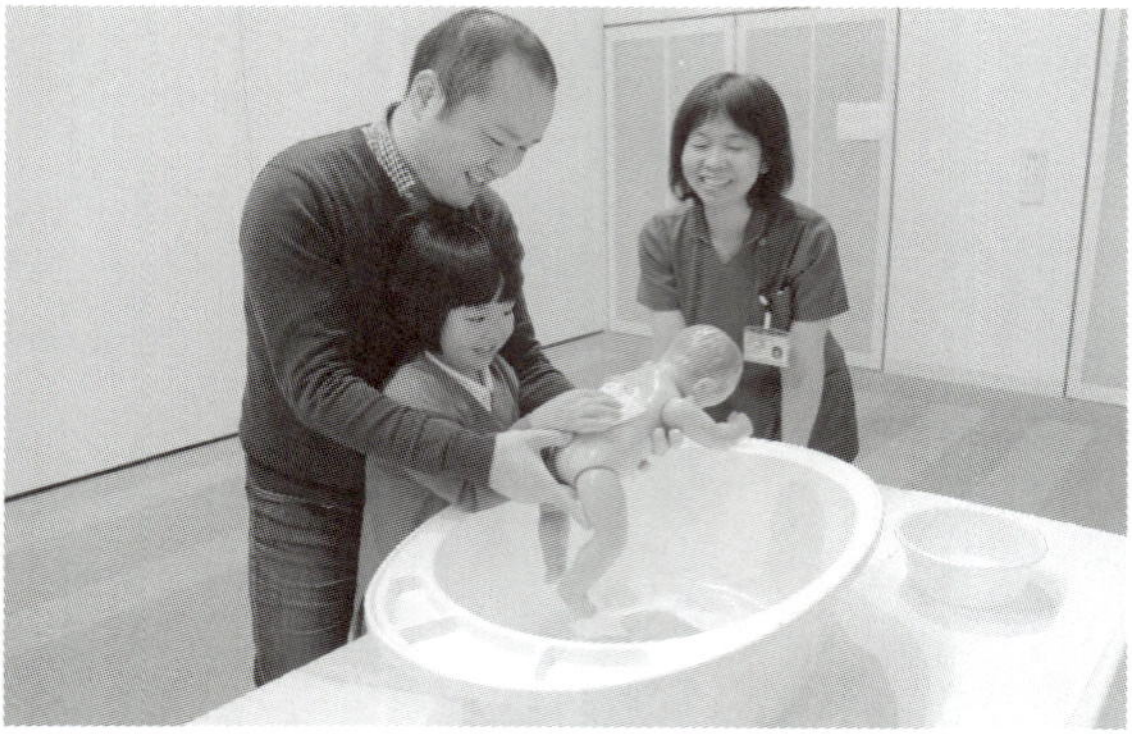

図5　パパ・ママクラス

の技術提供サービスもたくさんあります。

例えば、「パパ・ママクラス」は、妊婦さんとその家族が出産や育児に参加していただけるように、助産師が育児に関して指導する教室です（図５）。リンパセラピストが行っている「リンパ浮腫《ふしゅ》外来」は、リンパ浮腫に悩む患者さんの苦痛が少しでも軽減できるように、その対策の説明やリンパマッサージなどを施術しています。「ストーマ外来」は、人工肛門や人工膀胱をもった方が不安なく生活を送るために、皮膚・排泄ケア認定看護師を中心とした看護師たちがスキンケアなどの生活指導をしている外来です。

また、弾性ストッキングコンダクターの資格をもつ看護師は、静脈が滞《とどこお》りむくみが出現する静脈機能不全症の患者さんたちに治療用ストッキングの装着について指導しています。乳がん看護認定看護師は、不安や悩みを抱えている患者さんへ専門的な立場から適切なサポートを行っています。最近では「訪問フットケア」も行っています。これは、フットケアチームに所属する看護師が高齢者施設などに出向いて足や爪のケアなどを行う看護サービスです（図６）。

●病院から地域に向けて

超高齢社会への突入によって医療ニーズが膨らみ、病院を中心とした医療提供体制では患者さんを十分に受け止めきれないと予測されています。そこで国が出した答えは「在宅」への医療・介護の推進です。「病院から在宅

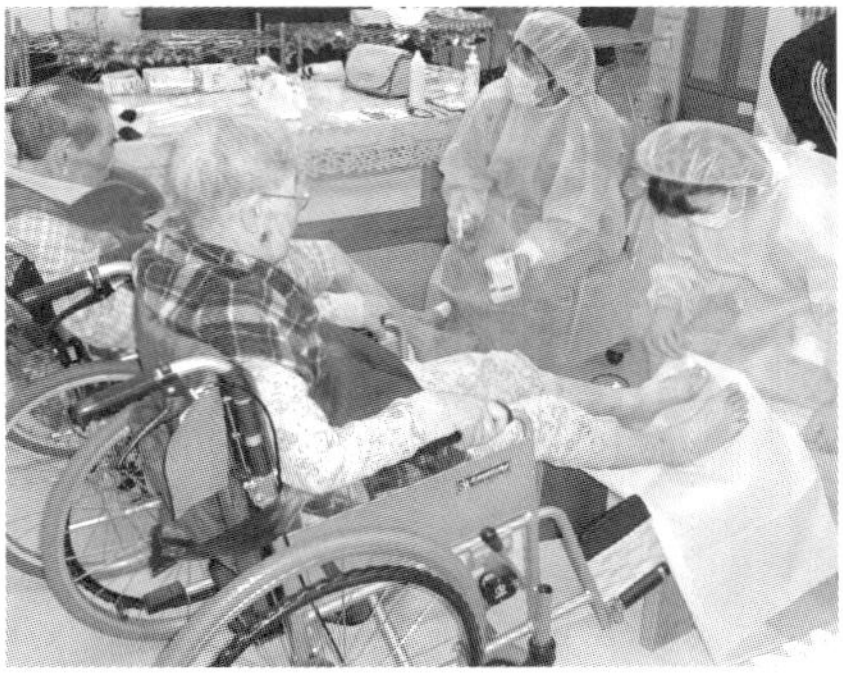

図6　高齢者施設への訪問フットケア

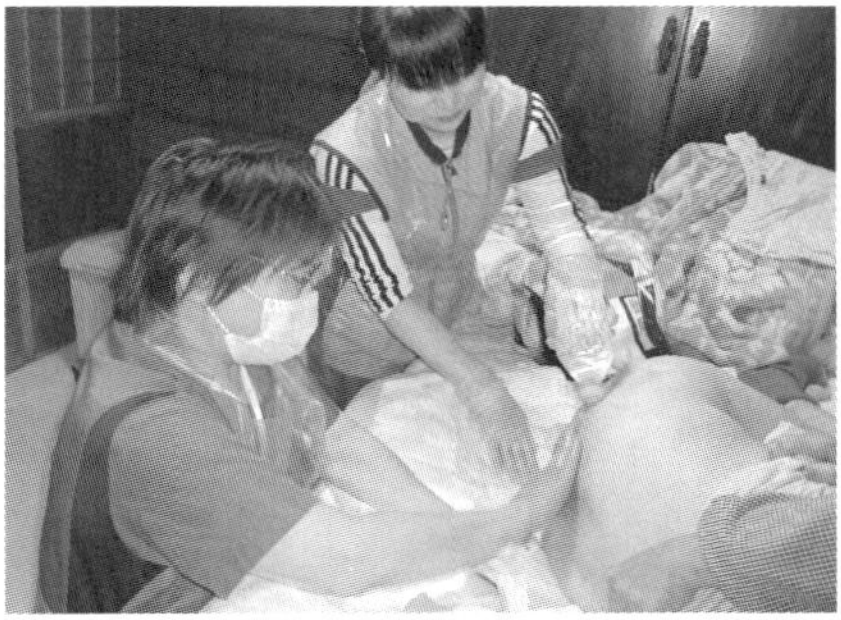

図7　訪問看護師に同行して、病院から地域に出向く在宅での褥瘡ケア

へのシフト」はすでに始まっていますが、短い入院期間で不安を抱えたまま自宅や高齢者施設などの地域に戻る患者さんが、今後ますます増える可能性がでてきました。

当院では、24時間を通して患者さんの最も身近にいる病棟看護師が、退院後も安心して生活が送れるよう、患者さんの自宅に出向いて療養上の指導をする「退院後訪問」も始めています。これは国が推進する、住み慣れた場所でその人らしく人生を全うできることを目的に掲げられた「地域包括ケアシステム」に貢献することにもなります。

また、病態の判断や創傷管理における知識と技術を習得した「特定行為研修修了者」という看護師がいます。その役割は、地域に出向いて、褥瘡などをタイムリーに対処し、重症化を予防することであり、「医療」と「生活」の両方の視点で全体を見通し、地域と病院を「つなぐ」ことです（図7）。

常に予防的な視点に立ち、必要なときに必要なサービスが提供できるよう、医療・看護・介護などと連携をとり、地域においてもチーム医療を展開しなければなりません。「どのような環境であっても、チーム医療の要となって患者さんの暮らしを支援していきたい」。済生会吹田病院の看護師たちはいつもそう考えています。

安全な医療を提供するための取り組み

安全管理室 室長　寺岡《てらおか》 雅恵《まさえ》

●安全管理室の役割とは

安全で質の高い医療を提供するための組織体制として、安全管理室を設置し、医療安全担当副院長が安全管理責任者として内部統制を図っています。

安全管理室には、医療安全グループ、感染管理グループ、個人情報保護グループ、高難度新規医療技術評価グループの部署があり、組織横断的な取り組みを行っています。また、職員への教育として、全職員を対象に院内研修会を開催し受講を義務付けています。

【医療安全グループ】

医療事故防止の徹底を図るため、「人間はエラーをおかす」という観点に立ち、個人の責任追及ではなく、安全が確保できるシステムの構築を行うために原因の分析を行い、改善策を実施しています。改善策を周知させるために、全職員へ毎月セイフティニュースを配付しています。その後は改善策の評価を行い、必要に応じて見直しを図っています。

インシデントやアクシデントなどの報告として、死亡事例と通常の経過では必要がない処置、または治療を要した事例のインシデント報告も義務付けています。これら全例を検証し、必要時には関係者とカンファレンスを行い、詳細を確認しています。また、全職員を対象としたM＆M

(Morbidity & Mortality／合併症および死亡)カンファレンスを開催し、医療の質向上に努めています。また、退院事例においては病歴管理室と連携し、ＪＣＯＧ(日本臨床腫瘍《しゅよう》研究グループ)の術後合併症規準を基に問題事例を抽出しています。

高難度新規医療技術の導入プロセスを明確にし、遵守状況を確認しています。

【感染管理グループ】

院内感染防止対策を講じるために、院内に感染制御のチームを設置し、院内感染状況の把握、抗菌薬の適正使用、職員の感染防止などを行っています。

感染制御チームは、1週間に1回と定期的に院内を巡回し、院内感染事例の把握を行うとともに、院内感染防止対策の実施状況の把握・指導を実施しています。また、院内感染事例、院内感染の発生率に関するサーベイランス(調査・集計)などの情報を分析、評価し、効率的な感染対策に役立てています。院内感染の増加が確認された場合には、病棟ラウンドの所見およびサーベイランスデータなどを基に改善策を講じています。さらに微生物学的検査を適宜利用し、抗菌薬の適正使用を推進しています。バンコマイシンなどの抗ＭＲＳＡ薬、および広域抗菌薬などの使用に際して届出制をとり、投与量、投与期間の把握を行い、臨床上問題になると判断した場合には、投与方法の適正化を図っています。院内のみならず、地域の医療施設や高齢者施設に出向き、教育や指導を実施しています。

地域医療連携におけるサービス提供と情報システムを活用した医療の質向上について

地域医療センター 係長　田中《たなか》 護《まもる》

●患者さんに可能な限りのサービス提供をめざす

吹田市近辺は大阪府下でも有数の急性期病院の多い地区で、患者さんにとっては数ある病院から好きな病院を選べる恵まれた環境ともいえます。これまで当院では、患者さんに選ばれる病院をめざして、さまざまな取り組みを行ってきました。例えば、かかりつけ医療機関を持っていない患者さんを支援するために、地域医療センター窓口には電子掲示板（図1）や地図で、当院との医療連携を密にしている登録医療機関を紹介しています。

また、タブレット端末を使って簡便に医療機関を検索できるシステムも整備し、患者さんの希望する条件（例えば、自宅付近や交通の便が良い診療所など）をスタッフがシステムに入力すると、希望に沿った医療機関が検索され、診療時間や診療科などを確認することができます（図2）。さらには、初めて診療所に行かれる際に迷うことのないよう、当院や最寄りの駅から診療所までのルートを記載した地図もお渡ししています。ほかにも、受診を希望する診療科が休診の場合に「今日診察してもらえる近所のクリニックを探したい」等の要望に、地域医療センターや医療相談窓口でこのシステムを活用しサポートしています。この医療機関検索システムは開発から携わり、今ではなくてはならないツールになっています。

些細なことですが、医療機関からの紹介で予約来院した患者さんには、受付後に検査室や外来診察室までスタッフが一緒に同行して、案内してい

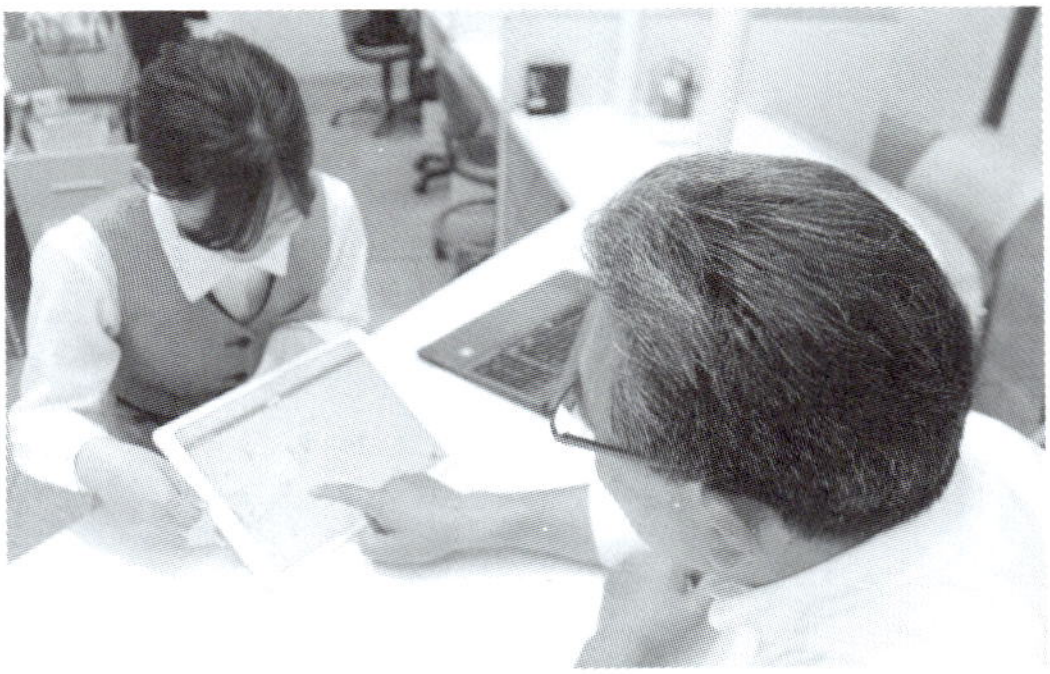

図2　タブレット端末で医療機関を検索している様子

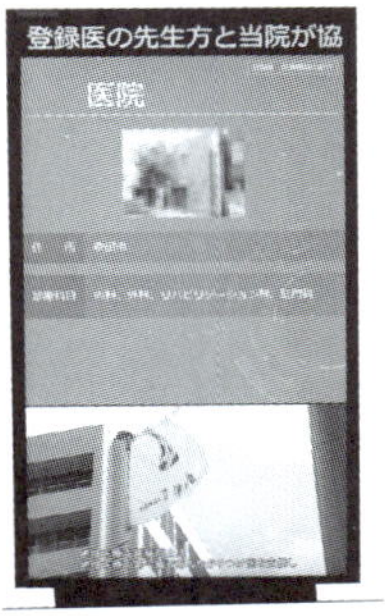

図1　医療機関を紹介する電子掲示板

ます。大きな病院では、検査室や診察室がどこにあるのか分からず迷うことがあるので、この案内サービスは好評です。また、体のことで悩みを抱えている場合、どの診療科にかかればよいのか迷うこともあるかと思いますが、症状からどの診療科にかかればよいかを解説した冊子も製作中です。今後も、患者さんに安心して療養いただけるよう、可能な限りのサービスを提供したいと考えています。

情報通信技術(ICT)を用いた診療情報共有サービスを開始

近年の医療政策は、ICT(information and communication technology)を有効活用し、医療の質を向上させることを1つの方針としています。2017年5月、当院では電子カルテ内の診療情報の一部(病歴などの基本情報、レントゲンや内視鏡画像、血液検査データ、処方データなど)を、近隣医療機関に公開するシステム(名称/さいすいヘルスケアネット、図3)を導入しました。このシステムは全国でも多数利用されているもので、各省庁が推奨しているセキュリティレベルを有し、安全かつ迅速に当院と連携している医療機関に診療情報を提供するものです。当然ながら、患者さんの情報は本人の同意を得た上で公開します。

例えば、診療所(紹介元)の医師が患者さんを当院へ紹介される際に、さいすいヘルスケアネットの利用について、患者さんに説明し同意を得ま

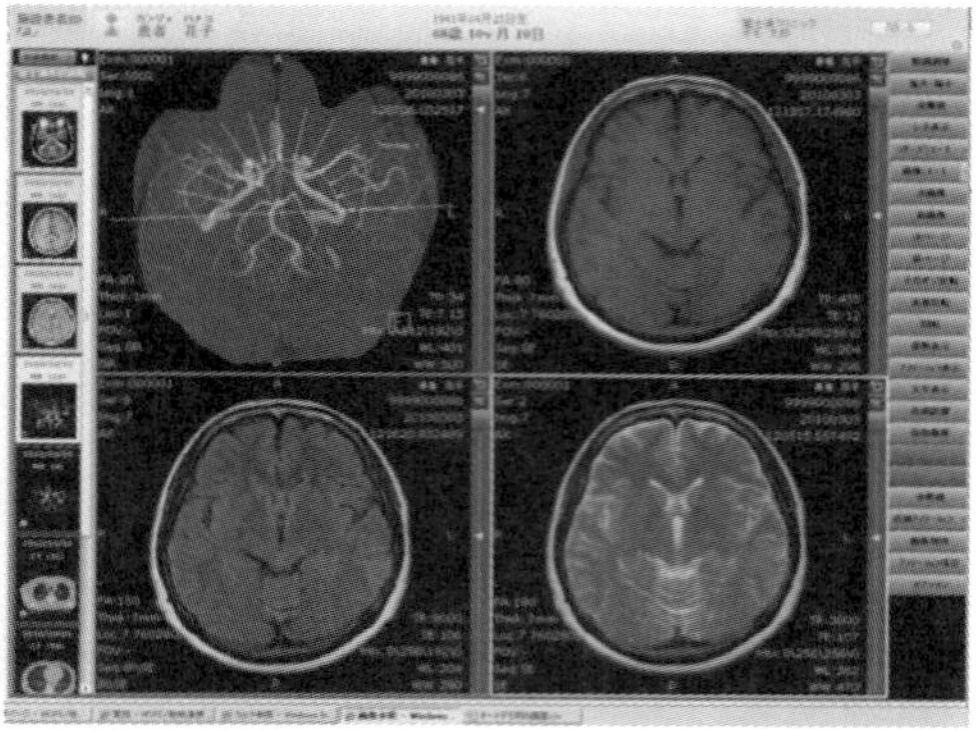

図3　さいすいヘルスケアネットのサンプル画面

す。後日、患者さんが当院を受診された際の検査結果、処方内容などはネットワークを経由して送信され、診療所の医師は閲覧できます。診療所の医師は、当院へ紹介した患者さんの医療情報を診療所にいながらいつでも参照することができます。患者さんが当院での治療を終え、かかりつけの診療所に戻った際に、かかりつけ医師と画像や検査データを見ながら、今後の治療方針などを話し合うことも可能です。現在、複数の医療機関でこのさいすいヘルスケアネットを利用いただいています。

短期～中期的には、病院や診療所だけでなくかかりつけの薬局や訪問看護ステーション、介護施設などにも診療情報を公開したいと考えています。薬剤師や看護師は、患者さんの病名や検査データをさらに詳しく知った上で、薬の副作用や治療方針を説明できるようになるため、医療の質が向上します。

中長期的には、遠隔診療、遠隔診断を取り入れたいと考えています。より良質な医療を提供できる体制を支援したいという一心で、当院だけでなく地域の医療関係者や行政、そして地域住民の皆さんと一体となってイノベーションを起こしたいと思います。当院は「地域のヘルスケアをリードする」をビジョンとしています。地域住民の方がより一層、安心できる医療提供体制の構築をめざし、リーダーシップを発揮したいと思います。

第8章

済生のこころ

「済生のこころ」を大切に
――無料低額診療事業
済生会生活困窮者支援事業（なでしこプラン）

福祉医療支援室 室長　八木《やぎ》 和栄《かずえ》

●済生のこころ

済生会が創立されたのは明治末期。経済発展の一方で貧富の差はますます激しく、貧しさに喘ぐ人々が増え続けていました。この窮状を見かねた明治天皇は、1911（明治44）年2月11日、総理大臣を召されて「医療を受けることができずに困っている人たちに施薬救療し、済生の道を広めるように」という「済生勅語」に添え、基金として御手元金150万円を下賜されました。そして、閣議ののち、同年5月に済生会が正式発足しました。

「済生」とは、中国の古典に拠ったもので、その意味は生命を救うこと。つまり「済生の道を広める」というお言葉には、国民に等しく救済の手を差し伸べたいという福祉の心がこめられています。

済生会吹田病院の理念にも「窮境にある患者さんの医療を積極的に支援する」ことが謳われており、私たちソーシャルワーカーが次のような事業の窓口となり、職員一丸で「済生のこころ」を実践するべく取り組んでいます。

●無料低額診療事業

済生会の定款（会社の憲法のようなものです）の第1条1項目には「医療機関及び介護老人保健施設を経営して、生活保護患者の診療及び生計困難者のため無料又は低額診療等を行うこと」と定められています。

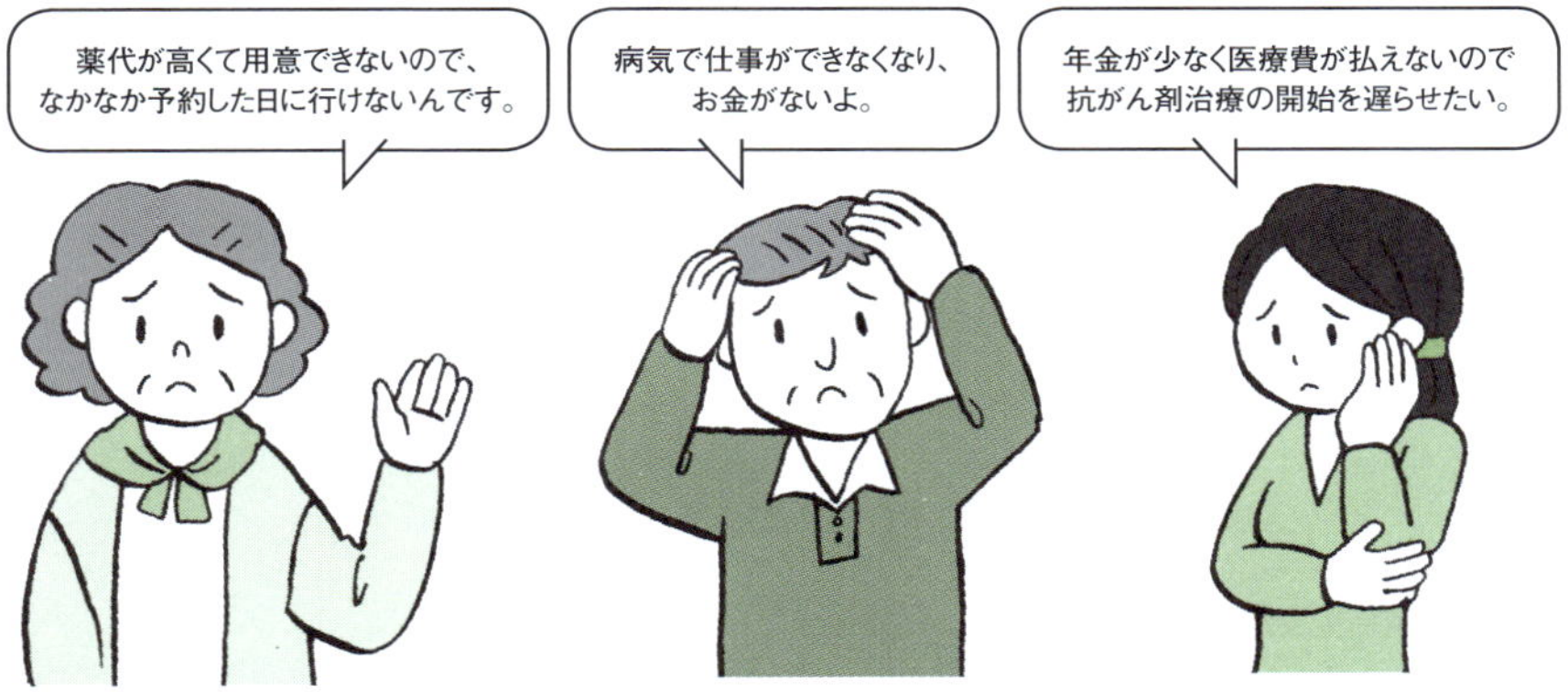
薬代が高くて用意できないので、
なかなか予約した日に行けないんです。
病気で仕事ができなくなり、
お金がないよ。
年金が少なく医療費が払えないので
抗がん剤治療の開始を遅らせたい。

「無料低額診療事業」は済生会の根幹事業で、社会福祉法第2条第3項に規定する生計困難者のために無料または低額な料金で診療を行う事業です。生計困難者の診療費の減免、医療ソーシャルワーカーの配置、生活保護受給者や生計困難者対象の健康相談や保健教育、施設の運営などの10項目の基準がありますが、ここでは、その中心となる「診療費等減免」について説明します。

当院では、経済的な理由から必要な医療を受ける機会が制限されることがないように、医療費の自己負担を軽くする「診療費等減免」を実施しています。

当院で治療を受けられる方で、医療費の支払いが心配なときは、診療費減免を利用できる場合があります。病院の規程による基準がありますが、イラストのような心配がある方は、ソーシャルワーカーに相談してください。

●済生会生活困窮者支援事業（なでしこプラン）

人々にわけへだてなく救済の手を、という済生の心は社会の変遷とともにより幅広い対象者へと向けられるようになりました。さきほど説明した無料低額診療事業の対象者より広く、医療・福祉サービスにアクセスできない人を支援しようと、「生活困窮者支援事業」（済生会の紋章にちなんで「なでしこプラン」と呼ばれています）が2010年からスタートしました。

表　吹田病院のなでしこプランの取り組み

＊釜ヶ崎地区健診事業
　釜ヶ崎支援機構と連携し、毎年９月に健康診断を実施
　要医療と判定されたひとには保健指導しています
＊ハンセン病回復者への医療支援
＊更生保護施設和衷会への医療支援
　毎年春と秋に入所者の健康診断を実施
（上記３つは大阪府済生会〈８病院合同〉が実施）
＊更生保護施設愛正会への医療支援
　入所時健康診断や診療、予防接種を実施
＊ホームレス等へのインフルエンザ予防接種
＊妊娠等の悩み相談
　保健師・児童相談所・自治体の子育て支援担当と連携して、
　子育てに社会的なリスクがある妊婦を支援
＊地域セーフティネット事業
　周辺地域のコミュニティ SW、難民支援団体、社協などと
　一緒に社会的に孤立したひとを支援しています

ホームレス、刑務所からの出所者、ＤＶ被害者、在留外国人等の生活困窮者全般を対象として、病院・施設において対象者の来院・来所を待つだけでなく、関係職種によるチームを編成して、巡回健診、予防接種、健康診断等、施設外に積極的に出て活動する取り組みを行っています。

当院でも上記の「表」のような事業を行い、病院職員一丸となって活動しています。

社会福祉法人
恩賜財団 大阪府済生会吹田医療福祉センター
大阪府済生会吹田病院

〒564-0013 大阪府吹田市川園町 1-2
TEL：06-6382-1521（代表）
https://www.suita.saiseikai.or.jp/

■装幀／スタジオ ギブ
■本文ＤＴＰ／濵先貴之（M－ＡＲＴＳ）
■カバーイラスト／平尾直子
■口絵撮影／尾上達也
■図版／岡本善弘（アルフぉンス）
■本文イラスト／久保咲央里（デザインオフィス仔ざる貯金）
■編集／西元俊典　橋口 環　本永鈴枝　橘高京子

赤ちゃんからお年寄りまで
地域の健康によりそう済生会吹田病院の医療

2018年8月22日　初版第1刷発行

編　著／大阪府済生会吹田病院
発行者／出塚太郎
発行所／株式会社 バリューメディカル
東京都港区芝 4-3-5 ファースト岡田ビル 5 階　〒108-0014
ＴＥＬ　03-5441-7450
ＦＡＸ　03-5441-7717
発売元／有限会社 南々社
広島市東区山根町 27-2　〒732-0048
ＴＥＬ　082-261-8243

印刷製本所／株式会社 シナノ パブリッシング プレス
＊定価はカバーに表示してあります。

落丁・乱丁本は送料小社負担でお取り替えいたします。
バリューメディカル宛にお送りください。
本書の無断複写・複製・転載を禁じます。

© Saiseikai Suita Hospital,2018,Printed in Japan
ISBN978-4-86489-084-7

索引

症状、検査・診断方法、疾患名、治療方法やケアなどにかかわる語句を掲載しています（読者のみなさんに役立つと思われる箇所に限定しています）。

き

く

け

索引

し

す

せ

そ

た

索引

ま

み

む

め

も

や

ゆ

よ

索引